Kohlhammer

Der Autor

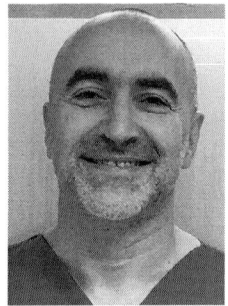

Jürgen Köhler, Krankenpfleger mit der Fachweiterbildung für Anästhesie und Intensivpflege sowie Pflegeexperte für Chest Pain Unit. Leitung der Intensivstation B mit integrierter Chest Pain Unit am Siloah St. Trudpert Klinikum.

Bereits im Kohlhammer Verlag erschienene Bücher des Autors:

- Chest Pain Unit. Ein multiprofessionelles Lehr- und Praxisbuch. ISBN: 978-3-17-032101-4
- Kardiopulmonale Reanimation. Ein Lehr- und Praxisbuch der einfachen und erweiterten Reanimationsmaßnahmen. ISBN: 978-3-17-032105-2
- EKG-Grundlagenwissen. Monitoring auf Überwachungsstationen und -bereichen. ISBN: 978-3-17-039578-7

Jürgen Köhler

Medikamente in der interdisziplinären Notfall- und Intensivmedizin

Pharmakologie und Anwendung

Verlag W. Kohlhammer

Dieses Werk einschließlich aller seiner Teile ist urheberrechtlich geschützt. Jede Verwendung außerhalb der engen Grenzen des Urheberrechts ist ohne Zustimmung des Verlags unzulässig und strafbar. Das gilt insbesondere für Vervielfältigungen, Übersetzungen und für die Einspeicherung und Verarbeitung in elektronischen Systemen.

Pharmakologische Daten verändern sich ständig. Verlag und Autoren tragen dafür Sorge, dass alle gemachten Angaben dem derzeitigen Wissensstand entsprechen. Eine Haftung hierfür kann jedoch nicht übernommen werden. Es empfiehlt sich, die Angaben anhand des Beipackzettels und der entsprechenden Fachinformationen zu überprüfen. Aufgrund der Auswahl häufig angewendeter Arzneimittel besteht kein Anspruch auf Vollständigkeit.

Die Wiedergabe von Warenbezeichnungen, Handelsnamen und sonstigen Kennzeichen berechtigt nicht zu der Annahme, dass diese frei benutzt werden dürfen. Vielmehr kann es sich auch dann um eingetragene Warenzeichen oder sonstige geschützte Kennzeichen handeln, wenn sie nicht eigens als solche gekennzeichnet sind.

Es konnten nicht alle Rechtsinhaber von Abbildungen ermittelt werden. Sollte dem Verlag gegenüber der Nachweis der Rechtsinhaberschaft geführt werden, wird das branchenübliche Honorar nachträglich gezahlt.

Dieses Werk enthält Hinweise/Links zu externen Websites Dritter, auf deren Inhalt der Verlag keinen Einfluss hat und die der Haftung der jeweiligen Seitenanbieter oder -betreiber unterliegen. Zum Zeitpunkt der Verlinkung wurden die externen Websites auf mögliche Rechtsverstöße überprüft und dabei keine Rechtsverletzung festgestellt. Ohne konkrete Hinweise auf eine solche Rechtsverletzung ist eine permanente inhaltliche Kontrolle der verlinkten Seiten nicht zumutbar. Sollten jedoch Rechtsverletzungen bekannt werden, werden die betroffenen externen Links soweit möglich unverzüglich entfernt.

1. Auflage 2025

Alle Rechte vorbehalten
© W. Kohlhammer GmbH, Stuttgart
Gesamtherstellung: W. Kohlhammer GmbH, Heßbrühlstr. 69, 70565 Stuttgart
produktsicherheit@kohlhammer.de

Print:
ISBN 978-3-17-044865-0

E-Book-Formate:
pdf: ISBN 978-3-17-044866-7
epub: ISBN 978-3-17-044867-4

Inhalt

Prolog **7**

Vorwort **9**

Danksagung **10**

1 Pharmakologische Grundlagen **11**
   1.1 Die Pharmakologie 11
   1.2 Die Pharmakokinetik 11
   1.3 Die Applikation 12

2 Fachbegriffe **13**
   2.1 Agonist und Antagonist 13
   2.2 Affinität 13
   2.3 ACE-Hemmer 13
   2.4 Analgetika 15
   2.5 Aktionspotential 20
   2.6 Antikoagulantien und Blutgerinnung 20
   2.7 Antiarrhytmika 24
   2.8 Acetylcholin 27
   2.9 Benzodiazepine 28
   2.10 Betamimetika (Betasympathomimetika) 29
   2.11 Calciumantagonisten 30
   2.12 Enzyme 30
   2.13 Glucocordicoide 31
   2.14 Herzglykoside 32
   2.15 Insulin 32
   2.16 Kardiaka 34
   2.17 Katecholamine 35
   2.18 Lokalanästhetika 35
   2.19 Rezeptoren 36
   2.20 Nitrate 41
   2.21 Muskelrelaxantien 42
   2.22 Protonenpumpeninhibitoren (PPI) 44
   2.23 Sartane 45
   2.24 Statine 46

	2.25 Sympathikus vs. Parasympathikus	47
	2.26 Sympathikomimetika vs. Parasympathikomimetika	47
	2.27 Synapsen	48
	2.28 Therapeutische Breite	49
	2.29 Thrombozytenaggregationshemmer	50
3	**Die Medikamente im Überblick**	**51**
4	**Auf einen Blick: Notfallmedikamente**	**175**
5	**Auf einen Blick: Perfusor-Dosierungen**	**177**
6	**Auf einen Blick: Antidote**	**181**
7	**Auf einen Blick: Giftnotrufzentralen**	**184**
8	**Auf einen Blick: Größenverhältnisse zum Verständnis diverser Medikamentendosierungen**	**187**
Literaturverzeichnis		**188**
Stichwortverzeichnis		**205**

Prolog

Es war einmal ein Krankenhaus am Rande der Stadt. Wie an fast jedem Tag wurden auch an diesem einen Frühjahrstag Patienten operiert und postoperativ im Aufwachraum oder der Intensivstation überwacht.

So auch Herr Wachtelhuber. Herr Wachtelhuber unterzog sich einer Carotis-TEA, also einer »Ausschälung« seiner A. carotis. Die Operation verlief soweit ohne besondere Vorkommnisse. Im Aufwachraum fiel jedoch ein kleines Hämatom an der operierten Halsseite auf. Die Blutungsquelle war ein kleines, oberflächliches Gefäß, welches noch im Aufwachraum durch den Operateur verschlossen werden konnte.

Vorsichtshalber wurde Herr Wachtelhuber dann zur besseren Überwachung aus dem Aufwachraum in die Intensivstation verlegt. Nach wenigen Minuten wurde der Patient bradykard bis auf ca. 30–40 bpm. Die betreuende Pflegekraft informierte umgehend den zuständigen Anästhesisten, welcher aber zu diesem Zeitpunkt bei einem anderen Notfall gebunden war. So ordnete dieser telefonisch an, dass die Pflegekraft Atropin i.v. verabreichen soll.

Da die Pflegekraft aber über die Anwendung des verordneten Medikaments nicht Bescheid wusste und sich weder beim Arzt noch ihrem Pflegeteam informieren wollte, wie denn Atropin dosiert wird, beschloss sie, zunächst mit ½ Ampulle Atropin zu starten. Der Patient wurde daraufhin noch bradykarder und hatte jetzt einen Puls von nur noch ca. 20–26 bpm, sowie einen Blutdruck von knapp 60 mmHg/systolisch.

Da sie, trotz der akuten Situationsverschlechterung, den zuständigen Arzt nicht erneut stören wollte, beschloss sie eigenmächtig, von Atropin auf Adrenalin zu wechseln. Sie verdünnte Adrenalin 1:10 und applizierte davon 3 ml. Der Patient reagierte mit unmittelbarer Frequenzsteigerung bis auf knapp 170 bpm., einhergehend mit vereinzelten, monotopen VES und einem Blutdruckanstieg bis auf 180 mmHg/systolisch.

War es Glück oder hatte Herr Wachtelhuber einen guten Schutzengel? Das werden wir wohl nie erfahren. Jedenfalls ist ihm nichts weiter zugestoßen und er konnte am nächsten Tag bei subjektivem Wohlbefinden, neurologisch unauffällig und kreislaufstabil auf die Gefäßchirurgische Station verlegt werden.

Als die betreffende Pflegekraft auf ihr Fehlverhalten angesprochen wurde, zeigte sie sich wenig einsichtig. Im Gegenteil, als ihr die Gefahr der Atropin-Unterdosierung erläutert wurde zeigte sie sich nicht einsichtig und mit der maßlosen Überdosierung von Adrenalin konfrontiert, sagte sie, dass sie bereits Urapidil vorbereitet hätte, falls der Blutdruck noch höher steigt, dass sie dem entgegenwirken kann.

Die Geschichte hatte natürlich noch ein Nachspiel, in dem es zu mehreren Gesprächen zwischen der pflegerischen Stationsleitung und dem Chefarzt der Anästhesie bzw. der Pflegedirektion kam. Man einigte sich dann auf den Entschluss, dass die pflegerische Leitung der Intensivstation seinem gesamten Pflege-Team die Dosierung und Wirkung von Atropin sowie den Bradykardie-Algorithmus des ERC zeitnah unterrichten muss.

Sie glauben, diese Geschichte ist freierfunden? Da muss ich Sie leider enttäuschen. Als ich diese Geschichte zum ersten Mal hörte, traute ich meinen Ohren nicht. Dabei spielt es überhaupt keine Rolle, ob dies nun in einer kleinen »Schwarzwaldklinik« oder einer Universitätsklinik passierte. Fehler passieren überall. Es ist wichtig aus Fehlern zu lernen und sich entsprechend weiterzubilden, um so künftigen Fehlern aus dem Weg zu gehen.

Mit diesem Buch möchte ich einen kleinen Beitrag dazu leisten, das »wieso, weshalb, warum« der Medikamente in der interdisziplinären Notfall- und Intensivmedizin dem interessierten Leser näherzubringen.

Vorwort

Das vorliegende Handbuch befasst sich mit den wichtigsten Medikamenten, welche im Kontext der interdisziplinären Notfall- und Intensivmedizin regelmäßig zum Einsatz kommen. Es baut auf meiner über 30-jährigen praktischen Tätigkeit in der (prä-)klinischen Notfall- und Intensivmedizin auf. Während dieser Zeit sah ich einige Medikamente kommen und gehen, andere wiederum behielten ihren Status als »Medikament der 1. Wahl« – nicht, weil sie so unbeschreiblich effektiv sind, sondern weil es kein effektiveres Medikament mit weniger Nebenwirkungen gibt.

Bücher zum Thema Notfallmedikamente gibt es reichlich auf dem Markt. Jedoch sind diese meistens auf den präklinischen Gebrauch konzipiert, sodass sie für den innerklinischen Anwender eher weniger geeignet sind. Weiterhin werden pharmakologische Begriffe zumeist nicht erläutert, sodass der Leser entweder ein weiteres Buch zum Verstehen benötigt oder er aber nur »die Hälfte« versteht.

Mit diesem Buch soll diese Lücke geschlossen werden. Eingangs werden zunächst viele Begriffe aus dem Bereich der Pharmakologie besprochen, um dann die einzelnen Medikamente bzw. Wirkstoffe zu erläutern. Wie in meinen drei vorherigen Büchern (»Kardiopulmonale Reanimation«, »Chest Pain Unit« und »EKG – Grundlagenwissen«) habe ich auch hier einen Schreibstil gewählt, der bewusst einfach gehalten ist. Ziel soll es sein, die Komplexität der Pharmakologie auf ein verständliches Maß herunterzubrechen, sodass Berufsanfänger aber auch Weiterbildungskandidaten und langjährig erfahrene Mitarbeiter gleichermaßen von diesem Buch profitieren können.

Ich wünsche dem Buch eine weite Verbreitung in den unzähligen interdisziplinären Notfall- und Intensivabteilungen in den Kliniken sowie bei den Kollegen und Freunden im Rettungsdienst. Allen Lesern wünsche ich viel Freude mit diesem Buch und viele »Aha-Effekte«.

Pforzheim, im Dezember 2024
Jürgen Köhler

Danksagung

Mein Dank geht an Anne-Marie Bergter und Nicole Hartmann aus dem Lektorat Pflege im Kohlhammer Verlag. Sie haben mich immer wieder motiviert und waren außerordentlich geduldig mit mir. Vielen Dank.

Besonders möchte ich mich bei Doro Lindauer und Angela Ulrich bedanken. Beide waren zum Zeitpunkt der Buchentstehung als GKP in einer ZNA (Sr. Doro) bzw. als Azubi zur Pflegefachfrau (Sr. Angela) tätig und haben mich, im Bezug auf »Lesbarkeit und verständlich ausgedrückt«, sehr unterstützt. Vielen Dank.

1 Pharmakologische Grundlagen

1.1 Die Pharmakologie

Die Pharmakologie beschreibt im engeren Sinn die »Lehre der Arzneimittelwirkung an gesunden und kranken Organismen«. Dabei sind die Grenzen zu »Nachbarfächern« sehr fließend. Denn egal ob Anatomie, Biochemie, Physiologie und Pathophysiologie, usw., sie alle gehen in Teilbereichen ineinander über. Folglich muss man sich zwangsläufig auch mit den Grundbegriffen dieser »Nachbarfächer« beschäftigen, denn nur so kann man verstehen warum, wieso und weshalb ein Medikament wirkt.

1.2 Die Pharmakokinetik

Die Pharmakokinetik beschreibt die Bewegung, den Weg, den das Medikament im Organismus geht. Man spricht hier auch von den pharmakokinetischen Phasen, welche in drei Teilprozesse untergliedert sind:

1. Aufnahme (Resorption)	Die Aufnahme eines Medikaments beschreibt den Weg des Medikaments nach der Applikation vom Applikationsort bis ins Blut.
2. Verteilung	Der Begriff »Verteilung« beschreibt in diesem Kontext den Weg des Medikaments in das Blut und zu den verschiedenen Gewebsarten des Körpers (z. B. Fettgewebe, Gehirngewebe, Muskulatur) und wieder zurück, bzw. den Weg zu den Ausscheidungsorganen (Leber und Darm, Nieren und Blase, Lunge und Atemwege).
3. Ausscheidung (Elimination)	Die Elimination eines Medikaments (genauer seiner Metaboliten) führt zur Reduktion seiner Wirkstoffkonzentration im Organismus. Die Ausscheidung erfolgt zumeist über die Niere, die Leber bzw. den Darm oder über die Lungen/Ausatmung.

1 Pharmakologische Grundlagen

Die Elimination von Medikamenten erfolgt bei stillenden Frauen auch über die Milchdrüsen in die Muttermilch. Dies kann zur Intoxikation des Säuglings führen, weshalb die Indikationsstellung der einzelnen Medikamente einer strengen »Nutzen-Risiko-Abwägung« unterliegen sollte.

1.3 Die Applikation

Applikation bedeutet so viel wie Verabreichung oder Anwendung. Es beinhaltet aber auch den Applikationsort und die Applikationsart, also wo und wie wird das Medikament verabreicht. Bzgl. dem »Wo« gibt es am Menschen eine Vielzahl an Möglichkeiten. Beispielhaft seien hier epikutan (durch/über die Haut), sublingual/lingual (unter/in die Zunge), rektal (Rektumschleimhaut), vaginal (Schleimhaut der Scheide), intrakardial (in das Herz), intraarteriell (in eine Arterie) und intravenös (in eine Vene) genannt.

Im Rahmen der (erwachsenen) Notfall- und interdisziplinären Intensivmedizin stehen folgende Applikationsorte primär zur Verfügung:

- Intravenös
- Intraossär
- Oral
- Per Inhalation
- Nasal (eher selten)

Die intraossäre Injektion mag sich für den innerklinisch arbeitenden Arzt oder die Pflegekraft zunächst »martialisch« anhören. Jedoch ist diese Art des Injektionszugangs ein schneller und sicherer Weg, Medikamente in den Patienten zu bekommen.

Wie man anhand der Pharmakokinetik feststellen kann, wirken Medikamente an ganz unterschiedlichen Stellen innerhalb des Organismus, weshalb sie dann natürlich auch unterschiedliche Reaktionen auslösen. Manche Medikamente wirken beispielsweise durch die Verdrängung des Acetylcholins (ACH), andere in dem sie z. B. verschiedene Rezeptoren blockieren oder stimulieren oder aber die Elektrolyt-Kanäle an den Zellen angreifen.

Bevor im weiteren Verlauf die üblichsten Medikamente der interdisziplinären Notfall- und Intensivmedizin in alphabetischer Reihenfolge dargestellt werden, werden zunächst, zum besseren Verständnis, ein paar Fachbegriffe erläutert.

2 Fachbegriffe

2.1 Agonist und Antagonist

Ein Agonist (= sinngemäß »der Handelnde«) ist eine Substanz, die Rezeptoren besetzt und dann aktiviert. Ein Antagonist (= sinngemäß »der Bremsende«) ist der Gegenspieler des Agonisten. Auch er besetzt die Rezeptoren, blockiert, bzw. verlangsamt jedoch die Wirkung des Agonisten am Rezeptor.

Vergleicht man beispielsweise Morphin und Naloxon, so hat man Morphin als Agonist an den Opioid-Rezeptoren mit den entsprechenden Wirkungen (▶ Tab. 3). Dem gegenüber steht Naloxon als Antagonist, welches die gleichen Opioid-Rezeptoren besetzt, aber die Wirkungen des Morphins für eine gewisse Zeit blockiert bzw. neutralisiert.

2.2 Affinität

Der Begriff »Affinität« beschreibt im medizinischen Kontext ein Maß für die Bindungsstärke bzw. für das Bestreben von Substanzen, sich beispielsweise mit Rezeptoren zu verbinden. Als Beispiel sei hier erneut das Morphin genannt, welches eine starke Affinität an µ-Rezeptoren aber nur eine geringe Affinität gegenüber den κ-Rezeptoren aufweist (▶ Tab. 3).

2.3 ACE-Hemmer

ACE-Hemmer blockieren die Aktivität des **A**ngiotensin **C**onverting **E**nzyme II, was zur Folge hat, dass der Gefäßtonus nachlässt und dadurch der Blutdruck und somit auch die Nachlast des Herzens gesenkt wird. Aufgrund dieser »kardioprotektiven Wirkung« sind die ACE-Hemmer ein wichtiger Baustein in der Therapie der Herzinsuffizienz und der KHK. Bekannte Vertreter der ACE-Hemmer sind z. B.

2 Fachbegriffe

Captopril (Captogamma®, Lopirin®, Tensobon®), Enalapril (Benalapril®, Xanef®) und Ramipril (Ramigamma®, Delix® und Vesdil®).

Tab. 1: Vergleichstabelle ACE-Hemmer (© Arzneimittelkommission der Deutschen Apotheker)

Arzneistoff	Äquivalenzdosis (mg)	Empfohlene Dosierung bei Hypertonie (mg/Tag)		Empfohlene Dosierung bei Herzinsuffizienz (mg/Tag)	
		Initialdosis	Erhaltungsdosis	Startdosis	Zieldosis
Benazepril	10	1 x 10	1 x 10–20	1 x 2,5	1 x 5–10 (max. 20)
Captopril	50	2 x 25–50	2 x 50–75	3 x 6,25	3 x 25–50
Cilazapril	2,5	1 x 1	1 x 2,5–5	1 x 0,5	1 x 1–2,5 (max. 5)
Enalapril	10	1 x 5–10	1 x 10–20	1–2 x 2,5	2 x 10–20
Fosinopril	15	1 x 10	1 x 20	1 x 10	1 x 20 (max. 40)
Lisinopril	10	1 x 10	1 x 20	1 x 2,5	1 x 20–35
Moexipril	15	1 x 7,5	1 x 7,5–15		-
Perindopril	4	1 x 4	1 x 8	1 x 2,5	1 x 5
Quinapril	10	1 x 10	1 x 10–20	2 x 2,5	1 x 10–20
Ramipril	2,5	1 x 2,5	2 x 5 oder 1 x 10	1 x 1,25	2 x 5 oder 1 x 10
Trandolapril	2	1 x 1	1 x 1–2	1 x 0,5 (1. Tag) 1 x 1 (2. Tag)	2 x 2
Zofenopril	30	1x 15	1x 30		-

ACE-Hemmer und Sartane besitzen ein ähnliches Wirkprofil. Während aber die ACE-Hemmer die Bildung von Angiotensin Converting Enzyme II reduzieren, antagonisieren (neutralisieren) die Sartane die Angiotensin Converting Enzyme II am Rezeptor.

ACE-Hemmern dürfen nicht mit Sartane kombiniert werden. Laut der Kanadischen Heart and Stroke Foundation erhöht die Kombination aus ACE-Hemmer und Sartanen das Risiko von Nierenerkrankungen und der Dialysewahrscheinlichkeit (Pharmazeutische Zeitung 20.01.2009 l PZ).

2.4 Analgetika

Analgetika sind Medikamente zur Bekämpfung von Schmerzen und stellen somit einen wichtigen Baustein im Gesamtkonzept der interdisziplinären Notfall- und Intensivmedizin dar. Schmerz ist etwas, das von Mensch zu Mensch unterschiedlich wahrgenommen wird, aber in seiner Wirkung auf den Organismus immer die gleichen Reaktionen hervorruft. Dabei sind diese Reaktionen einerseits wie eine Kettenreaktion andererseits aber auch als »Teufelskreis« zu verstehen.

Schmerz aktiviert den Parasympathikus, sodass Stresshormone wie z. B. Cortisol und Adrenalin freigesetzt werden. Die Gefäße verengen sich, der Blutdruck steigt, die Herzfrequenz steigt und der Sauerstoffbedarf des Herzens nimmt deutlich zu. Das Ganze löst im Patient Angstgefühle bis hin zur Todesangst aus. Angst wiederum bedeutet Stress, folglich wird der Parasympathikus aktiviert.

Diesen »Teufelskreis« gilt es (auch) in der Notfall- und Intensivmedizin frühzeitig zu unterbrechen. Denn je frühzeitiger der Schmerz bekämpft wird, desto weniger »Begleiterscheinungen« kann er nach sich ziehen und desto weniger Schmerzmittel müssen verabreicht werden, was wiederum auch weniger Nebenwirkungen nach sich zieht.

Um dies zu verdeutlichen, stellen Sie sich einen Berg vor. Je stärker der Schmerz, desto höher am Berg ist der Patient. Um den Patienten vom Fuße des Berges abzuholen, bedarf es keiner großen Anstrengung. Ist der Patient jedoch am Gipfel des Berges angelangt, müssen Sie sich schon sehr anstrengen, um ihn von da oben herunterzuholen. Ggf. schaffen Sie das allein gar nicht, sondern benötigen noch weitere Helfer. Im Übertragenen Sinn reicht Ihnen ein einzelnes Medikament nicht mehr aus, sondern sie benötigen weitere Medikamente. Je mehr Medikamente, desto höher das Risiko für unerwünschte Nebenwirkungen.

Um die Vielzahl von Analgetika besser zu verstehen und sie dementsprechend einsetzen zu können, kann man sie in verschiedene Gruppe einteilen. Hier gibt es viele Möglichkeiten der Einteilung... nach Wirkort, nach Rezeptoren usw. Die für dieses Buch gewählte Einteilung vermittelt einen kleinen, aber guten Überblick über die Analgetika, die in der interdisziplinären Notfall- und Intensivmedizin verwendet werden. Wir unterscheiden in Opiate, Opioide- und nicht-opioide Analgetika.

2.4.1 Opiate und Opioide

Opiate sind Substanzen, die aus dem Milchsaft (das Rohopium) des Schlafmohns extrahiert werden. Aus dem Milchsaft wird hauptsächlich Morphin und Codein gewonnen.
Opioide sind, im Gegensatz zu den Opiaten, künstlich hergestellte Substanzen mit morphinähnlicher Wirkung. Das bekannteste Opioid ist Heroin, welches jedoch im medizinischen Alltag keine therapeutische Rolle spielt.
Unabhängig davon ob nun künstlich hergestellt oder direkt aus dem Rohopium gewonnen, derartige Substanzen haben das identische Wirkprinzip: Je nach Affinität besetzen (und stimulieren) sie die unterschiedlichen Opiat-Rezeptoren und lösen

dadurch eine entsprechende Wirkung aus. Damit man die jeweiligen Wirkungen und natürlich auch die Nebenwirkungen der einzelnen Opiate/Opioide besser nachvollziehen kann, ist es absolut notwendig, sich mit den einzelnen Opiat-Rezeptoren auseinander zu setzen:

> Die in diesem Buch gewählten Termini sind vermeintlich »veraltet« jedoch »Land auf und Land ab« die geläufigsten. Dennoch sollen selbstverständlich auch die »neuen« Termini hier genannt, bzw. vorgestellt werden.
>
> µ-Rezeptoren (Mü-Rezeptoren) → MOR (Mü-Opioid-Rezeptor)
> δ- Rezeptoren (Delta-Rezeptoren) → DOR (Delta-Opioid-Rezeptor)
> κ-Rezeptoren (Kappa-Rezeptoren) → KOR (Kappa-Opioid-Rezeptor)

µ-Rezeptoren (Mü-Rezeptoren, MOR)

Mit der Aktivierung der µ-Rezeptoren bewirkt man eine sogenannte supraspinale Analgesie (also eine Schmerzunterdrückung oberhalb des Rückenmarks), Atemdepression, Bradykardie, Euphorie, Hypothermie und Miosis (Verengung der Pupillen). Weiterhin hat die Stimulation der µ-Rezeptoren einen hustenstillenden (antitussiven) sowie einen verlangsamenden Effekt auf die intestinale Motilität, weshalb ein paralytischer Ileus oder zumindest Obstipation häufige Komplikationen/Nebenwirkungen der längerfristigen Opiat-Therapie sind. Abhängigkeit, Übelkeit und Erbrechen sind weitere unerwünschte Effekte der µ-Rezeptoren-Stimulation.

δ- Rezeptoren (Delta-Rezeptoren, DOR)

Mit der Aktivierung der δ-Rezeptoren bewirkt man eine sogenannte stressinduzierte Analgesie (also eine Schmerzunterdrückung bei starkem Stress. Dies kann man beispielsweise bei Personen beobachten, die trotz gebrochenem Bein noch laufen können). Weiterhin führt die Stimulation der δ-Rezeptoren zu Atemdepression, Blutdruckabfall, Erregung und Toleranzentwicklung, sowie Verhaltensveränderungen, im Sinne von sexueller, aggressiver, aber auch depressiver Art.

κ-Rezeptoren (Kappa-Rezeptoren, KOR)

Mit der Aktivierung der κ-Rezeptoren bewirkt man, wie bei den µ-Rezeptoren, eine supraspinale Analgesie, sowie Miosis und Sedierung. Im Gegensatz zu den µ-Rezeptoren kann die Stimulation der κ-Rezeptoren eher eine milde Abhängigkeit und Dysphorie auslösen.

Tab. 2: Die Wirkungen der Opiat-Rezeptoren auf einen Blick

Wirkung	µ-Rezeptoren	δ-Rezeptoren	κ-Rezeptoren
Abhängigkeit	X		
Analgesie	X	X	X
Atemdepression	X		x
Blutdruckabfall		X	
Bradykardie	X		
Dysphorie			X
Erregung	X	X	
Erbrechen	X		
Euphorie	X		
Hustenstillend	X		
Hypothermie	X		
Miosis	X		X
Obstipation	X	X	X
Sedierung	X		X
Übelkeit	X		
Verhaltensänderungen		X	

Je nach Quelle / Autor können die angegeben Werte differieren, sodass diese Tabelle lediglich einen groben Überblick aber keinerlei Anspruch auf Vollständigkeit bietet.

Tab. 3: Die in der interdisziplinären Notfall- und Intensivmedizin gängigsten Opioide und die innervierten Rezeptoren auf einen Blick

Wirkstoff	Handelsname	µ-Rezeptoren	δ-Rezeptoren	κ-Rezeptoren
Sufenta	Sufenta	+++		+
Fentanyl	Fentanyl	+++	+	+
Morphin	Morphin	+++		+
Piritramid	Dipidolor	+++		
Pethidin	Dolantin	++	+	+
Tramadol	Tramal	+	+	+
Naloxon	Narcanti	−	−	−

2 Fachbegriffe

 Naloxon ist kein Opioid, sondern ein Opioid-Antagonist, also ein »Gegenspieler« der Opioide. Naloxon wurde in diese Tabelle aufgenommen, um seine antagonistische Wirkung an den jeweiligen Rezeptoren darzustellen.

 Da die Opioide alle an den gleichen Rezeptoren ansetzen, ist eine kombinierte Opioid-Therapie obsolet. Die Wirkstoffe würden lediglich um den gleichen Rezeptor konkurrieren, ohne jedoch eine gesteigerte Analgetische Wirkung zu erreichen. Eine analgetisch sinnvolle Kombination wäre z. B. ein Opioid gemeinsam mit einem Nicht-Opioid (z. B. Piritramid + Ibuprofen)

Betrachtet man die analgetische Potenz der einzelnen Opioide, stellt man fest, dass diese – trotz z. T. identischer Affinität zu den Rezeptoren – unterschiedlich stark (analgetisch) wirken.

Als vereinfachte Erklärung dazu stelle man sich eine (alt-)traditionelle Familie vor: Vater (Sufenta), Mutter (Morphin) und Kind (Piritramid). Alle drei finden rote Autos (Mü-Rezeptor) am schönsten. Sie haben also die gleiche Affinität zu roten Autos (Mü-Rezeptor). Dennoch ist der Vater, rein muskulär betrachtet, der Stärkste in der Familie, gefolgt von der Mutter und dem Kind.

Tab. 4: Analgetische Potenz der Opioide im Vergleich

Wirkstoff	Handelsname	Analgetische Potenz
Sufenta	Sufenta	1000
Fentanyl	Fentanyl	100
Morphin	Morphin	1
Piritramid	Dipidolor	0,75
Pethidin	Dolantin	0,25
Tramadol	Tramal	0,1

 Das »Original-Opiat« Morphin wird in der Medizin als »Mutter« aller Opioide betrachtet und stellt somit den »Referenzwert«, an dem die synthetischen Opioide gemessen werden, dar.

2.4.2 Nicht-Opioide Analgetika

Unter dem Begriff »Nicht-Opioide-Analgetika« versteht man Medikamente, die entweder für die Therapie von schwachen bis mittel starken Schmerzen oder aber in Kombination mit Opioid-Analgetika bei starken Schmerzen eingesetzt werden. Vereinfacht kann man die Nicht-Opioide-Analgetika in zwei Gruppe einteilen.

1. NSAR (Nichtsteroidale Antirheumatika)
2. Sonstige

NSAR sind Medikamente, die sich dadurch auszeichnen, dass sie analgetisch (schmerzlindernd), antiinflammatorisch (entzündungshemmend)und antipyretisch (fiebersenkend) wirken. Die bekanntesten Vertreter der Gruppe der NSAR sind:

- Acetylsalicylsäure (ASS/Aspirin®, Aspisol®),
- Diclofenac (Diclofenac, Voltaren®) und
- Ibuprofen (Ibu®, Ibuprofen),

wobei das Ibuprofen das in Deutschland meistverkaufte NSAR ist. Weiterhin gehören auch Indometacin (Elmetacin®, Indomet®) und COX-2-Hemmer (z. B. ARCOXIA®) zu den NSAR-Vertretern. Diese sind jedoch in der interdisziplinären Notfall- und Intensivmedizin eher nicht im Einsatz.

NSAR können bei regelmäßiger Einnahme schnell zu Gastritiden führen, weshalb sie stets in Kombination mit einem PPI-Präparat (Proteinprotoneninhibitor) verabreicht werden sollten. Weiterhin greifen die NSAR mehr oder weniger ausgeprägt in die Blutgerinnung ein, was einerseits ein erhöhtes Blutungsrisiko darstellt aber andererseits beispielsweise in der Schlaganfall- und Herzinfarkt-Therapie von Nutzen ist.

> NSAR werden mit einem gesteigerten Risiko für die Entstehung einer Herzinsuffizienz und den plötzlichen Herztod in Verbindung gebracht. (vergl. https://herzstiftung.de/infos-zu-herzerkrankungen/gerinnungshemmung-und-medikamente/ibuprofen#:~:text=Wirkung%20von%20Ibuprofen&text=Im%20K%C3%B6rper%20hemmt%20Ibuprofen%20Enzyme,etwa%20vier%20bis%20sechs%20Stunden, Zugriff am 09.12.2024).

> Obwohl NSAR das gleiche Wirkprofil besitzen, ist deren Kombination durchaus mit Vorsicht zu genießen. So ist beispielsweise die Kombination aus ASS und Ibuprofen als äußerst kritisch zu sehen. Beide Wirkstoffe besetzen die gleichen Rezeptoren, jedoch weist Ibuprofen eine deutlich höhere Affinität zu den Rezeptoren als das ASS. Somit ist insbesondere die gefäßprotektive Wirkung von ASS blockiert, was insbesondere bei »Herz-Patienten« zu schwerwiegenden Komplikationen führen kann.

Zur zweiten Gruppe der Nicht-Opioide-Analgetika gehören Analgetika, die auch nicht zu den NSAR zugeordnet werden können. In diese nicht näher bezeichnete Gruppe gehören z. B. die beiden Wirkstoffe Paracetamol (▶ Kap. 3, Paracetamol) und Metamizol (▶ Kap. 3, Metamizol). Beide Wirkstoffe wirken analgetisch (schmerzlindernd) und antipyretisch (fiebersenkend), besitzen aber keinerlei antiinflammatorisches (entzündungshemmendes) Potential.

2.5 Aktionspotential

Das Aktions- und Ruhepotential ist die Grundlage für jede Aktivität des Körpers. Durch das Weiterleiten elektrischer Impulse werden beispielsweise Schmerzen im Gehirn wahrgenommen, Reflexe ausgelöst usw.

Jede Zelle ist von einer Membran umgeben, an der eine geringe elektrische Spannung nachweisbar ist. Diese elektrische Spannung kommt dadurch zu Stande, dass intrazellulär und extrazellulär unterschiedlich geladene Ionen (hauptsächlich Kalium, Natrium, Calcium und Magnesium) verteilt sind und diese stets versuchen, ein Konzentrationsgleichgewicht herzustellen. Dabei ist der Intrazellulär-Raum negativ und der Extrazellulär-Raum positiv geladen. Diese an der Membran nachweisbare elektrische Spannung wird als Ruhepotential (oder auch Membranpotential) bezeichnet und beträgt ca. -80 bis -90 mV. Kommt jetzt also ein elektrischer Impuls auf diese Zelle, depolarisiert sie sich (es kommt also zu einem Umtausch der elektrischen Spannung durch Ionen-Verschiebung) und gibt diesen Impuls an die nächste Zelle weiter.

> Beim Aktionspotential gilt das »Domino-Prinzip«. Ähnlich wie beim Domino-Spiel. Ist der Impuls des umfallenden Domino-Steins stark genug, dann fällt auch der Nächste, usw. So verhält es sich auch bei den Nervenzellen. Ist der Impuls (z. B. Schmerz) nicht stark genug, wird er nicht oder nur sehr gering im ZNS wahrgenommen.

2.6 Antikoagulantien und Blutgerinnung

Antikoagulantien sind »Blutgerinnungshemmer«. Hierzu gehören also alle Medikamente, die die Blutgerinnung herabsetzen und die Blutungszeit verlängern.

2.6.1 Gerinnung

Das Gerinnungssystem hat grundsätzlich zwei Aufgaben, welche in ihrer Art kaum unterschiedlicher sein könnten:

1. Die Antikoagulation, sodass der flüssige Zustand des Blutes und somit ein kontinuierlicher Blutfluss gewährleistet ist
2. Die Koagulation, auf dass nach einer Verletzung des Gefäßsystems sofort und auf den Blutungsort begrenzt, die Stillung der Blutung eintritt und die verletzte Gefäßwand abgedichtet wird (Hämostase).

Die Hämostase ist eine lebensnotwendige Funktion, die in zwei Stufen unterteilt ist.

1. Die Primäre Hämostase (vorläufige Blutstillung), welche grob in drei Schritten abläuft:
   a) Gefäßkonstriktion, welche zur Verengung der Gefäße vor der Verletzung führt und somit den Blutfluss verlangsamt
   b) Thrombozytenadhäsion
   Ausgelöst durch den Glykoproteinrezeptor Ib (GPIb) bzw. den Glykoproteinrezeptor Ic/IIa (GPIc/IIa), kommt es zur Adhäsion (Verklebung) der Thrombozyten mit dem Gefäßendothel, sodass eine erste dünne Bedeckung der Läsion entsteht. Durch diese Bindung der Thrombozyten an die defekte Gefäßwand, kommt es zur Aktivierung der Thrombozyten, welche bisher als »Schläfer-Zellen« im Blut vorhanden waren.
   c) Thrombozytenaggregation
   Ein weiterer Rezeptor, nämlich der Glykoproteinrezeptor IIb/IIIa (GPIIb/IIIa) vermittelt den Thrombozyten, nach deren Aktivierung, die Ausbildung von »Zellarmen«, wodurch eine gegenseitige Aggregation, also die »Verklumpung« miteinander, stattfinden kann.
2. Die sekundäre Hämostase (endgültige Blutstillung = Blutgerinnung)
   Die sekundäre Hämostase ist die endgültige Blutstillung, also die tatsächliche Blutgerinnung. Hier spricht man auch von der plasmatischen Gerinnung. Hier wird ein Fibrinnetz gebildet, in dem sich die »angespülten« Erythrozyten und Thrombozyten »verfangen« und dadurch ein Thrombus entsteht, der die betroffene Stelle verschließt.

Damit dies alles geschehen kann, bedarf es einem optimalen Zusammenspiel aus Enzymen, Ca2+ und den verschiedenen Gerinnungsfaktoren, welche nachfolgend tabellarisch aufgeführt werden:

> Anmerkung: Der Einfachheit wegen wurden die verschiedenen Gerinnungsfaktoren mit römischen Zahlen durchnummeriert. Dabei entsprechen die jeweiligen Zahlen nicht der Reihenfolge, in der die Aktivierung der Gerinnungsfaktoren abläuft.

2.6.2 Gerinnungsfaktoren und ihre Aufgaben

Tab. 5: Gerinnungsfaktoren und ihre Aufgaben

Gerinnungsfaktor		Aufgabe
I	Fibrinogen	Bildet das Fibrinnetz
II	Prothrombin	• Die aktive Form Thrombin (IIa) aktiviert die Faktoren I, V, VII und XIII • Vitamin K-abhängig
III	Thrombokinase	Co-Faktor von VIIa
IV	Ca2+	Katalysator
V	Proakzelerin	Co-Faktor von X

Tab. 5: Gerinnungsfaktoren und ihre Aufgaben – Fortsetzung

Gerinnungsfaktor		Aufgabe
VI	Akzelerin	• Bildet als Co-Faktor zusammen mit Calcium-Ionen und dem Faktor Xa die Prothrombinase, welches das Prothrombin zu Thrombin spaltet
VII	Proconvertin	• Aktiviert IX und X • Vitamin K-abhängig
VIII	Antihämophiles Globulin »A«	Co-Faktor von IX
VIII Ag	VIII-assoziiertes Antigen	• Aktiviert die Plättchenadhäsion (Bindung an G Ib) und die Plättchenaggregation (Bindung an G IIb/IIIa) • Bindung an VIII
IX	Christmas-Faktor Antihämophiles Globulin »B«	• Aktiviert X • Vitamin K-abhängig
X	Stuart-Prower-Faktor	• Aktiviert Prothrombin • Vitamin K-abhängig
XI	Rosenthal-Faktor/PTA (Plasmathromboplastin antecedent)	Aktiviert IX und XII
XII	Hagemann-Faktor	Aktiviert die Fibrinolyse
XIII	Fibrinstabilisierender Faktor	Stabilisiert das Fibrin

Auf den ersten Blick mag das Gerinnungssystem bzw. die Blutgerinnung äußerst kompliziert erscheinen. Das ist durchaus korrekt. »Bricht« man jedoch die Blutgerinnung auf das Wichtigste herunter, ist auch dieses Thema leicht zu verstehen: Aufgrund intrinsischer (veränderte Gefäßoberflächen wie z. B. durch unphysiologische Oberflächen, Fremdmaterial) oder extrinsischer (geschädigtes bzw. verletztes Gefäßendothel) Faktoren wird die plasmatische Gerinnung aktiviert, welche dann den Faktor X innerviert. Faktor Xa (= Faktor X aktiviert) aktiviert wiederum Faktor II, sodass das daraus resultierende Thrombin (Faktor IIa) sich mit dem vorhandenen Fibrinogen verbindet und ein Fibrinnetz entsteht. In diesem Netz »verfangen« sich dann vorbeischwimmende Blutzellen, die dadurch miteinander verkleben und einen Thrombus bilden.

Die Fibrinolyse

Fibrinolyse, oder auch Thrombolyse genannt, ist die Bezeichnung für die körpereigene Auflösung eines Blutgerinnsels (Thrombus) durch das Enzym Plasmin. Sobald der Thrombus seine Aufgabe beim Verschließen der verletzten Blutgefäße erfüllt hat, muss er für den weiteren Heilungsprozess des betroffenen Gefäßes wieder aufgelöst werden.

2.6 Antikoagulantien und Blutgerinnung

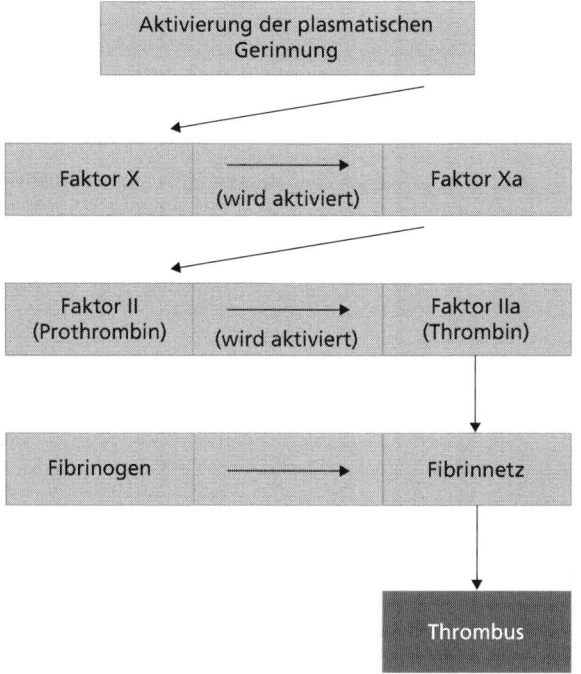

Abb. 1: stark vereinfachte Gerinnungskaskade

Dabei wird Plasminogen zu Plasmin aktiviert, welches sich an einzelne Fibrinverbindungen bindet und diese dann an bestimmten Schnittstellen durchtrennt, sodass der Thrombus zerfällt und sich letztendlich auflöst.

Antikoagulantien

Pharmakologisch kann man durch die Applikation von Antikoagulantien unmittelbar in die Gerinnungskaskade eingreifen und somit die Gerinnbarkeit des Blutes herabsetzen. Je nachdem, wo genau in der Gerinnungskaskade eingegriffen werden soll, wird ein anderes Medikament eingesetzt. Während beispielsweise Heparin® durch die Inaktivierung von Thrombin die Blutgerinnung hemmt, wirkt Marcumar® als Vitamin-K-Antagonist und hemmt dadurch in der Leber die Vitamin-K-abhängige Synthese von diversen Gerinnungsfaktoren wie z. B. Prothrombin.

Folgende Grafik gibt einen kleinen Überblick über die gängigsten Antikoagulantien und ihrem Einsatzgebiet innerhalb der Gerinnungskaskade:

2 Fachbegriffe

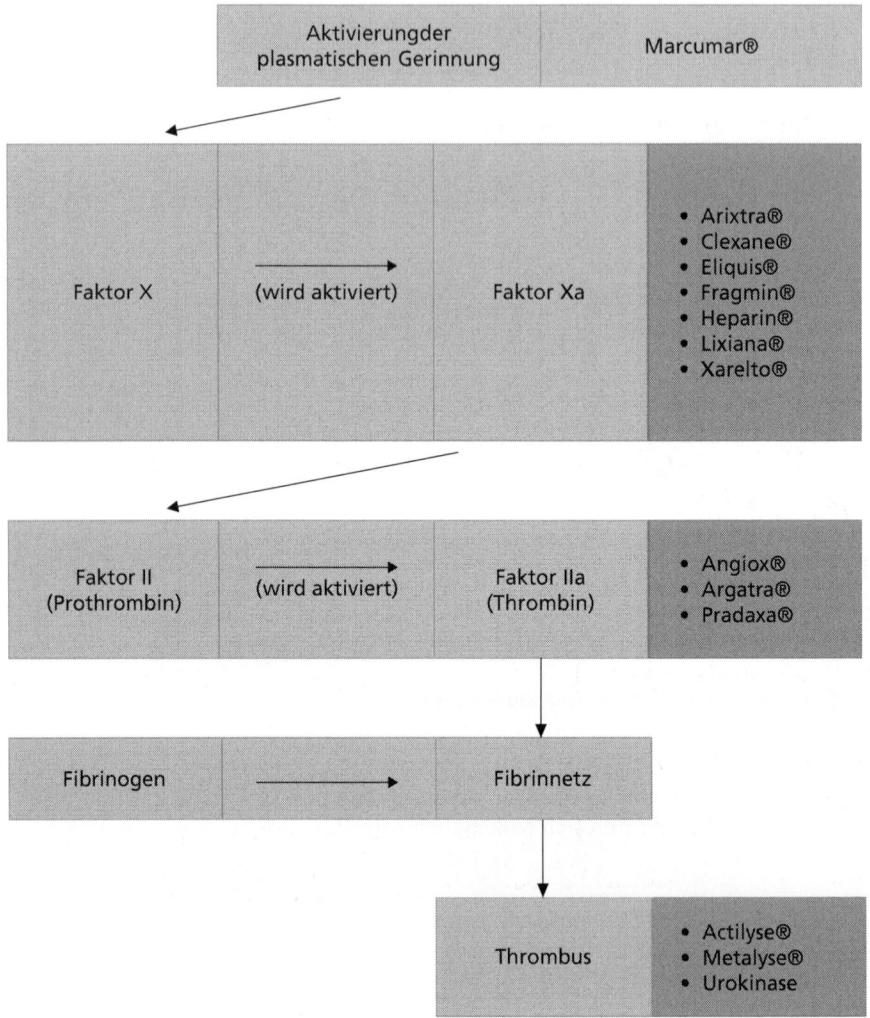

Abb. 2: Antikoagulantien in der Gerinnungskaskade

2.7 Antiarrhytmika

Antiarrhythmika sind Substanzen, die (insbesondere bei tachykarden) Herzrhythmusstörungen eingesetzt werden. Die Medikamentengruppe der Antiarrhythmika setzt sich aus Substanzen mit verschiedenen Wirkmechanismen zusammen (▶ Tab. 6).

2.7.1 Natriumkanalblocker

Natriumkanalblocker sind Medikamente, deren Wirkmechanismus darin besteht, Natriumkanäle zu blockieren und dadurch die Zellmembran zu stabilisieren. Dadurch wird die Impulsüberleitung zu Zellen mit schnellen Ionenkanälen verlangsamt.

Im EKG kann man diese Wirkung in verbreiterten P-Wellen, breiteren QRS-Komplexen, in der Verlängerung des PR-Intervalls oder in einer Kombination von beidem erkennen. Substanzen, die die Natriumkanäle blockieren finden sich nicht nur in Antiarrhythmika, sondern auch in Lokalanästhetika und Antikonvulsiva.

2.7.2 Betablocker

Betablocker werden zwar primär zur Therapie von Herzerkrankungen eingesetzt, sie werden aber auch bei Glaukom, Hyperthyreose, Migräne und Phäochromozytom erfolgreich angewandt.

Indem Betablocker hauptsächlich die in den Herzkranzgefäßen lokalisierten β1-Rezeptoren blockieren, verdrängen sie die Katecholamine Adrenalin und Noradrenalin von den β-Adrenozeptoren. Diese β1-Rezeptoren-Blockade bewirkt eine Herabsetzung der Herzfrequenz (negativ chronotrop), Verlangsamung der Leitungsgeschwindigkeit (negativ dromotrop), Reduktion der Kontraktilität (negativ inotrop) sowie eine Reduktion der myokardialen Erregbarkeit (negativ bathmotrop).

Betablocker blockieren auch β2-Rezeptoren, welche sich u. a. in der Bronchialmuskulatur finden. Eine Blockade dieser β2-Rezeptoren führt zu einem mehr oder weniger stark ausgeprägten Bronchospasmus, welcher sich bis zu einer akut lebensbedrohlichen Situation entwickeln kann.

2.7.3 Kaliumkanalblocker

Kaliumkanalblocker sind Medikamente, deren Wirkmechanismus darin besteht, Kaliumkanäle zu blockieren, dadurch den Kaliumausstrom aus der Zelle zu verlangsamen, was wiederum die Repolarisation der Zelle verlangsamt und somit die Refraktärzeit verlängert. Da es viele verschiedene Formen von Kaliumkanälen gibt, gibt es auch entsprechend weitere Einsatzmöglichkeiten der Kaliumblocker:

- Diabetes Mellitus,
- Multiple Sklerose,
- Nystagmus.

Im natürlichen Umfeld finden sich Kaliumkanalblocker z. B. im Gift von Bienen, Mambas und manchen Skorpionen.

2.7.4 Calciumkanalblocker

Calciumkanalblocker sind Substanzen, die den Einstrom von Calcium in die Zellen durch den L-Typ-Calciumkanal blockieren, dabei aber andere Calciumkanäle nicht beeinflussen. Dies führt einerseits zu einer Entspannung der Gefäßmuskulatur und somit zur Vasodilatation. Andererseits wird auch der myokardiale Sauerstoffverbrauch reduziert. Daraus entwickeln sich folgende Indikationsgebiete für Calciumkanalblocker:

- Angina pectoris
- Hypertonie
- Hypertrophe Kardiomyopathie (nur Verapamil)
- Raynaud-Syndrom (Nifedipin)
- Supraventrikuläre Tachykardie
- Vasospasmusprophylaxe bei Subarachnoidalblutung (nur Nimodipin)

Eine Kombinationstherapie aus Calciumkanalblocker und Betablockern muss unbedingt vermieden werden! Dies würde zu einer Abnahme der AV-Überleitungsgeschwindigkeit, einer Bradykardie sowie einer drastischen Abnahme der Schlagkraft führen.

Tab. 6: Antiarrhythmika und ihre zugeordneten Klassen

	Klasse 1	Klasse 2	Klasse 3	Klasse 4
Wirkmechanismus	Natriumkanal-Blocker	Betarezeptoren-Blocker	Kaliumkanal-Blocker	Calciumkanal-Blocker
Pharma-Beispiele	Gilurytmal®, Mexitil®, Rytmonorm®, Tambocor®, Xylocain®	Beloc®, Dociton®, Lopresor®, (Sotalex®)	Amiodaron®, Cordarex®, Multaq®, Sotalex®	Isoptin®, Dilzem®

Diese Tabelle (▶ Tab. 6) gibt einen kleinen Überblick über die einzelnen Antiarrhythmika-Klassen und den zugeordneten Medikamenten, jedoch gibt es noch so genannte »Mehr-Kanal-Blocker« oder auch »Multi channel blocker« genannt, welche mehrere der oben genannten Kanäle blockieren.

Sotalex® ist ein unspezifischer Betablocker, wird jedoch der Gruppe der Kaliumkanalblocker zugeordnet.

Amiodaron®/Cordarex® wird pharmakologisch der Klasse 3 Antiarrhythmika zugeordnet, jedoch nimmt es auch Einfluss auf die Natrium- und Calcium-Kanäle.

Multaq® ist ebenfalls ein solcher »multi channel blocker« mit denselben Eigenschaften wie Cordarex®.

2.8 Acetylcholin

Acetylcholin ist der Neurotransmitter (Botenstoff) des parasympathischen Nervensystems, mit seinem wichtigsten Vertreter, dem X. Hirnnerv, dem Nervus vagus. Der überwiegende Teil der Organe im Körper ist parasympathisch und sympathisch innerviert, wobei das Acetylcholin lediglich die parasympathischen Nervenfasern innerviert. Deshalb werden die parasympathischen Neurone auch cholinerge Neurone genannt.

Die Rezeptoren, an die sich das ACh bindet, sind die Muskarinrezeptoren und die Nikotinrezeptoren. Acetylcholin wird im klinischen Setting wegen seines schnellen Abbaus und seiner ungenauen, bzw. unüberschaubaren Wirkung praktisch nicht eingesetzt. Dennoch ist es absolut wichtig zu wissen, wie bzw. wo Acetylcholin wirkt:

- Augen:
  - Pupillenverengung (Miose)
- Herz-Kreislaufsystem:
  - Blutdrucksenkung durch Gefäßerweiterung (Vasodilatation)
  - Senkung der Herzfrequenz
  - Senkung der Vorhof-Kontraktionskraft
- Verdauungstrakt
  - Steigerung der Peristaltik
  - Steigerung der Drüsensekretion
  - Übelkeit und Erbrechen
  - Krämpfe im Magen-Darm-Trakt
- Harnblase:
  - Miktionsdrang

Medikamente bzw. Wirkstoffe, die das ACh unterstützen/verstärken, nennt man Parasympathomimetika, während man solche, die die ACh-Wirkung neutralisieren/schwächen, Parasympatholytika nennt.

2.9 Benzodiazepine

Bei den Benzodiazepinen handelt es sich um Wirkstoffe der wichtigsten Gruppe der Tranquilizer (Oberbegriff für sedierende/beruhigende Medikamente) in der interdisziplinären Notfall- und Intensivmedizin. Sie haben eine zentral dämpfende, beruhigende (sedierende) sowie eine angstlösende (anxiolytische) und enthemmende Wirkung.

Benzodiazepine wirken als »Supporter« an den GABA-Rezeptoren und verstärken so die Wirkung des Botenstoffs γ-Aminobuttersäure (Gamma-AminoButterAcid = GABA). Benzodiazepine besetzen dabei als Agonist die Benzodiazepinbindungsstelle des GABA-Rezeptors. Dies steigert die Empfindlichkeit des Rezeptors für GABA, was dazu führt, dass negativ geladene Chlorid- und Hydrogencarbonat-Ionen in die postsynaptische Membran einströmen und eine Hyperpolarisierung der Nervenzellen entsteht. Dadurch sind die Nervenzellen schlechter erregbar, sodass es beispielsweise zur Vertiefung des Schlafes, Anxiloyse, Erschlaffung der Muskulatur usw. kommt.

Da Benzodiazepine eine vergleichsweise niedrige Tendenz zu potenziell tödlichen Komplikationen aufweisen, werden sie in der Medizin in relativ großem Umfang eingesetzt.

Obwohl Benzodiazepine eine große therapeutische Breite aufweisen und somit also zu den »Safe Drugs« gehören, werden sie häufig in suizidaler Absicht eingenommen. Todesfälle werden dabei jedoch nur vereinzelt dokumentiert und wenn, dann zumeist mit sehr hohen Dosierungen und oder in Kombination mit anderen, sich gegenseitig verstärkenden Wirkstoffen.

Bezüglich des Wirkungseintritts und speziell Ihrer Wirkdauer unterscheiden sich die einzelnen Benzodiazepine z. T. erheblich voneinander. Darum unterteilt man sie in die Gruppen der kurz-, mittel- und langwirksamen Benzodiazepine.

In der interdisziplinären Notfall- und Intensivmedizin werden in der Regel nur »eine Hand voll« verschiedener Benzodiazepine eingesetzt. Diese werden dann, aufgrund des raschen Wirkeintritts, i. v. verabreicht und entsprechend der Wirkdauer eingesetzt.

In der nachfolgenden Tabelle (▶ Tab. 7) werden auch Benzodiazepine erwähnt, welche eher von den niedergelassenen Ärzten, im sicheren Rahmen, verschrieben werden. Sie können jedoch auch im Rahmen von »Partygeschehen« als »Partydroge« sowie als Betäubungsmittel für geplante oder durchgeführte Sexualdelikte oder Suizidversuche für das Rettungs- und Klinikpersonal durchaus relevant sein.

Tab. 7: Benzodiazepine im Überblick

Wirkstoff	Handelsname	Applikationsart	Wirkungsdauer	Wirkzeit
Alprazolam	Tafil®, Xanax®	p. o.	Kurz/Mittellang wirksam	6–15 h
Bromazepam	Lexotanil®	p. o.	Langwirksam	15–20 h

Tab. 7: Benzodiazepine im Überblick – Fortsetzung

Wirkstoff	Handelsname	Applikationsart	Wirkungsdauer	Wirkzeit
Brotizolam	Lendormin®	p. o.	Kurzwirksam	2–4 h
Clonazepam	Rivotril®	p. o. und i. v.	Langwirksam	30–40 h
Diazepam	Valium®	p. o. und i. v.	Langwirksam	24–48 h
Flunitrazepam	Rohypnol®	p. o.	Langwirksam	16–35 h
Lorazepam	Tavor®	p. o. und i. v.	Kurz/Mittellang	12–16 h
Lormetazepam	Noctamid®	p. o. und i. v.	Kurzwirksam	11 h
Midazolam	Dormicum®	i. v.	Kurzwirksam	2–6 h
Oxazepam	Adumbran®	p. o.	Kurzwirksam	3–15 h

Die Tabelle erhebt keinerlei Anspruch auf Vollständigkeit. Es gibt noch viele weitere Benzodiazepine auf dem Markt – diese alle aufzuzählen, würde den Rahmen des Kapitels sprengen, sodass hier nur die gängigsten Benzodiazepine genannt werden. Alle Benzodiazepine können bei beabsichtigter oder unbeabsichtigter Überdosierung mit Flumazenil (Anexate®) antagonisiert werden.

Der Wirkstoff Levetiracetam (Keppra®) gehört NICHT zu der Gruppe der Benzodiazepine. Obwohl der Name des Wirkstoffes sich sehr nach Benzodiazepin anhört, ist er doch nicht dieser Gruppe zuzuordnen. Demzufolge ist Levetiracetam auch nicht mit Flumazenil (Anexate®) antagonisierbar.

2.10 Betamimetika (Betasympathomimetika)

Betamimetika (= Betasympathomimetika) sind Wirkstoffe, die im Sympathischen Nervensystem die Betarezeptoren »besetzen« und dadurch die entsprechende Wirkung auslösen. Dabei unterscheidet man die selektiven und die nicht-selektiven Betamimetika. Selektive Betamimetika besetzen entweder die Beta 1- oder die Beta-2-Rezeptoren, während die nicht-selektiven Betamimetika Beta-1- und Beta-2-Rezeptoren besetzen und innervieren.

- Beta-1-Rezeptoren sind primär am Herz: entsprechende Medikamente sind z. B.
  – Dobutamin und Dopexamin
- Beta-2-Rezeptoren finden sich u. a. in der Bronchialmuskulatur: entsprechende Medikamente sind z. B.
  – Berotec®
  – Bricanyl®

- Fenoterol®
- Salbutamol®
- Nicht-selektive Betamimetika sind z. B.
  - Alupent®
  - Isoprenalin
  - Orciprenalin®

2.11 Calciumantagonisten

Calciumantagonisten, oder auch Calciumkanalblocker, sind Wirkstoffe, die das Eindringen von Calcium-Ionen in die Muskelzellen verhindern. Dies führt dann dazu, dass sich die Gefäßmuskulatur der Koronararterien und der peripheren Arterien entspannt, die Kontraktionskraft etwas nachlässt und die Leitungsbahnen im Herz langsamer agieren.

Calciumantagonisten werden also zur Blutdrucksenkung, Nachlastsenkung und als »Frequenzbremse« bei Tachykardien eingesetzt. Aufgrund ihrer unterschiedlichen chemischen Struktur setzen die Calciumantagonisten an unterschiedlichen Calciumkanal-Typen an, weshalb die einzelnen Präparate gezielt zur Blutdrucksenkung oder zur Therapie von Tachykardien eingesetzt werden können. Die wichtigsten »Vertreter« dieser Wirkstoffe sind:

- Amlodipin
- Diltiazem
- Lercandipin
- Verapamil

2.12 Enzyme

Enzyme sind spezielle chemische Verbindungen oder Proteine, die die Stoffwechselvorgänge beschleunigen oder steuern. Die Enzyme selbst bleiben dabei jedoch unverändert. Sie dienen lediglich als Katalysator oder Zündkerze.

Fehlt dem Organismus ein bestimmtes Enzym, werden die verschiedenen Stoffwechselvorgänge trotzdem ablaufen, jedoch deutlich langsamer. Beispielsweise wird der Magen-Darm-Inhalt langsamer verdaut, Nährstoffe langsamer oder gar nicht gespalten und aufgenommen. Muskelzellen werden langsamer regeneriert, Entzündungsprozesse können nicht gestoppt werden usw.

Vergleicht man den Stoffwechsel z. B. mit einem Kompostbehälter, den man regelmäßig mit kompostierbarem Material füllt, dann weiß man, dass sich das

Material darin im Laufe der Zeit zersetzt. Fügt man hier aber spezielle »Kompostbeschleuniger« hinzu, dann verläuft der Zersetzungsprozess um ein Vielfaches schneller.

2.13 Glucocordicoide

Glucocorticoide sind spezielle Hormone, die aus Cholesterin in der Nebennierenrinde gebildet werden. Vereinfacht dargestellt unterscheidet man natürlich vorkommende (also vom Körper selbst »erzeugte«) Glucocorticoide und synthetisch hergestellte Glucocorticoide. Die natürlich vorkommenden Glucocorticoide sind:

- Cortison
- Hydrocortison (Cortisol)

Zu den synthetisch hergestellten und im weiteren Verlauf näher erläuterten Glucocorticoide gehören:

- Beclometason
- Dexamethason
- Budesonid
- Prednison
- Prednisolon

Glucocorticoide sind vermutlich die indikationsreichsten Medikamente in der Medizin. Aufgrund ihrer vielfältigen Eigenschaften werden sie sowohl in der Notfalltherapie (z. B. bei allergischen Reaktionen bis hin zum Anaphylaktischem Schock) als auch in der Langzeittherapie bei chronischen Erkrankungen (z. B. Arthritis, Rheuma,...) eingesetzt. Gleichzeitig »bestechen« Glucocorticoide aber auch durch ihre Vielzahl an nicht unerheblichen Nebenwirkungen, sodass der Gebrauch von Glucocorticoiden im klinischen Alltag gut überlegt und sinnvoll eingesetzt sein muss (vergl. die jeweiligen Nebenwirkungen der einzelnen Präparate). Ein weiterer Nachteil der Glucocorticoide ist, dass man sie nach Beendigung der (Langzeit-)Therapie nicht einfach absetzen kann sondern ausschleichen muss.

Kein abruptes Absetzen von einem auf den anderen Tag bei einer Glucocorticoidtherapie, die länger als drei Wochen dauerte.

Eine länger dauernde Glucocorticoidtherapie führt zur Unterdrückung der körpereigenen Glucocorticoidproduktion. Das abrupte Absetzen von Glucocorticoiden kann eine Addison-Krise hervorrufen.

2.14 Herzglykoside

Herzglykoside sind herzwirksame Substanzen aus verschiedenen Pflanzenarten, wie z.B. Digitalis (Fingerhut), oder Augenkraut (Maiglöckchen).

Wegen Ihrer Kontraktionskraft steigernden Wirkung (positiv inotrop) sowie ihrer gleichzeitig verlangsamenden Wirkung auf die Herzfrequenz (negativ chronotrop) und Reizleitung (negativ dromotrop) werden Herzglykosiede meist bei chronischer Herzinsuffizienz und supraventrikulärer Tachykardie eingesetzt.

2.15 Insulin

Insulin ist ein körpereigenes Hormon, welches im Pankreas gebildet wird. Sobald es seine Rezeptoren besetzt hat, steuert Insulin die Aufnahme von Glukose in die Zellen, von wo aus die Glukose in Energie umgewandelt wird und über eine Art Kettenreaktion, den Kohlenhydrat- und Fettstoffwechsel aktiviert.

Da Insulin das einzige Hormon ist, welches den Blutglukose-Spiegel senken kann, ist es zum einen für den Stoffwechsel von besonderer Bedeutung, zum anderen steht ihm darum auch die Rolle als »Hauptakteur« in der Diabetes mellitus Therapie zu.

Da in der interdisziplinären Notfall- und Intensivmedizin lediglich das Altinsulin (= Normalinsulin) als Akutmedikament eingesetzt wird, wird auch im weiteren Verlauf nur das Altinsulin näher erläutert. Dennoch werden hier, zur Abrundung des Themas und zur Ergänzung weitere Insulinarten angesprochen.

In der Insulin-Therapie unterscheiden wir nach unterschiedlichen Kriterien:

- *Humaninsulin:* Human-Insulin ist ein Insulin, das mit dem Aminosäurenaufbau des menschlichen Insulins identisch ist. In der Regel spricht man hier von »Altinsulin« oder auch »Normalinsulin«. Alt-Insulin ist das einzige Insulin, das auch intravenös appliziert werden darf.
- *Analoginsulin:* Analoge Insuline sind nichtnatürlich vorkommende, künstliche Abwandlungen des Insulins. Es gibt sie als kurz-, mittellang- und langwirkende Insuline.
- *Mischinsuline:* Mischinsuline sind eine Mischung aus kurz- und mittellang- oder langwirkenden Insulinen.

 Normalinsuline können Humaninsulin enthalten, während Analoginsuline zu 100% chemische Derivate sind.

Die mittel- und die langwirksamen Insuline werden auch »Verzögerungsinsuline« genannt.

Weiterhin unterscheidet man die Insuline nach ihrem Wirkprofil

Tab. 8: Insulinarten im direkten Vergleich bzgl. ihrem Wirkungseintritt und Wirkdauer

Insulinart	Präparat	Wirkungseintritt	Wirkungsdauer
Alt-/Normalinsulin	• Actrapid • Insuman Rapid • Huminsulin Normal	15–60 Minuten	5–8 h
Kurzwirksame Analoginsuline	• Apidra • Fiasp • Humalog • Liprolog • Novo Rapid	10–30 Minuten	2–5 h
Mittelwirksame Analoginsuline	• Insuman Basal • Huminsulin Basal • Humulin Basal • Protaphane • Insulatard	0,5–3 h	12–24 h
Langwirksame Analoginsuline	• Abasaglar • Lantus • Levemir • Lusduna • Toujeo • Tresiba	2–3 h	24–36 h
Mischinsuline	• Actraphane • Humalog Mix • Insuman Comb • Mixtard • Novo Mix	10–30 Minuten	12–30 h

Verzögerungsinsuline und Mischinsuline sind Suspensionen, keine Lösungen. Um bei der Applikation keinen Dosierungsfehler zu machen, müssen diese Suspensionen zunächst mehrmals geschwenkt (nicht geschüttelt!) werden.

Das Schütteln des Insulinpens kann zu »Mikroverletzungen« des Pens und zur Luftblasenbildung führen, was wiederum zu Fehldosierungen des Insulins führen kann. Auch das »gerne praktizierte« Rollen des Insulinpens zwischen den Händen ist ineffizient, da sich dadurch die Suspension nicht ausreichend vermischen kann.

2.15.1 Insulin-Spritztechnik

Die s. c.-Insulin-Spritztechnik unterscheidet sich im klinischen Bereich zunächst nicht von jeder anderen s. c.-Injektion. Es gelten also die gleichen (hygienischen) Regeln wie bei jeder Injektion. Bei der Insulin-Injektion gelten aber folgende Besonderheiten:

- Bevorzugte Punktionsstellen sind am Bauch und am Oberschenkel.
- Bei Patienten, die beispielsweise in Bauchlage positioniert sind, kann die s. c.-Injektion auch am Gesäß erfolgen.
- Die Injektion in den Oberarm ist möglich, sollte aber nicht präferiert werden, da hier das Unterhautfettgewebe oft sehr dünn ist und es dann zu einer schmerzhaften i. m.-Injektion kommen kann.

Bauch und Oberschenkel sind die am meisten punktierten Injektionsstellen. Dabei ist aber zu beachten, dass das Insulin nicht überall gleich schnell anflutet. Das Subkutangewebe am Bauch nimmt das Insulin beispielsweise wesentlich schneller auf, als das am Gesäß oder den Oberschenkeln. Das Gewebe an den Oberarmen liegt zeitlich ca. im Mittel von Bauch und Oberschenkel.

Um das Gewebe zu schonen, sollten die Punktionsstellen von Injektion zu Injektion gewechselt werden, also z. B. linke Bauchhälfte – rechte Bauchhälfte. Mal eher außen, dann eher innen usw. Gleiches gilt am Oberschenkel, mal links mal rechts, dann eher weiter oben und dann wieder etwas tiefer. Injiziert wird bei Erwachsenen ca. 1–2 cm und bei Kindern ca. 3 cm vom Bauchnabel entfernt.

Schnellwirkende Insuline werden in den Bauch, Verzögerungsinsuline in den Oberschenkel injiziert. Der Auslöseknopf des Insulinpens wird vollständig eingedrückt. Da die Verabreichung des Insulins aus dem Pen in das Subkutangewebe länger dauert, als dass der Auslöseknopf vollständig eingedrückt ist, sollte nach der Injektion noch ca.10–15 Sekunden gewartet werden, bis die Kanüle aus dem Subkutangewebe gezogen wird.

2.16 Kardiaka

Kardiaka (= Herzmedikamente) sind Arzneimittel, die Einfluss auf das Myokard, den Herzrhythmus und/oder die Koronargefäße nehmen. Zur Gruppe der Kardiaka zählen ACE-Hemmer, Betablocker, Calciumantagonisten, Nitrate, Sartane und Herzglycoside.

2.17 Katecholamine

Katecholamine sind Substanzen, die eine stark anregende Wirkung auf das Herz-Kreislaufsystem haben. Sie gehören den Sympathikomimetika an, welche hauptsächlich an den Alpha- und Beta-Rezeptoren wirken.

Katecholamine werden synthetisch hergestellt, aber auch unter Mitwirkung des sympathischen Nervensystems in den endokrinen Drüsen des Nebennierenmarks gebildet (▶ Tab. 9).

Tab. 9: Natürliche und synthetische Katecholamine

Natürlich vorkommende Katecholamine	Synthetische Katecholamine
Adrenalin (Suprarenin®, Adrenalin®)	Isoprenalin (Isuprel®)
Noradrenalin (Arterenol®)	Dobutamin (Dobutrex®)
Dopamin (Dopamin®)	Dopexamin (Dopacard®)

Katecholamine wirken:

- positiv chronotrop: Herzfrequenz steigernd
- positiv dromotrop: die Erregungsleitung des Herzens beschleunigend
- positiv inotrop: die Kontraktionskraft des Herzens stärkend
- positiv bathmotrop: die Erregungsschwelle des Herzens herabsetzend

> Unerwünschte Bolusgaben müssen unbedingt vermieden werden, weshalb Katecholamine grundsätzlich über einen eigenen, separaten Zugang verabreicht werden sollen. Idealer Weise werden Katecholamine über einen Mehr-Lumen-ZVK appliziert. Hier ist darauf zu achten, dass das proximale Lumen für die Katecholamine freigehalten wird.

2.18 Lokalanästhetika

Lokalanästhetika sind Wirkstoffe, die örtlich und zeitlich begrenzt, von der Innenseite der Zellmembran des Nervengewebes den Einstrom von Natriumionen in die Zelle blockieren. Dadurch kann das Aktionspotential nicht weitergeleitet bzw. nicht aufgebaut werden. Dies wiederum hat zur Folge, dass der elektrische Impuls für Berührung, Bewegung, Schmerz- und Temperaturempfinden an der betreffenden Region unterbunden und somit eine lokale Betäubung herbeifführt wird.

Typische Indikationen für Lokalanästhetika sind kleinere Chirurgische Eingriffe wie z. B. Wundversorgungen. Im Bereich der Intensivmedizin werden sie primär vor diversen Punktionen (z. B. Pleurapunktionen, Pericardpunktionen), aber auch vor der Anlage eines ZVK, Sheldon-Katheter, usw. eingesetzt.

Weitere Indikationen für Lokalanästhetika sind intraoperative Leitungs- und Regionalblockaden sowie Spinal- und Periduralanästhesien, welche aber innerhalb der interdisziplinären Notfall- und Intensivmedizin eine eher untergeordnete Rolle spielen. Am ehesten sei hier die postoperative Analgesie über einen Periduralkatheter zu nennen.

2.19 Rezeptoren

Rezeptoren sind als Anschlussstellen in den Organen zu verstehen und werden in verschiedene Klassen unterteilt.

2.19.1 ADP-Rezeptoren

ADP-Rezeptoren sind Glykoproteine, die sich auf der Oberfläche der Thrombozyten befinden. Die Bindung von ADP (Adenosindiphosphat) an diese Rezeptoren ermöglicht, dass die Thrombozyten aktiviert werden.

2.19.2 Alpha-Rezeptoren

Die Alpha-Rezeptoren sind Rezeptoren im sympathischen System und werden in zwei Arten unterschieden:

- *Alpha 1-Rezeptoren* sind postsynaptisch lokalisiert und befinden sich u. a. in den Augen, Nieren, Venen, Abdominalgefäßen und im Gehirn. Ihre Aufgabe besteht hauptsächlich in der Kontraktion der glatten Muskulatur.
- *Alpha 2-Rezeptoren* sind präsynaptisch und u. a. im Pankreas und im Magen-Darm-Trakt lokalisiert. Sie hemmen die Freisetzung von Noradrenalin.

2.19.3 Beta-Rezeptoren

Die Beta-Rezeptoren sind, wie die Alpha-Rezeptoren, im sympathischen System lokalisiert. Man unterscheidet zwei Subtypen, nämlich Beta 1- und Beta 2-Rezeptoren, welche einerseits im Herz (Beta 1- und 2-Rezeptoren) und in der glatten Organmuskulatur (Beta 2-Rezeptoren) vorkommen. Beide Subtypen werden von den Stresshormonen Adrenalin und Noradrenalin aktiviert.

- *Beta 1-Rezeptoren* findet man hauptsächlich am Herz, sie sind aber auch in den Nieren und Fettzellen lokalisiert. Sie steigern hauptsächlich das HZV und die Herzfrequenz.
- *Beta 2-Rezeptoren* befinden sich in den Blutgefäßen, Bronchien, im Uterus, Myokard, Magen-Darm-Trakt, in der Blasenwand und in den Koronargefäßen. Sie sind für die Erschlaffung/Entspannung der Organe verantwortlich.

2.19.4 Dopaminerge-Rezeptoren

Die Dopaminergen-Rezeptoren (oder auch einfach Dopamin-Rezeptoren) sind die Empfangsstellen für Impulse durch den Neurotransmitter Dopamin. Die Rezeptoren sind auf den Oberflächen spezieller Neuronen und auf der glatten Gefäßmuskulatur der Nieren.

Man unterscheidet heute fünf Untergruppen der Dopamin-Rezeptoren, welche aber, aufgrund ihrer Signalwege vom Rezeptor in die Zelle, lediglich in zwei Hauptgruppen unterteilt sind: D1 und D5 bilden die Gruppe D1; D2, D3 und D4 bilden die Gruppe D2.

- *D1-Rezeptoren* sind in der glatten Muskulatur der Blutgefäße von Herz, Nieren, im Splachnikusgebiet und im Gehirn sowie in den Tubuluszellen der Nieren lokalisiert. Die Aktivierung der D1-Rezeptoren führt u. a. zur Hemmung der Natriumrückresorption aus der Tubulusflüssigkeit und der Vasodilatation.
- *D2-Rezeptoren* befinden sich in den Karotiden, autonomen Ganglien und Nervenendigungen des Sympathikus sowie in der Hypophyse. Sie hemmen die Noradrenalinfreisetzung in den sympathischen Nervenendigungen und Ganglien. Dadurch nimmt die Sympathikusaktivität ab und die Freisetzung von Aldosteron wird gehemmt.

Der Neurotransmitter Dopamin ist wie das Serotonin ein »Glückshormon«. Beide sorgen also dafür, dass man sich wohl, bzw. glücklich fühlt. Ist der Dopaminspiegel jedoch pathologisch zu hoch, ist von der »Glückseligkeit« meistens nichts mehr zu merken. Ganz im Gegenteil. Der pathologisch hohe Dopamin-Spiegel führt zu krankhafter »Hochstimmung«, Schizophrenie, Psychosen, Realitätsverlust und Wahnvorstellungen.

2.19.5 GABA-Rezeptoren

GABA-Rezeptoren sind hauptsächlich im Gehirn und im Rückenmark lokalisiert. Werden die GABA-Rezeptoren durch den Botenstoff γ-Aminobuttersäure (Gamma-AminoButterAcid = GABA) aktiviert, strömen negativ geladene Chlorid- und Hydrogencarbonat-Ionen in die postsynaptische Membran und es entsteht eine Hyperpolarisierung. Daraus resultiert eine hemmende Wirkung, was beispielsweise zur Vertiefung des Schlafes führt und Anxiloyse, Erschlaffung der Muskulatur usw. zur Folge hat. Antiepileptika, Alkohol, Benzodiazepine, Barbiturate und Propofol sind

Beispiele für Wirkstoffe, die am GABA-Rezeptor angreifen und somit die Wirkung verstärken.

2.19.6 GP-IIb/IIIa-Rezeptoren

Das Glykoprotein IIb/IIIa (auch als »Fibrinogen-Rezeptor« bekannt) befindet sich auf aktivierten Thrombozyten und gehört zur Gruppe der Thrombozyten-Glykoproteine. Glykoprotein IIb/IIIa bindet u. a. Fibrinogen und fördert dadurch die Verklumpung (die Aggregation) der Thrombozyten.

Glykoprotein-IIb/IIIa-Rezeptorantagonisten blockieren die Bindungsfähigkeit der GP-IIb/IIIa-Rezeptoren mit dem Fibrinogen und verhindern dadurch die Thrombozytenaggregation.

Derzeit stehen zwei Wirkstoffe als GP-IIb/IIIa-Rezeptorantagonist auf dem Markt:

- Eptifibatid (Integrilin®)
- Tirofiban (Aggrastat®)

2.19.7 Histaminrezeptoren

Histaminrezeptoren sind spezielle Rezeptoren, über die das Gewebshormon Histamin seine Impulse initiiert. Derzeit unterscheidet man vier Histaminrezeptoren: H1, H2, H3 und H4.

- *H1-Rezeptor:* Werden die H1-Rezeptoren innerviert, kommt es zu den typischen Zeichen einer Allergie: allergische Rhinitis, Bronchiospasmus, Erhöhung der Gefäßpermeabilität, Hautrötung, Nesselsucht, Schwellung der Schleimhäute, Steigerung der Adrenalinausschüttung, Tachykardie, Übelkeit und Erbrechen, Kreislaufregulationsstörungen.
- *H2-Rezeptor:* Werden die H2-Rezeptoren innerviert, bewirkt dies eine deutliche Steigerung der Magensaftproduktion. Weiterhin ist eine Zunahme der Herzfrequenz nachweisbar.
- *H3-Rezeptor:* Werden die H3-Rezeptoren innerviert, bewirkt dies eine Verminderung der Histaminausschüttung. Weiterhin wird die Ausschüttung von Acetylcholin, Noradrenalin und Serotonin reduziert. Darüber hinaus sind die H3-Rezeptoren an der Regulation des Blutdrucks, dem Hunger- und Durstgefühl sowie an der Regulation der Körpertemperatur beteiligt.
- *H4-Rezeptor:* Der H4-Rezeptor wurde erst im Jahr 2000 entdeckt. Seine exakte Funktion ist bis heute (Januar 2024) nicht vollständig geklärt.

2.19.8 Muskarinrezeptoren

Muskarinrezeptoren sind spezielle Acetycholinrezeptoren (muskarinische Acetylcholinrezeptoren oder auch mACh-Rezeptor) und gehören zur Gruppe der membranständigen Rezeptoren. Sie binden das Acetylcholin und befinden sich im peripheren- und im zentralen Nervensystem. Wie der Name schon vermuten lässt, reagieren Muskarinrezeptoren auch auf Muskarin, welches als Gift in verschiedenen Pilzen vorkommt.

Symptome einer Muskarinvergiftung sind:

- Bradykardie
- ggf. akute Hypotonie
- Hyperhidrose (starkes Schwitzen)
- Hypersalivation (starker Speichelfluss)
- Übelkeit und Erbrechen
- Sehstörungen
- Tremor
- ggf. Psychosen

Insgesamt werden fünf Untergruppen der Muskarinrezeptoren unterschieden, weshalb sie dann mit M_1–M_5 bezeichnet werden.

Vorkommen und Wirkung

- *M_1-Rezeptoren* sind an den vegetativen ganglionären Synapsen lokalisiert und führen nach Aktivierung zum Calciumeinstrom in die Zelle und dadurch zur Erregung.
- *M_2-Rezeptoren* befinden sich an den postganglionären parasympathischen Synapsen im Hirnstamm und im Herz, hier hauptsächlich am Sinus und AV-Knoten. Werden sie aktiviert, öffnen sie bestimmte Kaliumkanäle, was zur Reduktion der Herzfrequenz sowie der kardialen Kontraktilität führt.
- *M_3-Rezeptoren* sind an den postganglionären parasympathischen Synapsen der glatten Muskulatur, den Belegzellen des Magens und an exokrinen Drüsen lokalisiert. Werden sie aktiviert, wird die Drüsensekretion und die Kontraktion der glatten Muskulatur gesteigert.
- *M_4-Rezeptoren* finden sich vor allem im Vorderhirn, Hippocampus und Striatum. Ihre genaue Funktion ist nicht vollständig geklärt, jedoch sind sie vermutlich am Schmerzempfinden beteiligt.
- *M_5-Rezeptoren* sind im oberen Teil des Hirnstamms (Mesencephalon) lokalisiert. Auch ihre Funktion ist nicht endgültig geklärt, jedoch wird vermutet, dass die Aktivierung der M_5-Rezeptoren die Vasodilatation zerebraler Arteriolen bewirkt und Dopamin ausgeschüttet wird.

2.19.9 Opioidrezeptoren

Opioidrezeptoren sind spezielle Bindungsstellen, mit denen sich Opiate und Opioide verbinden und somit die entsprechende Wirkung ausgelöst wird. Sie sind membranständig, was so viel bedeutet wie, dass sie direkt an der Zellmembran lokalisiert und somit zellgebunden sind. Opioidrezeptoren befinden sich primär in verschiedenen Hirnarealen und dem Rückenmark. Weiterhin finden sie sich in den Nervengeflechten des Darms und der Blase.

Es werden drei Arten von Opioidrezeptoren unterschieden, welche jedoch wiederum in Untergruppen unterteilt werden können. Die Untergruppen werden in diesem Buch jedoch nicht weiter besprochen, da sie für das Verständnis der speziellen Wirkungen und Nebenwirkungen der Opiate irrelevant sind. Weiterhin ist zu beachten, dass es für die Opioidrezeptoren »alte und neue« Bezeichnungen gibt (▶ Tab. 10).

Tab. 10: Opioidrezeptoren und ihre Bezeichnungen

Alte Bezeichnung	Neue Bezeichnung
µ-Rezeptoren (Mü-Rezeptoren)	MOR (Mü-Opioid-Rezeptor)
δ- Rezeptoren (Delta-Rezeptoren)	DOR (Delta-Opioid-Rezeptor)
κ-Rezeptoren (Kappa-Rezeptoren)	KOR (Kappa-Opioid-Rezeptor)

2.19.10 Nikotinrezeptoren

Nikotinrezeptoren, oder auch Nikotinerge Acetylcholin-Rezeptoren, sind membranständige Rezeptoren in den Muskelfasern und Nervenzellen. Sie werden durch den Neurotransmitter Acetylcholin innerviert, jedoch reagieren sie auch auf Nikotin. Sobald Nikotinrezeptoren innerviert werden, werden verschiedene Prozesse in Gang gesetzt:

- Freisetzung von Dopamin, was zu erhöhtem Wohlbefinden und zur Beruhigung führt.
- Möglicherweise sind die Nikotinrezeptoren wichtige Schaltstellen im Denk- und Lernprozess (hier gibt es noch keine stichhaltigen Beweise, jedoch verdichten sich verschiedene Hinweise darauf (Vetter, 2000).
- Weiterhin spielen sie eine wichtige Rolle im Immunsystem und der Regulation von Entzündungsprozessen.

2.19.11 Vasopressin-Rezeptoren

Vasopressin (= antidiuretisches Hormon (ADH)) ist ein Hormon des Hypophysenhinterlappens. Es wird im Hypothalamus gebildet und in der Hypophyse gespeichert. Im Körper befinden sich unterschiedliche Vasopressin-Rezeptoren, welche bei entsprechender Aktivierung unterschiedliche Mechanismen in Gang setzen. Werden Vasopressin-1-Rezeptoren innerviert, kontrahiert sich die glatte Gefäßmuskulatur, was zu einer Blutdruckerhöhung führt. Durch die Aktivierung der Vasopressin-2-Rezeptoren wird die Wasserrückresorption in den Sammelrohren und Verbindungstubuli der Niere innerviert und somit der osmotische Druck und das Flüssigkeitsvolumen des Körpers geregelt.

2.20 Nitrate

Nitrate (= Nitropräparate) sind Wirkstoffe, die einen unmittelbaren, positiven Nutzen für das Herz haben. Nitrate senken die Vorlast des Herzens, indem sie die venösen Gefäße erweitern. Es kommt zu einem sogenannten »venösen Pooling«. Das bedeutet, dass das venöse Blut in den Hohlorganen im Bauchraum »versackt«, somit deutlich weniger Blut pro Zeiteinheit zum Herzen fließt und dadurch das (rechte) Herz entlastet.

Aufgrund der Vorlastsenkung sollten Patienten mit Rechtsherz-Infarkt KEIN Nitro bekommen. Da das rechte Herz aufgrund des Infarktgeschehens »von Haus aus« weniger Kraft hat, sollte ihm jetzt nicht auch noch das Volumen genommen werden. Im ungünstigsten Fall könnte dies letal enden.

Der Rechtsherz-Infarkt zeigt sich im EKG, z. B. in den Ableitungen V1, V3R und V4R. Weiterhin kann er sich in den Inferior-Ableitungen II, III und aVF darstellen. Selbstverständlich kann der Rechtsherz-Infarkt auch im Herzecho nachgewiesen werden.

Weiterhin werden die Herzkranzgefäße dilatiert, sodass das Myokard besser durchblutet und mit Sauerstoff versorgt wird.
So positiv sich das zunächst auch anhören mag, auch Nitropräparate haben – wie jedes Medikament – z. T. schwerwiegende Nebenwirkungen:

- Steigerung des Hirndrucks
- Hautrötung im Gesicht (= »Gesichts-Flush«)
- Übelkeit und Erbrechen
- Kopfschmerzen (= »Nitratkopfschmerz«)
- Reflektorische Herzfrequenzsteigerung/Tachykardie

Bei Patienten mit erhöhtem Hirndruck oder erhöhtem Hirndruck-Risiko ist Nitro kontraindiziert. Gleiches gilt für Patienten mit Epistaxis.

2.21 Muskelrelaxantien

Muskelrelaxantien sind spezielle Wirkstoffe, die eine zeitlich begrenzte, reversible schlaffe Lähmung der Skelettmuskulatur verursachen. Dies geschieht dadurch, dass die elektrische Impulsübertragung vom motorischen Nerv auf die Muskelfasern im Synaptischen Spalt unterbrochen wird.

Das bekannteste, natürlich vorkommende Muskelrelaxans ist das »Curare«, welches bereits die indigenen Ureinwohner Südamerikas aus Chondodendron und Mondsamengewächsen gewonnen und als Pfeilgift verwendet haben.

In der Medizin werden zwei Arten von Muskelrelaxantien unterschieden:

- Nichtdepolarisierende Muskelrelaxantien
- Depolarisierende Muskelrelaxantien

Bereits im 19. Jahrhundert bemerkte der Physiologe Claude Bernard (1813–1878), dass der hypothetisch angenehme Tod durch muskelrelaxierende Wirkstoffe ein doch eher sehr schrecklicher Tod ist. Der Betroffene erstickt nämlich bei vollem Bewusstsein. Sein Todeskampf ist jedoch äußerlich nicht sichtbar, da seine Muskulatur vollständig relaxiert ist. Selbst ein Blinzeln mit den Augen ist völlig ausgeschlossen.

Da die Applikation von Muskelrelaxantien definitiv zum Atemstillstand führt, erfordert der Einsatz von Muskelrelaxantien absolut sicheres Wissen und Beherrschen des Atemwegmanagements.

Bevor Muskelrelaxantien appliziert werden, muss ein Beatmungsbeutel mit passender Beatmungsmaske, das Intubations-Set sowie ein alternatives Atemwegshilfsmittel (z. B. Larynxmaske, Larynxtubus) und eine sofort funktionsfähige Absaugeinheit gerichtet sein.

2.21.1 Nichtdepolarisierende Muskelrelaxantien

Nichtdepolarisierende Muskelrelaxantien sind Wirkstoffe, die die Cholinergen-Rezeptoren an der Postsynaptischen Membran besetzen und somit für das ACH nicht zugänglich machen. Dabei wird die postsynaptische Membran stabilisiert, sodass kein Aktionspotential freigesetzt wird. Da also der Botenstoff Acetylcholin nicht an den entsprechenden Rezeptoren ansetzen kann, kann der elektrische Impuls nicht weitergeleitet werden, was zur Folge hat, dass der Muskel nicht kontrahieren kann. Da hier der Wirkstoff und das ACH um die Postsynaptischen Membran »kämpfen«, spricht man hier von einer »kompetitiven Blockade«.

Nichtdepolarisierende Medikamente sind:

- Atracurium®
- Esmeron®
- Nimbex®
- Norcuron®

Nichtdepolarisierende Muskelrelaxantien können mit Cholinesterasehemmern (Neostigmin®, Prostigmin®) antagonisiert werden.

Der standardisierte Einsatz von Muskelrelaxanzien bei beatmeten Intensivpatienten ist wegen dem hohen Risiko der muskelrelaxansassoziierten Myopathie und anhaltender Paralyse nach Beendigung der Relaxanz-Therapie zu vermeiden. Weiterhin ist die Pharmakodynamik und Pharmakokinetik der Muskelrelaxanzien bei intensiv- und gleichzeitig beatmungspflichtigen Patienten nicht vollständig geklärt, sodass das Risiko einer Über- und Unterdosierung besteht.

Benötigt der beatmete Intensivpatient dennoch über einen längeren Zeitraum Muskelrelaxanzien, ist auf eine ausreichend tiefe Analgosedierung zu achten. Denn auch in der Intensivtherapie gilt der Leitspruch: »Paralyzed with fear – not here!«

2.21.2 Depolarisierende Muskelrelaxantien

Depolarisierende Muskelrelaxantien sind Wirkstoffe, mit zwei unterschiedlichen Wirkmechanismen. Zum einen besetzt der Wirkstoff den postsynaptischen Rezeptor wie es auch das Acetylcholin macht. Dies führt jetzt zu einer elektrischen Impulsweitergabe, sodass die Membran depolarisiert und sich die elektrische Erregung über den Körper ausbreitet. Dies ist an den deutlich erkennbaren Muskelzuckungen zu sehen.

Da der Wirkstoff relativ langsam abgebaut werden kann, verbleibt er nach der Depolarisation noch für ein paar wenige Minuten am Rezeptor. In dieser Zeit bleibt die Membran depolarisiert und kann sich nicht repolarisieren. Dies bedeutet auch, dass das ACH weiterhin nicht am Rezeptor ansetzen kann und somit auch keine weiteren Impulse weitergeleitet werden können.

Depolarisierende Medikamente sind:

- Lysthenon®
- Pantolax®
- Succinylcholin®

Depolarisierende Muskelrelaxantien können NICHT antagonisiert werden!

Die Depolarisation nach der Applikation von depolarisierenden Muskelrelaxantien führt zu einer sofortigen, plötzlichen Ausschüttung von Kalium-Ionen aus den Zellen in die Blutbahn. Dies kann, bei zuvor kritisch hohem Serum-Kalium-Spiegel, zu bedrohlichen Hyperkaliämien und Herzrhythmusstörungen führen, bis hin zum nicht reanimierbaren Herzstillstand. Darum ist diese Art der Muskelrelaxation bei Verbrennungsopfern kontraindiziert.

2.22 Protonenpumpeninhibitoren (PPI)

Protonenpumpeninhibitoren sind Wirkstoffe, die die Magensäurebildung reduzieren und dadurch Sodbrennen, Magenschmerzen aufgrund von Magenschleimhautentzündungen oder Ulcera reduzieren. Viele Medikamente, Stress, aber auch fettreiche Speisen sowie Alkoholgenuss regen die verstärkte Produktion von Magensäure an, was dann wiederum zu o. g. Symptomen bzw. Erkrankungen führen kann. Im Rahmen der Intensivtherapie ist es fast gar ein Kunstfehler, die Patienten nicht mit PPI abzudecken. Der »Cocktail« aus Stress und einer Vielzahl an Medikamenten verlangt förmlich nach einem geeigneten Magenschutz. Darum werden Protonenpumpeninhibitoren während der Intensivtherapie in der Regel i. v. appliziert, können aber selbstverständlich auch als Tabletten oder Kapseln verabreicht werden.

Der Wirkstoff der Protonenpumpeninhibitoren wird über den Dünndarm ins Blut aufgenommen. Von hier aus gelangt er in die Parietalzellen im Magen, wo er – aufgrund des sauren pH-Wertes – in Sulfenamide umgewandelt wird. Diese Sulfenamide blockieren spezielle Enzyme, sodass weniger Magensäure gebildet wird und sich die Magenschleimhaut wieder regenerieren kann. Die bekanntesten Vertreter der PPI sind Esomeprazol, Omeprazol und Pantozol, gefolgt von Lansoprazol und Rabeprazol.

Omeprazol war der erste und lange Zeit auch der einzige PPI auf dem Markt. Im Laufe der Jahre wurden neue Generationen der PPI entwickelt, welche mit einem vergleichsweise geringeren Nebenwirkungsprofil aufwarten können.

 Pantozol besitzt im Vergleich zu Omeprazol ein etwas besseres Gesamtprofil. Es ist im Körper schneller verfügbar und reagiert weniger mit »Begleitmedikamenten«. Dies ist insbesondere in der Intensivtherapie ein klarer Vorteil, da dort die Patienten mit einer Vielzahl an Medikamenten therapiert werden.

Tab. 11: Vergleichstabelle Protonenpumpeninhibitoren © Arzneimittelkommission der Deutschen Apotheker

Arzneistoff	Äquivalenz-dosis (mg)	Darreichungsformen[1]	Empfohlene Dosierungen (mg/Tag)		Tageshöchst-dosis (mg)
			Niedrige Dosis	Mittlere Dosis	
Dexlansoprazol	60[2]	HVW	1 x 30	1 x 60	60
Esomeprazol	20	HKM, KMR, TMR, GMR[3]	1–2 x 10[3]	1–2 x 20	40 (160[4])
Lansoprazol	30	HKM, KMR	1–2 x 15	1–2 x 30	60 (180[4])
Omeprazol	20	HKM, KMR, TMR	1–2 x 10	1–2 x 20	40 (120[4])
Pantoprazol	40	TMR	1–2 x 20	1–2 x 40	80 (160[4])
Rabeprazol	20	TMR	1–2 x 10	1–2 x 20	40 (120[4])

[1]Abkürzungen: Magensaftresistentes Granulat (GMR), Magensaftresistente Hartkapseln (HKM), Hartkapseln mit veränderter Wirkstofffreisetzung (HVW), Kapseln magensaftresistent (KMR), Tabletten magensaftresistent (TMR)
[2]Äquivalenzdosis 60 mg gem. Zulassungsstudien des pharm. Herstellers
[3]10 mg nur als Granulat zur Herstellung einer Lösung verfügbar (für Kinder)
[4]Zur Therapie des Zollinger-Ellison-Syndroms

2.23 Sartane

Sartane sind Arzneistoffe, die die Wirkung von Angiotensin II am Angiotensin-1-Rezeptor antagonisieren. Dies führt zur Tonusminderung in den Gefäßen, sodass die kardiale Nachlast und der Blutdruck sinkt. Sartane werden darum zur Therapie von Hypertonie und Herzinsuffizienz eingesetzt. Im Allgemeinen werden sie von den Patienten gut vertragen, sodass sie als nebenwirkungsarm (aber nicht nebenwirkungsfrei!) gelten.

Sartane werden oft als Monotherapie oder als Kombinationspräparat mit anderen Antihypertonika zur Therapie der Hypertonie eingesetzt. Bekannte Vertreter der Sartane sind: Candesartan, Losartan, Olmesartan und Valsartan.

Sartane und ACE-Hemmer besitzen ein ähnliches Wirkprofil. Während aber die ACE-Hemmer die Bildung von Angiotensin Converting Enzyme II reduzieren, antagonisieren (neutralisieren) die Sartane die Angiotensin Converting Enzyme II am Rezeptor.

2 Fachbegriffe

Sartane dürfen nicht mit ACE-Hemmern kombiniert werden. Laut der Kanadischen Heart and Stroke Foundation erhöht die Kombination aus ACE-Hemmer und Sartanen das Risiko von Nierenerkrankungen und der Dialysewahrscheinlichkeit (Pharmazeutische Zeitung 20.01.2009 l PZ).

2.24 Statine

Statine sind auch als Cholesterinsyntheseenzymhemmer (CSE-Hemmer) bekannt. Aufgrund dieser CSE-Hemmung senken sie den Cholesterinspiegel. Medikamente, die der Gruppe der Statine angehören, erkennt man für gewöhnlich an der Endung »-statin«, wie z. B Atorvastatin, Fluvastatin, Pravastatin und Simvastatin.

Da Statine auch positiven Einfluss auf Entzündungsprozesse und die Gerinnselbildung am Gefäßendothel nehmen, gehören sie zur Routinemedikation bei allen Patienten nach Myokardinfarkt – auch wenn diese keine erhöhten Cholesterinwertehaben.

Eine veröffentlichte Meta-Analyse ergab, dass pro 40 mg/dl LDL-Reduktion der plötzliche Herztod, Herzinfarkt oder Schlaganfall jedes Jahr um 21% gesunken ist. Diese Medikamente sind so wichtig und vertrauenswürdig, dass eines der häufigsten Statine sogar auf der Liste der essentiellen Arzneimittel der 2019 erschienenen Ausgabe der Weltgesundheitsorganisation steht (https://www.escardio.org/Education/Practice-Tools/Talking-to-patients/die-fatalen-gefahren-von-statin-fehlinformationen).

Tab. 12: Vergleichstabelle Statine © Arzneimittelkommission der Deutschen Apotheker

Arzneistoff	Äquivalenzdosis (mg)	Darreichungsformen[1]	Empfohlene Dosierungen (mg/Tag) Dosierungsintervall: 1x täglich	Tageshöchstdosis (mg)
Atorvastatin	10	FTA, KTA	1–80	80
Fluvastatin	80	HKP (20, 40 mg) RET (80 mg)	20–80[2]	80[2]
Lovastatin	40	TAB	10–80[3]	80[3]
Pitavastatin	2	FTA	1–4	4
Pravastatin	40	TAB, FTA	10–40	40
Rosuvastatin	5	FTA	5–20 (40[4])	20 (40[4])
Simvastatin	20	FTA	10–60 (80[4])	60 (80[4])

2.25 Sympathikus vs. Parasympathikus

Das Sympathische und das Parasympathische Nervensystem sind direkte Gegenspieler im Organismus. Ihre Funktionen in den einzelnen Organen sind gänzlich gegenteilig. Während der Sympathikus den Organismus auf Stress »programmiert«, steht der Parasympathikus eher auf »Ruhe und Entspannung«.

Tab. 13: Sympathikus und Parasympathikus im direkten Vergleich

	Sympathikus	Parasympathikus
Herz	• positiv chronotrop • positiv dromotrop • positiv inotrop • positiv bathmotrop	• negativ chronotrop • negativ dromotrop
Blutgefäße	• vasokonstriktiv • tonisierend	• direkte Wirkung fraglich • im Genitalbereich vasodilatorisch • indirekte Vasodilatation durch Hemmung des tonisierenden Sympathikus
Bronchien	• dilatierend • verminderte, flüssige Schleimsekretion	• konstriktorisch • vermehrte Schleimsekretion
Gastrointestinaltrakt	• verminderte Drüsensekretion • verminderte Peristaltik	• vermehrte Drüsensekretion • verstärkte Peristaltik
Augen	• Dilatation des Musculus sphincter pupillae mit folgender Mydriasis • Dilatation des Musculus ciliaris mit verminderter Akkommodation (Nah- und Ferneinstellung)	• Kontraktion des Musculus sphincter pupillae mit folgender Miosis • Kontraktion des Musculus ciliaris mit verstärkter Akkommodation
Schweißdrüsen	gesteigerte Produktion	verminderte Produktion
Speicheldrüsen	verminderte Speichelproduktion	vermehrte Speichelproduktion

2.26 Sympathikomimetika vs. Parasympathikomimetika

Sympathikomimetika sind Medikamente, welche das Sympathische Nervensystem unterstützen. Sie wirken u. a. steigernd auf die Herzfrequenz, den Blutdruck und die

Herzkraft. Parasympatikomimetika sind Medikamente, welche das Parasympathische Nervensystem unterstützen. Sie wirken u. a. hemmend auf die Herzfrequenz und den Blutdruck.

2.27 Synapsen

Das Nervensystem ist ein Geflecht aus unzähligen Nervenzellen. Der Großteil davon ist im Gehirn und im Rückenmark lokalisiert und durch ihre Fortsätze mit den Sinnesorganen, der Skelettmuskulatur und den Organen im Abdomen und Thorax verbunden. Damit die Übertragung der einzelnen Informationen von Zelle zu Zelle gelingt, bedarf es spezieller »Übertragungsorte«, die sogenannten Synapsen.

Synapsen sind also die Übertragungsorte von einzelnen Nervenzellen zu Nervenzellen oder aber von Nervenzellen zu Zielzellen am »Erfolgsorgan«, wie z. B. Muskelzellen. Der elektrische Impuls führt dazu, dass die mit dem Botenstoff gefüllten Vesikel zur Präsynaptischen Membran transportiert werden. Dort öffnen sich nun die Vesikel und der Transmitterstoff gelangt in den Synaptischen Spalt. Über chemische Reaktionen kann der Transmitter nun die Rezeptoren der postsynaptischen Membran (also der »empfangenden« Zelle) besetzen und die entsprechende Information weitergeben.

Anhand des Aufbaus der Membrankontakte, der Vesikelform und der unterschiedlichen Synchronisation lassen sich die Synapsen in Erregende und Hemmende unterscheiden.

Der wichtigste Botenstoff der erregenden Synapsen ist das Acetylcholin und das Glutamat. Der wichtigste Botenstoff der hemmenden Synapsen ist die Gamma-Aminobuttersäure (GABA) und das Glycin.

Weitere Neurotransmitter wie z. B.

- Endorphin,
- Dopamin,
- Noradrenalin und
- Serotonin

sind nicht ganz eindeutig den erregenden oder hemmenden Botenstoffen zuordenbar. Man spricht hier dann von den »komplex wirkenden Neurotransmittern«.

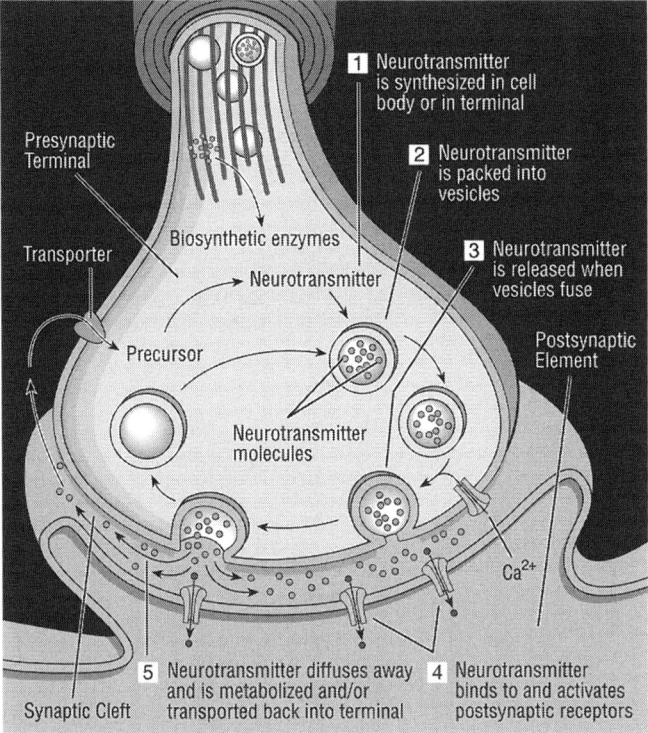

Abb. 3: Synapse (Sullivan, 1998, S. 32)

2.28 Therapeutische Breite

Die Therapeutische Breite eines Medikaments sagt aus, wie sicher der Wirkstoff im Verhältnis seiner mittleren Letaldosis in Relation zur mittleren Effektivdosis ist. Die mittlere Letaldosis gibt die Dosis an, bei der 50% der Probanden nach Applikation sterben. Die mittlere Effektivdosis gibt die Dosis an, bei der bei 50% der Probanden die gewünschte Wirkung eintritt.

Spricht man von einer großen therapeutischen Breite, so gilt das Medikament als sicher (»Safe Drug«). Das bedeutet, dass man eine sehr hohe Menge an Wirkstoff benötigt, bis schwerwiegende oder tödliche Nebenwirkungen auftreten.

Bei Wirkstoffen mit geringer therapeutischer Breite bedeutet dies, dass schon geringe Mengen dieses Wirkstoffes schwerwiegende bis tödliche Nebenwirkungen hervorrufen können. Bei derartigen Medikamenten (z. B. Marcumar) muss demzufolge in engmaschigen Zeiträumen der Wirkstoffspiegel im Blut gemessen werden.

2.29 Thrombozytenaggregationshemmer

Thrombozytenaggregationshemmer sind Substanzen, welche die Aggregation – also die Verschmelzung/Verklebung der Blutplättchen (Thrombozyten) – unwiderruflich verhindern. Da die Lebensdauer der Blutplättchen auf bis zu 8–10 Tage begrenzt ist, ist folglich auch die Wirkungsdauer der Thrombozytenaggregationshemmer begrenzt. Dabei ist zu beachten, dass nur die Thrombozyten betroffen sind, welche zum Zeitpunkt der Applikation des Thrombozytenaggregationshemmers auch tatsächlich im Blut waren. Blutplättchen, welche beispielsweise am Folgetag gebildet werden, sind von der Aggregationshemmung nicht betroffen.

3 Die Medikamente im Überblick

Nachdem nun die wichtigsten Grundbegriffe der Pharmakologie besprochen wurden, werden im weiteren Verlauf die einzelnen Medikamente vorgestellt. Ziel soll es hierbei sein, dass der Leser einen kurzen, schnellen Überblick über Wirkstoff, Indikation, Dosierung, Wirkungsweise, Nebenwirkungen und Kontraindikationen des gesuchten Medikaments gewinnt. Ergänzt wird dies ggf. durch spezielle Zusatzinformationen

> Die angegebenen Dosierungsempfehlungen beziehen sich, sofern nicht extra angegeben, auf erwachsene Patienten.

ACC®, Fluimuzil®, NAC®

Wirkstoff:	N-Acetylstein
Indikation:	Atemwegserkrankungen mit zäher Sekretbildung, Pneumonieprophylaxe bei intensivpflichtigen Patienten, Pneumonieprophylaxe bei beatmeten Patienten, Paracetamolintoxikation

> N-Acetylstein wird bei einer Vielzahl an Atemwegserkrankungen mit zäher Schleimbildung eingesetzt, welche jedoch für die Notfall- und interdisziplinäre Intensivmedizin nicht relevant sind. Darum wird hier auch nur der intensivmedizinische Einsatz besprochen.

Dosierung:	300–600 mg i.v./Tag zur Pneumonieprophylaxe, zur Therapie der Paracetamolintoxikation hat sich das Prescott-Schema bewährt. Hier werden über einen Zeitraum von rund 21 h insgesamt 300 mg/kg KG i.v. appliziert: Infusion: 150 mg/kg KG in 200 ml Glucose 5% über 0,25–1 h Infusion: 50 mg/kg KG in 500 ml Glucose 5% über 4 h Infusion: 100 mg/kg KG in 1.000 ml Glucose 5% über 16 h
Wirkungsweise:	Acetylstein besitzt die Fähigkeit, Disulfidbrücken – welche das Sekret zusammenhalten – zu spalten und somit eine Sekretolyse einzuleiten. Somit wird das Sekret verflüssigt und lässt sich leichter abhusten bzw. absaugen. Da Acetylstein in der Leber unterstützend bei der Bildung von Glutathion (= ein

atypisches Tripeptid aus den Aminosäuren Glutaminsäure, Cystein und Glycin) mitwirkt und dieses wiederum zur Beseitigung der lebertoxischen Stoffe des Paracetamol benötigt wird, können durch die hochdosierte Applikation von Acetylstein entstehende Leberschäden minimiert oder gar verhindert werden.

Nebenwirkungen: allergische Reaktionen, Übelkeit und Erbrechen, Kopfschmerzen, Sodbrennen, Tinnitus

Kontraindikationen: Kinder unter zwei Jahren zeigen oft Überempfindlichkeit gegenüber dem Wirkstoff oder einem seiner Bestandteile.

> Wird Acetylstein als Antidot eingesetzt, entfallen die Kontraindikationen, da es für Intoxikationen mit Acrylnitril, Methacrylnitril, Methylbromid und Paracetamol keine pharmakologischen Alternativen gibt.

Actilyse®

Wirkstoff: Alteplase

Indikation: akuter Myokardinfarkt, wenn innerhalb von 12 h kein Herzkatheterlabor verfügbar ist, fulminante Lungenembolie mit hämodynamischer Instabilität, akuter ischämischer Schlaganfall (innerhalb von 4,5 Stunden), akuter Verschluss peripherer Gefäße der Extremitäten

Dosierung: Die Actilyse®-Dosierungen für Diagnosen »akuter Myokardinfarkt« bzw. »fulminante Lungenembolie« sind gewichts- und diagnoseabhängig unterschiedlich, weshalb sie zur besseren Übersicht tabellarisch dargestellt werden (▶ Tab. 14).

Tab. 14: Actilyse®-Dosierung als Übersicht bei akutem Myokardinfarkt vs. fulminanter Lungenembolie

	Akuter Myokardinfarkt		Fulminante Lungenembolie	
Körpergewicht	< 65 kg	> 65 kg	< 65 kg	> 65 kg
initialer Bolus	15 mg	15 mg	10 mg	10 mg
Folge-Infusion I Unmittelbar nach Initial-Bolus	0,75 mg/kg KG in 30 Minuten	50 mg in 30 Minuten	Die Gesamtdosis sollte nicht mehr als 1,5 mg/kg KG überschreiten.	90 mg in 120 Minuten

Tab. 14: Actilyse®-Dosierung als Übersicht bei akutem Myokardinfarkt vs. fulminanter Lungenembolie – Fortsetzung

	Akuter Myokardinfarkt		Fulminante Lungenembolie
Folge-Infusion II Unmittelbar nach Folge-Infusion I	0,5 mg/kg KG in 60 Minuten	35 mg in 60 Minuten	-

Wirkungsweise:	Alteplase bremst bzw. verhindert die Umwandlung von Plasminogen zu Plasmin, wodurch die Struktur von Thromben aufgelöst wird.
Nebenwirkungen:	Blutungen mit Abfall von Hb und Hämatokrit, u.a. im Gastointestinal- und/oder Urogenitaltrakt, Hypotonie, intracerebrale Blutungen, Lungenödem, kardiogener Schock, Reperfusionsarrhytmien nach Myokardinfarkt, anaphylaktische Reaktionen
Kontraindikationen:	akute Pankreatitis, arterielle Aneurysmen, arterielle Hypertonie, bakterielle Endokarditis, Perikarditis, kürzlich stattgefundene Geburt oder größere Operation, massive Blutungen innerhalb der letzten drei Monate, nachgewiesene Ulzera im Gastrointestinaltrakt, Ösophagusvarizen, schwere Lebererkrankungen, Zustand nach (oder Verdacht auf) Subarachnoidalblutung, Überempfindlichkeit gegenüber dem Wirkstoff oder einem seiner Bestandteile

Adalat®, Nifedipin®

Wirkstoff:	Nifedipin
Indikation:	hypertensive Entgleisung, instabile Angina Pectoris, Prinzmetal-Angina, Raynaud-Syndrom, Tokolyse (off label use)

> Nifedipin ist in Deutschland NICHT zur Tokolyse zugelassen. Dem entgegen führt die WHO Nifedipin als einzigen, nachgewiesenen Wehenhemmer als essentielles Medikament. Auch das Royal College of Obstetricians and Gynaecologists (RCOG 2011) bevorzugt Nifedipin vor Beta-Mimetika wie z.B. Fenoterol.

Dosierung:	intravenös (Perfusor/Spritzenpumpe): 5 mg/50 ml über 4–8 h i.v. (= 6,25–12,5 ml/h), als Tageshöchstdosis gelten 15–30 mg Adalat i.v.

3 Die Medikamente im Überblick

 Um einen Wirkverlust zu vermeiden, darf Adalat nur über das mitgelieferte Infusions-Set (schwarze Spritze und schwarze Infusionsleitung) verabreicht werden.

 Nach spätestens drei Tagen der i.v.-Therapie sollte auf eine orale Adalat Therapie umgestellt werden.
Orale Therapie: Im Akut-/Notfall 1–2 Kapseln zerbeißen und Schlucken lassen. Die Wirkung setzt nach ca. 15–25 Minuten ein.

 Adalat liegt als Kapseln und Retard-Tabletten mit 5 mg, 10 mg und 20 mg vor.

Wirkungsweise: Der Wirkstoff Nifedipin gehört zur Gruppe der Calciumantagonisten. Durch Entspannung der Gefäßmuskulatur kommt es zur Senkung des Blutdrucks und verbesserten Durchblutung der Koronararterien.

 Nifedipin zeichnet sich im Vergleich zu den anderen Calciumantagonisten (z.B. Diltiazem und Verapamil) dadurch aus, dass es keinen nennenswerten Einfluss auf die kardiale Reizleitung nimmt.

Nebenwirkungen: Juckreiz, Kopfschmerzen, Reflektorische Tachykardie (selten), Übelkeit und Erbrechen, überschießende Blutdrucksenkung, Venenreizung bei i.v.-Therapie, Veränderung der Spermienqualität, sodass diese nicht in die Eizelle eindringen können.

 Eine Kombinationstherapie aus Nifedipin und Betablockern muss unbedingt vermieden werden! Dies könnte zu einer Abnahme der AV-Überleitungsgeschwindigkeit, einer Bradykardie sowie einer drastischen Abnahme der Schlagkraft führen.

Kontraindikationen: akuter Myokardinfarkt (innerhalb der ersten vier Wochen), gleichzeitige Anwendung von Rifampicin, höhergradige Aortenstenose, kardiogener Schock, Schwangerschaft (nicht bei fehlender therapeutischer Alternative), Stillzeit, Überempfindlichkeit gegenüber dem Wirkstoff oder einem seiner Bestandteile

Adrekar®

Wirkstoff: Adenosin

Indikation: paroxismale supraventrikuläre Tachykardien (AV-Reentry Tachykardie), supraventrikuläre Tachykardie, Differenzierung von supraventrikulärer Tachykardie mit Blockbild und ventrikulärer Tachykardie

Dosierung: *Erwachsene:* 6 mg Adenosin i.v., ggf. Steigerung auf 12 mg Adenosin i.v. und ggf. erneute 12 mg Adenosin i.v., jede einzelne Gabe muss als sehr schneller Bolus verabreicht werden und im Idealfall mit z.B. 10 ml NaCl 0,9% schnell nachgespült werden
Kinder: 0,1–0,2 mg/kg KG Adenosin i.v. als sehr schneller Bolus, ggf. Repetition mit 0,3 mg/kg KG i.v. als sehr schneller Bolus

Wirkungsweise: Durch die kurzfristige Blockade von Sinus- und AV-Knoten gelingt es meist sehr zuverlässig, Tachykardien, welche aus dem Vorhof initiiert sind, zu terminieren. Weiterhin lässt sich durch diese blockierende Wirkung beispielsweise auch ein Vorhofflattern mit 2:1 Überleitung leicht identifizieren. Dies geschieht dadurch, dass die Reizüberleitung in die Ventrikel nicht mehr stattfindet und dadurch die P-Wellen sichtbar werden.

Adensin ist ein Medikament, das die Sinus- und die AV-Knotenaktivität unterdrückt. Die wegen ihrer äußerst kurzen Halbwertszeit von ca. fünf Sekunden sehr schnelle Applikation verursacht eine kurzfristige Blockade des Sinusknotens und AV-Knotens, was zu einer Asystolie von meist 3–4 Sekunden führt, wobei auch Asystolien mit einer Gesamtdauer von bis zu 12 Sekunden dokumentiert wurden.

Nebenwirkungen: Dyspnoe, thorakale Beschwerden, VES, Kammerflimmern (sehr selten)

Adenosin löst durch eine Stimulation der Alpha-2-Rezeptoren Kontraktionen der Bronchialmuskulatur aus, was bei Asthmatikern und COPD-Patienten zur akuten Atemnot führt.

Kontraindikationen: Asthma bronchiale, COPD, AV-Block II. oder III. Grades, dekompensierter Herzinsuffizienz, Hypotonie, Sick-Sinus-Syndrom, QT-Verlängerung, Überempfindlichkeit gegenüber dem Wirkstoff oder einem seiner Bestandteile

Adrenalin®, Suprarenin®

Wirkstoff: Adrenalin (Epinephrin)

Adrenalin ist derzeit das einzige Medikament während der Reanimation, welches nachweisbar einen positiven Effekt auf das Ergebnis der Reanimation nimmt.

> Aufgrund seiner positiven Wirkung auf Alpha- und Betarezeptoren steigert es den Gefäßtonus in den Arterien, was wiederum einen positiven und unterstützenden Effekt während der Herzdruckmassage bietet und gleichzeitig die elektrische Herzfrequenz und die Herzkraft steigert.

Indikation: Jede Art des Kreislaufstillstands (Asystolie, PEA, Kammerflimmern/-flattern sowie pulslose VT), anaphylaktischer Schock

Dosierung: *Erwachsene – Reanimation:* 1 mg Adrenalin i.v. alle 3–5 Min.
Erwachsene – anaphylaktischer Schock: 0,5 mg Adrenalin i.m., Repetition nach 5 Min. Wiederholung möglich
Kinder – Reanimation: 0,01 mg/kg KG Adrenalin i.v.
Kinder – anaphylaktischer Schock: 0,3 mg Adrenalin i.m. (Kinder zwischen 6 und 12 Jahren), Repetition nach 5 Min. Wiederholung möglich, 0,15 mg Adrenalin i.m. (Kinder unter 6 Jahren), Repetition nach 5 Min. Wiederholung möglich

Wirkungsweise: Stimulation der Alpharezeptoren, dadurch Engstellung peripherer Gefäße, Stimulation der Beta 1-Rezeptoren, dadurch Steigerung der Herzkraft und Frequenz, Stimulation der Beta 2-Rezeptoren, dadurch Erweiterung der Bronchien, Hemmung der Freisetzung von Histamin

Nebenwirkungen: Hyperglykämie, Hypokaliämie, O_2-Verbrauch des Herzens wird erhöht, dadurch ggf. Myokardnekrosen, Tachykardie, VES, evtl. Kammerflimmern, Pupillenerweiterung (Mydriasis)

Kontraindikationen: Arteriosklerose, Cor pulmonale, Engwinkelglaukom, Hypertonie, Hyperthyreose, Prostataadenom, Schwangerschaft, Überempfindlichkeit gegenüber dem Wirkstoff oder einem seiner Bestandteile

> Im Rahmen der Reanimation ist Adrenalin das Medikament der Wahl und »kennt« dann keine Kontraindikationen.

Afpred®, Euphyllin®, Theophyllin®

Wirkstoff: Theophyllin

Indikation: Asthma, COPD

Dosierung: initial bis zu 200 mg Theophyllin langsam i.v.

Zur einfacheren Titrierung des Medikaments empfiehlt es sich, eine Ampulle Theophylin 200 mg auf 20 ml zu verdünnen.

Der Wirkstoff Theophyllin hat eine sehr geringe Therapeutische Breite. Überdosierungen oder Intoxikationen können rasch zu vital gefährdenden Situationen führen.

Wirkungsweise:	Die genaue Wirkungsweise von Theophyllin ist bis heute (Januar 2024) nicht vollständig geklärt. Aktuell wird von mehreren verschiedenen Wirkmechanismen ausgegangen.
Nebenwirkungen:	Arrhythmie, gesteigerte Diurese, Hyperkalzämie, Hyperglykämie, Hypokaliämie, Hypotonie, Kopfschmerzen, Schwindelgefühl, Schlafstörungen, Tachykardie, Tremor, Übelkeit und Erbrechen
Kontraindikationen:	akute tachykarde Arrhythmien, frischer Herzinfarkt, Kinder unter 6 Monaten, Überempfindlichkeit gegenüber dem Wirkstoff oder einem seiner Bestandteile

Aufgrund der signifikant schwächeren Wirkung und der sehr geringen Therapeutischen Breite von Theophyllin gegenüber der inhalativen Therapien bei Asthma und COPD wurde Theophyllin mehr und mehr aus den Therapieleitlinien verdrängt.

Aggrastat®

Wirkstoff:	Tirofiban
Indikation:	akuter Myokardinfarkt, instabile Angina Pectoris
Dosierung:	Die Dosierung von Tirofiban ist sehr diffizil. Je nach Körpergewicht und evtl. bestehender Niereninsuffizienz sind die Initial- und die Erhaltungsdosis sehr unterschiedlich, sodass die einzelnen Dosierschemata tabellarisch dargestellt werden (▶ Tab. 15).
Wirkungsweise:	Der Wirkstoff Tirofiban gehört zu der Gruppe der Thrombozytenaggregationshemmer, die in der Behandlung des akuten Koronarsyndroms (akuter Myokardinfarkt, instabile Angina pectoris), in Kombination mit Aspirin® und Heparin® eingesetzt wird. Tirofiban hemmt die Thrombozytenaggregation, sodass die Thrombozyten nicht mehr miteinander »verkleben« können.

3 Die Medikamente im Überblick

Tab. 15: Dosiertabelle Aggrastat®

Patientengewicht (kg)	Initialdosis-Regime mit 0,4 Mikrogramm/kg/min Normale Patienten		Bolus-Regime mit 0,4 Mikrogramm/kg/min Patienten mit schwerer Niereninsuffizienz		Bolus-Regime mit 25 Mikrogramm/kg Normale Patienten		Bolus-Regime mit 25 Mikrogramm/kg Patienten mit schwerer Niereninsuffizienz	
	30 min Initialinfusionsrate (ml/h)	Erhaltungsinfusionsrate (ml/h)	30 min Initialinfusionsrate (ml/h)	Erhaltungsinfusionsrate (ml/h)	Bolus (ml)	Erhaltungsinfusionsrate (ml/h)	Bolus (ml)	Erhaltungsinfusionsrate (ml/h)
30–37	16	4	8	2	17	6	8	3
38–45	20	5	10	3	21	7	10	4
46–54	24	6	12	3	25	9	13	5
55–62	28	7	14	4	29	11	15	5
63–70	32	8	16	4	33	12	17	6
71–79	36	9	18	5	38	14	19	7
80–87	40	10	20	5	42	15	21	8
88–95	44	11	22	7	46	16	23	8
96–104	48	12	24	6	50	18	25	9
105–112	52	13	26	7	54	20	27	10
113–120	56	14	28	7	58	21	29	10
121–128	60	15	30	8	62	22	31	11
129–137	64	16	32	8	67	24	33	12
138–145	68	17	34	9	71	25	35	13
146–153	72	18	36	9	75	27	37	13

Nebenwirkungen:	Fieber, Hypertension, Hypotension, Herzrhythmusstörungen: Vorhofflimmern, Bradykardien, Kopfschmerzen, Ödeme, Thrombozytopenie, Übelkeit, Verwirrtheit
Kontraindikationen:	anamnestisch bekannte intrakranielle Erkrankung, anamnestisch bekannter Schlaganfall in den letzten 30 Tagen, anamnestisch bekannter hämorrhagischer Schlaganfall, Gerinnungsstörungen, klinisch relevante Blutung (in den letzten 30 Tagen), Leberinsuffizienz, stattgefundenes Trauma oder größere OP in den letzten 30 Tagen, Thrombozytopenie, Überempfindlichkeit gegen den Wirkstoff oder einen der Inhaltstoffe

Akineton®, Biperiden®

Wirkstoff:	Biperiden
Indikation:	Nikotinintoxikation, Neuroleptika-Intoxikation (z.B. Haldol) oder aus MCP, Intoxikation mit organischen Phosphorverbindungen, stark ausgeprägter Rigor und Tremor bei Parkinson-Syndrom, medikamentös bedingte extrapyramidale Symptome (wie z.B. Krämpfe im Oropharynx, Muskelkrämpfe, Blickkrampf)
Dosierung:	*Nikotinintoxikation:* 5–10 mg. Biperiden i.m. 2,5–5 mg. langsam & verdünnt i.v. (in bedrohlichen Fällen) bei Bedarf gleiche Dosis nach ca. 30 Minuten wiederholen *Neuroleptika-Intoxikation (z.B. Haldol) oder aus MCP:* 2,5–5 mg. langsam & verdünnt i.v. bei Bedarf gleiche Dosis nach ca. 30 Minuten wiederholen *Intoxikation mit organischen Phosphorverbindungen:* 2,5–5 mg. langsam & verdünnt i.v., mehrmals wiederholen, bis zum Abklingen der Symptome Kinder bis zu 1 Jahr: 1 mg langsam i.v. Kinder bis zu 6 Jahren: 2 mg langsam i.v. Kinder bis zu 10 Jahren: 3 mg langsam i.v.
Wirkungsweise:	Biperiden ist ein primär zentral wirkendes Anticholinergikum und zählt zu den Parasympatholytika. Biperiden bindet sich an periphere und zentrale Muskarinrezeptoren, hier jedoch primär an die M1-Rezeptoren.
Nebenwirkungen:	Hypertonie, Mundtrockenheit, Müdigkeit, Schwindel, Sehstörungen, Tachykardie

Bei Überdosierung: Halluzinationen, Kopfschmerzen, Unruhe, Verwirrtheit

Kontraindikationen: Demenz, Epilepsie, Ileus, mechanische Stenosen im Gastrointestinaltrakt, Megakolon, unbehandeltes Engwinkelglaukom, Überempfindlichkeit gegenüber dem Wirkstoff oder einem seiner Bestandteile

Akrinor®

Wirkstoff: Cafedrin/Theodrenalin

Indikation: orthostatische Kreislaufregulationsstörungen, klinisch relevante Blutdruckabfälle nicht hämorrhagischer Genese, anästhesiebedingte Blutdruckabfälle

Dosierung: ½–1 Amp. langsam i.v. (→ 100/5–200/10 mg)

Wirkungsweise: Akrinor® ist ein Betamimetikum, dadurch kommt es zur Steigerung des systolischen Blutdrucks, Steigerung des Herzminutenvolumens, Steigerung der Myokarddurchblutung, positive Beeinflussung des myokardialen Stoffwechsels

Nebenwirkungen: ACS-Symptomatik (insbesondere bei vorbestehender KHK), allergische Reaktionen, Miktionsbeschwerden, Muskeltremor, Tachykardie

Kontraindikationen: Engwinkelglaukom, Hyperthyreose, Hypertonie, Mitralklappenstenose, Volumenmangelschock, Überempfindlichkeit gegenüber dem Wirkstoff oder einem seiner Bestandteile

Altinsulin Actrapid®, H Normal®, Insuman Rapid®

Wirkstoff: Humaninsulin

Indikation: Coma diabeticum, Ersteinstellung des Diabetes mellitus, Hyperglykämie Ereignisse, intermittierende Therapie des Diabetes mellitus, unterstützend bei parenteraler Ernährung in der Intensivmedizin

 Altinsulin kann im Gegensatz zu den Langzeitinsulinen auch intravenös gegeben werden.

Dosierung: Perfusor: 50 i.E. Altinsulin + 49 ml NaCl 0,9% Laufrate 1,0–10 ml/h

Bei Hypernatriämie kann der Perfusor auch mit Glucose 5% anstelle von NaCl 0,9% gerichtet werden. Die s. c. Insulintherapie unterscheidet sich von Klinik zu Klinik in eher kleineren Nuancen. Ausschlaggebend sind jedoch stets die Konstitution und die Höhe des Blutzuckerspiegels. Nachfolgend ein Muster-Abspritzschema, wie es seit Jahren erfolgreich eingesetzt wird:

Abspritzschema I:
Blutglucose > 200 mg/dl → 4 i. E. Altinsulin s. c.
Blutglucose > 250 mg/dl → 6 i. E. Altinsulin s. c.
Blutglucose > 300 mg/dl → 8 i. E. Altinsulin s. c.

Abspritzschema II:
Blutglucose > 200 mg/dl → 6 i. E. Altinsulin s. c.
Blutglucose > 250 mg/dl → 8 i. E. Altinsulin s. c.
Blutglucose > 300 mg/dl → 10 i. E. Altinsulin s. c.

Abspritzschema III:
Blutglucose > 200 mg/dl → 8 i. E. Altinsulin s. c.
Blutglucose > 250 mg/dl → 10 i. E. Altinsulin s. c.
Blutglucose > 200 mg/dl → 12 i. E. Altinsulin s. c.

Wirkungsweise: Insulin ist ein körpereigenes Hormon, welches im Pankreas (Bauchspeicheldrüse) gebildet wird. Von dort gelangt es in den Blutkreislauf und fördert hier die Aufnahme von Glucose aus dem Blut in die Zellen. Zeitgleich hemmt es in der Leber die Neubildung von Glucose. Beide Aufgaben, also der Abtransport der Glucose in die Zellen und die Hemmung der Neubildung von Glucose, haben zur Folge, dass der Blutzuckerspiegel sinkt.

Nebenwirkungen: Hypoglykämie

Aufgrund seiner geringen Kompatibilität mit anderen Medikamenten sollte Alt-Insulin grundsätzlich an einem separaten Zugang verabreicht werden.

Kontraindikationen: Hypoglykämie, Insulinom, Überempfindlichkeit gegenüber dem Wirkstoff oder einem seiner Bestandteile

Alupent®

Wirkstoff: Orciprenalinsulfat

Indikation: bradykarde Erregungsausbreitungsstörungen, Adam-Stokes-Anfälle, Beta- Blocker Überdosierung/-Intoxikation, COPD/Asthma Bronchiale

Dosierung: 0,25–0,5 mg i.v.

Wirkungsweise: Alupent® gehört zu den künstlichen Katecholaminen und innerviert die Beta 1- und Beta 2-Rezeptoren. Das bedeutet, dass die Kontraktionskraft und die Reizleitung des Herzens verbessert werden, während gleichzeitig der periphere Widerstand nachlässt sowie Spasmen der Bronchialmuskulatur gelöst werden.

Nebenwirkung: Gesichtsflash, Tremor, hypotone Entgleisung, Tachykardie, Extrasystolen bis hin zum Kammerflimmern

> Alupent® hat, obwohl es über viele Jahre hinweg sehr gute Dienste geleistet hat, keine offizielle Zulassung mehr für o. g. kardiale Indikationen. Dennoch wird es in vielen kardiologischen Kliniken noch als »off label use« erfolgreich eingesetzt.

Kontraindikationen: Engwinkelglaukom, frischer Myokardinfarkt, Hypokaliämie, Mitralklappeninsuffizienz/-Stenose, Myokarditis, Phäochromozytom, schwere Hyperthyreose, schwere KHK, tachykarde Herzrhythmusstörungen, Tachyarrhythmien im Rahmen einer hypertrophen obstruktiven Kardiomyopathie, schwerer Hyperthyreose, Phäochromozytom, Wolff-Parkinson-White-Syndrom, Überempfindlichkeit gegenüber dem Wirkstoff oder einem seiner Bestandteile

Amiodaron®, Cordarex®

Wirkstoff: Amiodaron

Indikation: supraventrikuläre Tachykardie, AV-junktionale Tachykardie, höhergradige ventrikuläre Extrasystolen, ventrikuläre Tachykardie, Kammerflimmern

Dosierung: 300 mg i.v. bei Reanimation nach der 3. Defibrillation, ggf. Repetition mit 150 mg i.v. nach der 5. Defibrillation
300 mg i.v. Kurzinfusion (10–20 Min.) bei instabiler Tachykardie nach 3 erfolglosen Kardioversionsversuchen
300 mg i.v. verzögerte Infusion (20–60 Min.) bei stabiler Breitkomplextachykardie
Perfusor/Spritzenpumpe: 600 mg Amiodaron über 24 h

> Amiodaron wird grundsätzlich mit Glucose 5 % verdünnt, nie mit NaCl 0,9 %.
>
> Da der Wirkstoff sehr lichtempfindlich ist, müssen die Ampullen entsprechend lichtgeschützt gelagert werden. Weiterhin ist bei einer länger dauernden Infusi-

> onstherapie darauf zu achten, dass das Medikament lichtgeschützt (am besten in lichtundurchlässigen Spritzen inkl. lichtundurchlässiger Infusionsleitung) infundiert wird.

Wirkungsweise:	Verlängerung der Repolarisationsphase durch Hemmung des Kaliumausstroms. Dadurch werden Re-Entry-Mechanismen und Ektopien unterdrückt.
	Amiodaron ist ein Antiarrhythmikum, welches die Dauer des Aktionspotentials und die Refraktärzeit in den Vorhöfen und den Ventrikeln verlängert. Weiterhin verlängert sich durch die Gabe von Amiodaron sowohl die AV-Überleitungszeit wie auch die der akzessorischen Leitungsbahnen. Eine evtl. auftretende Hypotonie verläuft proportional mit der Applikationsgeschwindigkeit.
Nebenwirkungen:	Sinusbradykardie, Blockbilder, Blutdruckabfall, allergische Reaktionen, Schilddrüsenüberfunktion

> Amiodaron ist als Infusionstherapie, aufgrund seines pH-Wertes, ein relativ inkompatibles Medikament. Darum sollte es idealerweise an einem separaten Zugang oder z. B. gemeinsam mit Katecholaminen über einen »Schenkel« laufen.

Kontraindikationen: Bradykardie (< 55 bpm), Erregungsleitungsstörung (AV-Blöcke, SA-Block, Schenkelblöcke), Hypokaliämie, Hyperthyreose, Jodallergie, Schwangerschaft, QT-Verlängerung, Überempfindlichkeit gegenüber dem Wirkstoff oder einem seiner Bestandteile

Amlodipin®, Norvasc®

Wirkstoff:	Amlodipin
Indikationen:	Angina Pectoris und Prinzmetal-Angina, Koronare Herzkrankheit (KHK), Hypertonie
Dosierung	5–10 mg/Tag
Wirkungsweise:	Der Wirkstoff Amlodipin gehört zur Gruppe der Calciumantagonisten. Durch Entspannung der Gefäßmuskulatur kommt es zur Senkung des Blutdrucks und verbesserten Durchblutung der Koronararterien.
Nebenwirkungen:	Gesichtsrötung, Dyspnoe, Kopfschmerzen, Muskelkrämpfe, Müdigkeit, Palpitationen (Herzaktionen, die als »schnell«, »klopfend«, »rasend«, flatternd« usw. wahrgenommen wer-

den), periphere Ödeme, Schwächegefühl, Übelkeit, veränderte Darmentleerungsgewohnheiten

Bei Patienten, die auf Amlodipin mit reflektorischer Tachykardie reagieren, bietet sich eine Kombinationstherapie mit Amlodipin und Betablockern an.

Die Kombination aus Amlodipin und Valsartan hat sich in der Praxis der Hypertonie-Therapie als äußerst effektiv herausgestellt. So können die Blutdruckwerte (Systole und Diastole) im Mittel um 35,8 mmHg bzw. 28,6 mmHg reduziert werden (DAZ, 2006).

Kontraindikationen: Aortenklappenstenose, Hypotonie, instabile Angina pectoris, Schock, Überempfindlichkeit gegenüber dem Wirkstoff oder einem seiner Bestandteile

Anexate®, Flumazenil®

Wirkstoff: Flumazenil

Indikation: Intoxikation mit Benzodiazepinen, Beendigung von mit Benzodiazepinen eingeleiteter Narkosen

Dosierung: 0,2 mg. i.v. in NaCl 0,9% oder Glucose 5% verdünnt über 15 Sekunden applizieren, Wiederholung mit jeweils 0,1 mg i.v. bis zu einer Gesamtdosis von maximal 1,0 mg.

Wirkungsweise: Flumazenil wirkt als Antagonist an den $GABA_A$-Rezeptoren und verdrängt somit die Benzodiazepine von den Rezeptoren.

Die Halbwertszeit von Flumazenil ist in der Regel deutlich kürzer als die der Benzodiazepine. Daher müssen betroffene Patienten engmaschig überwacht (Monitoring) und ein Rebound-Effekt vermieden werden.

Nebenwirkungen: Blutdruck- und Herzfrequenzschwankungen, Hirndruckanstieg, Panikattacken, Übelkeit und Erbrechen, Entzugssymptomatik bei Benzodiazepinabhängigen

Kontraindikationen: Leberinsuffizienz, Schwangerschaft, Überempfindlichkeit gegenüber dem Wirkstoff oder einem seiner Bestandteile

Angiox®

Wirkstoff: Bivalirudin

Indikation: primäre PCI bei STEMI

3 Die Medikamente im Überblick

Dosierung:	Initial-Bolus 0,75 mg/kg KG i.v., gefolgt von einer Infusion mit 1,4 mg/kg KG/h i.v.
Wirkungsweise:	Bivalirudin gehört zu der Gruppe der Gerinnungshemmer. Der Wirkstoff bindet das Thrombin, sodass keine Thrombozytenaggregation stattfinden kann.
Nebenwirkungen:	erhöhte Blutungsneigung, Blutungen der Schleimhäute im Gastrointestinal- und Urogenitaltrakt, Blutung an der Punktionsstelle, Hämatome, ventrikuläre Tachykardie, Bradykardie, Hypotonie, starke, z.T. letale Blutungen

Angiox® ist ein typisches Beispiel für ein Medikament, das zunächst über das Maß hinaus angepriesen wurde, um wenig später an seiner Bedeutung zu verlieren. Gemäß der Leitlinien von 2012 war Angiox® dem Heparin in der STEMI-Therapie klar überlegen. Studienergebnisse aus 2014 konnten diese Überlegenheit nicht mehr bestätigen, sodass Heparin (wieder) den bevorzugten Gerinnungshemmer in der Infarkttherapie darstellt.

Kontraindikationen: aktive Blutung, Gerinnungsstörungen, Hypertonie, schwere Niereninsuffizienz, Überempfindlichkeit gegenüber dem Wirkstoff oder einem seiner Bestandteile

Anticholium®, Physostigmin®

Wirkstoff:	Physostigmin
Indikation:	Antidot bei verschiedenen Intoxikationen: Alkaloide (z.B. Tollkirsche, Stechapfel, Rittersporn), Antihistaminika, Atropin, Butylscopolamin, Ethanol (Trinkalkohol), Ketanest (»Keta«, »Engelsstaub«, »Angel Dust«, »Special K.«), tri- und tetrazyklische Antidepressiva

Ketanest ist chemisch betrachtet nicht zu 100% identisch mit »Engelsstaub«, »Angel Dust«oder »Special K.«. Jedoch sind diese chemisch sehr eng miteinander »verwandt«. Anders als im klinischen Setting werden »Keta«, »Engelsstaub«, »Angel Dust« oder »Special K.« in der »Szene« nicht i.m. oder i.v. konsumiert, sondern ähnlich wie Kokain als weißes Pulver geschnupft.

Dosierung:	*Erwachsene:* 0,03 mg/kg KG langsam i.v. (→ bei 70 kg Pat. = 1 Amp = 2 mg), Repetition mit gleicher Dosierung nach 20–30 Minuten möglich *Kinder:* 0,5 mg i.v.

Wirkungsweise: Physostigmin ist ein Parasympathomimetikum und verzögert den Abbau des Acetylcholins, sodass die Konzentration des ACH im Synaptischen Spalt ansteigt und somit die Wirkung des Parasympathikus gesteigert wird.

Nebenwirkungen: allergische Reaktionen bis hin zum anaphylaktischen Schock, Bradykardie, Erbrechen, Durchfall, Hypersalivation, tonisch-klonische Krämpfe

Kontraindikationen: Asthma bronchiale, Gangrän, koronare Herzkrankheit, mechanischer Harnverhalt, mechanische Obstipation, Überempfindlichkeit gegenüber dem Wirkstoff oder einem seiner Bestandteile

Anti-Kalium Na®, CPS Pulver®, Resonium A®

Wirkstoff: Polysulfonsäure

Indikation: Hyperkaliämie > 5 mmol/L

Dosierung: *Erwachsene:* Oral: 3–4 x tägl. 15 g in 100–200 ml Wasser, Rektal: 1–2 x tägl. 30 g in 200–300 ml Wasser, 45–90 g als Retentionseinlauf (CPS Pulver®)
Kinder: 0,5–1 g/kg KG/Tag in mehreren Einzeldosen

Wirkungsweise: Polysulfonsäure gehört zu den Kationenaustauscherharzen und »tauscht« das Serum-Kalium gegen intrazelluläres Natrium oder Calcium (je nachdem, welches Elektrolyt der Polysulfonsäure vom Hersteller zugemischt wurde) aus.

Nebenwirkungen: Hypernatriämie, Hypokaliämie, Hypomagnesiämie, Diarrhoe, aber auch Obstipation, Übelkeit und Erbrechen

Die Wirkung von Kationenaustauscherharzen setzt mit einer zeitlichen Verzögerung von bis zu mehreren Stunden ein. Daher sind Medikamente mit Polysulfonsäure NICHT für die akute Therapie von lebensbedrohlichen Hyperkaliämien geeignet.

Während der Therapie ist es zwingend notwendig, das Serumkalium mindestens 1 x täglich zu kontrollieren. Fällt der Wert in den Normbereich (3,8–4,5 mmol/l), ist die Therapie beendet bzw. zu pausieren. Zusätzlich zum Serumkalium sollte auch das Magnesium und das Calcium engmaschig kontrolliert werden.
→ CAVE Hyperkalzämie
→ CAVE Hypomagnesiämie

Kontraindikationen: Hypernatriämie, obstruktive Darmerkrankungen, Serumkalium-Spiegel < 5 mmol/l, Überempfindlichkeit gegenüber dem Wirkstoff oder einem seiner Bestandteile

Antra®, Omep®, Omeprazol®

Wirkstoff: Omeprazol

Der Wirkstoff Esomeprazol ist ein sogenanntes Isomer von Omeprazol: Die beiden Wirkstoffe sind miteinander »verwandt«. Isomer bedeutet, dass beide Wirkstoffe chemische Verbindungen mit der identischen Summenformel und Molekülmasse, aber unterschiedlicher Strukturformel sind.

Indikation: gastroduodenale Ulcera, ober GI-Blutung, Prophylaxe von gastroduodenalen Ulcera, Stressulcusprophylaxe bei vital bedrohten Patienten, Refluxösophagitis, Zollinger-Ellison-Syndrom

In der Regel wird Omeprazol p. o. verabreicht. Im interdisziplinären »Intensiv-Setting« wird jedoch die intravenöse Applikation präferiert.

Dosierung: 1–3 x täglich 40 mg i.v.

Wirkungsweise: Omeprazol gehört zur Wirkstoffgruppe der Protonenpumpenhemmer (PPI). Es gelangt über den Dünndarm ins Blut, von wo es wiederum in der Magenschleimhaut die Protonen-Kalium-Pumpen irreversibel inaktiviert.

Nebenwirkungen: Blutbildveränderungen, Diarrhoe, aber auch Obstipation, depressive Verstimmungen, Hörverlust, Kontaktallergien, Kopfschmerzen, Übelkeit und Erbrechen, Visusverminderung

Kontraindikationen: Überempfindlichkeit gegenüber dem Wirkstoff oder einem seiner Bestandteile

Argatra®

Wirkstoff: Argatroban

Indikation: Antikoagulationstherapie bei Erwachsenen mit einer heparininduzierten Thrombozytopenie (HIT) vom Typ II

Dosierung: Initialdosis 2 µg/kg KG/min. Erhaltungsdosis ist gemäß der Ziel-PTT anzupassen

Bei kritisch kranken Patienten beginnt die Therapie zunächst mit 0,2 µg/kg KG/min. Bei Patienten mit Leberfunktionsstörungen mit 0,5 µg/kg KG/min.

Wirkungsweise: Argatroban besitzt eine hemmende Wirkung auf das Thrombin, inklusive der Fibrinbildung, sowie auf die Aktivierung der Gerinnungsfaktoren V, VII, XII und die Thrombozytenaktivierung und -aggregation.

Nebenwirkungen: Blutungsneigung, Schleimhautblutungen, Hämatome, Kopfschmerzen, Schwindel, Sprach- und Sehstörungen, Taubheit

Kontraindikationen: aktive Blutungen, Leberinsuffizienz, Überempfindlichkeit gegenüber dem Wirkstoff oder einem seiner Bestandteile

Arixtra®

Wirkstoff: Fondaparinux

Indikation: Fondaparinux gehört zu der Gruppe der Antikoagulantien, welches einerseits prophylaktisch, aber auch therapeutisch zur Hemmung der Blutgerinnung eingesetzt wird, tiefe Venenthrombose, Thrombophlebitis, akutes Koronarsyndrom, akuter Myokardinfarkt, akute Lungenembolie

Dosierung: Die Dosierung von Arixtra® ist abhängig vom Körpergewicht des Patienten:

< 50 kg KG	50–100 kg KG	>100 kg KG
5 mg s. c.	7,5 mg s. c.	10 mg s. c.

Wirkungsweise: Fondaparinux bindet sich an das AT III und verstärkt dadurch die Hemmung des Gerinnungsfaktors Xa. Dies wiederum verhindert die Thrombinbildung.

Nebenwirkung: erhöhte Blutungsneigung, Anämie, Hypotonie, Kopfschmerzen, gastrointestinale Störungen: Erbrechen, Übelkeit, Diarrhoe, Obstipation, allergische Hautreaktionen

Kontraindikationen: aktive Blutungen, akute bakterielle Endokarditis, Kinder und Jugendliche, Niereninsuffizienz, Stillzeit, Überempfindlichkeit gegenüber dem Wirkstoff oder einem seiner Bestandteile

Arterenol®

Wirkstoff:	Noradrenalin
Indikation:	Therapieresistente Hypotonie, Schock, Antidot bei Überdosierung von Vasodilatantien
Dosierung:	0,01 mg i. v., mehrere vorsichtige, fraktionierte Gaben sind möglich, Spritzenpumpe 5 mg/50 ml → 1–15 ml/h

> Noradrenalin wird durchaus auch wesentlich höher dosiert verabreicht. Flussgeschwindigkeiten von 20–40 ml/h sind in Intensivstationen keine Seltenheit.

Wirkungsweise:	Noradrenalin ist ein körpereigenes Katecholamin. Es wirkt auf die Alpha- und Beta-Rezeptoren, wobei die Alphawirkung deutlich überwiegt. Stimulierung der Beta1- und Alpharezeptoren bewirkt: Steigerung des peripheren Widerstandes, Steigerung des arteriellen Druckes, antidiuretische Wirkung
Nebenwirkung:	VES, Tachykardie, Hyperglykämie, pektanginöse Beschwerden
Kontraindikationen:	Arteriosklerose, Cor pulmonale, Engwinkelglaukom, Hypertonie, Hyperthyreose, Phäochromozytom, Prostataadenom, Schwangerschaft, Überempfindlichkeit gegenüber dem Wirkstoff oder einem seiner Bestandteile

Artorvastatin® (Sortis®), Pravastatin® (Mevalotin®), Rosuvastatin® (Crestor®), Simvastatin® (Zocor®)

> Die Statine sind in Ihrer Indikationsstellung, der Wirkungsweise und in den Nebenwirkungen sehr ähnlich, weshalb sie hier »gesammelt« aufgeführt werden.

Wirkstoff:	...statin
Indikation:	Angina Pectoris, Hypercholesterinämie, koronare Herzkrankheit (KHK), Myokardinfarkt
Dosierung:	Die Anfangsdosis beträgt in der Regel 1 x 10 mg p. o./Tag, dies kann bei Bedarf bis zur Tageshöchstdosis (▶ Tab. 16) erhöht werden.

3 Die Medikamente im Überblick

Tab. 16: Äquivalenzdosistabelle der gängigsten Statin-Präparate

Wirkstoff	Handelsname	Äquivalenzdosis	Einzeldosis	Tageshöchstdosis
Artorvastatin	Sortis®	10 mg	10–80 mg	80 mg
Pravastatin	Mevalotin®	40 mg	10–40 mg	40 mg
Rosuvastatin	Crestor®	5 mg	5–20 mg	20 mg
Simvastatin	Zocor®	20 mg	10–60 mg	60 mg

Wirkungsweise: Sämtliche Statine greifen in den Cholesterin-Stoffwechsel ein, wodurch die Cholesterinbiosynthese frühzeitig unterbrochen wird, sodass der intrazelluläre Cholesterinspiegel sinkt.

Nebenwirkungen: allergische Reaktion, Benommenheit, Blutzuckerschwankungen, Erschöpfung, Kopfschmerzen, Muskelspasmen, Muskelschwäche, Nackenschmerzen, Parästhesien, Rückenschmerzen, Sehstörungen, Störungen des Geschmackssinns, Übelkeit, veränderte Leber- und Nierenwerte, Verdauungsprobleme (Obstipation oder Diarrhoe)

Kontraindikationen: aktive Lebererkrankung, Frauen im gebärfähigen Alter ohne geeignete Empfängnisverhütung, Schwangerschaft, Stillzeit, Überempfindlichkeit gegenüber dem Wirkstoff oder einem seiner Bestandteile

Aspirin®, ASS®, Aspisol®

Wirkstoff: Azetylsalizylsäure

Indikation: akuter Myokardinfarkt, Angina Pectoris, koronare Herzkrankheit, leichte bis mittelstarke Schmerzzustände, sekundäre Apoplexprophylaxe, sekundäre Thromboseprophylaxe

Bereits Mitte der 90er Jahre wurde u. a. im »Arznei-Telegramm« publiziert, dass die frühzeitige Applikation von ASS bei Verdacht auf akuten Myokardinfarkt die Letalität um ca. 25 % senkt.

Dosierung: 250 mg Azetylsalizylsäure i.v. bei Verdacht auf ACS/Myokardinfarkt, 1 x tgl. 100 mg ASS p. o. zur Blutverdünnung als Dauerbehandlung, 300–1000 mg (4–8 x tgl.) zur Analgesie, 1.000 mg zur Analgesie bei Migräne

Die European Society of Cardiology (ESC) empfiehlt eine deutliche Dosisreduktion bei ACS-Patienten. Die aktuelle Empfehlung sieht 150–300 mg oral oder aber 75–150 mg intravenös vor.

Die intravenöse Applikation von 250 oder 500 mg Aspirin wirkt im Vergleich zu 300 mg Aspirin oral wesentlich schneller und vollständiger auf die Blutgerinnung ein (ACUTE-Studie, Zeymer et al. 2017).

Die i.v.-Bolusapplikation von Aspisol® oder Aspirin® wurde lange Zeit als »off label use« bundesweit von Rettungsdiensten, Notaufnahmen und CPUs praktiziert. Inzwischen ist die Anwendung von 250 mg i.v. bei instabiler Angina pectoris und akutem Myokardinfarkt empfohlen (vergleiche Beipackzettel Bayer Vital GmbH Juli 2019).

Wirkungsweise: Die Wirkung der Azetylsalizylsäure liegt in der irreversiblen Hemmung der Cyclooxygenase, also einem Enzym, das die körpereigene Bildung von Prostaglandinen blockiert. Prostaglandine sind Botenstoffe, die eine wichtige Rolle bei Entzündungsprozessen einnehmen und bei Schmerzereignissen mit den entsprechenden Rezeptoren interagieren. Die Hemmung der Prostaglandine führt also zu einem abgeschwächten Entzündungsprozess und zu einem geringeren Schmerzempfinden.
Da die Cyclooxygenase aber auch an der Bildung von gerinnungssteigernden Thromboxanen mitwirkt, diese aber durch die Acetylsalizylsäure irreversibel gestoppt ist, wird die Gerinnbarkeit des Blutes herabgesetzt, sodass die Blutplättchen sich nicht bzw. nicht noch mehr aneinander verklumpen können.

Nebenwirkungen: Sodbrennen, Magenblutungen, Magen-Darm-Ulcera, Bronchospasmen/Asthmaanfälle, Eisenmangelanämie, Tinnitus, Sehstörungen

Patienten, die Azetylsalizylsäure (ASS) als Dauertherapie nehmen, sollten kein Ibuprofen erhalten. Beide Wirkstoffe hemmen jeweils die Cyclooxygenasen. Da Ibuprofen eine wesentlich höhere Affinität zu den Rezeptoren hat als ASS, ist bei gleichzeitiger Einnahme die gefäßprotektive Wirkung des ASS blockiert. Sollte dennoch ASS und Ibuprofen verordnet werden, ist bei der Applikation darauf zu achten, dass:

- Ibuprofen 8 h vor ASS oder
- 30 Minuten nach Aspirin verabreicht wird.

Kontraindikationen: akute gastrointestinale Ulcera, Leberversagen, Magen-Darm-Blutungen, nicht therapierte Herzinsuffizienz, Nierenversagen, Schwangerschaft (1. und 2. Trimenon relativ, 3. Trimenon absolut), Überempfindlichkeit gegenüber dem Wirkstoff oder einem seiner Bestandteile

Atosil®, Promethazin®

Wirkstoff:	Promethazin
Indikation:	Allergien, Schlafstörungen, Sedierung bei Unruhe- und Erregungszuständen im Rahmen psychiatrischer Grunderkrankungen, Sedierung bei akutem Asthma-Bronchiale-Anfall. Wenn Alternativen nicht durchführbar oder anwendbar sind oder versagt haben: Übelkeit, Erbrechen.
Dosierung:	Initial 20–30 mg Promethazin p. o., dann 3–5 x täglich 10–20 mg p. o. oder ¼–1 Amp. (12,5–50 mg.) langsam i. v.
Wirkungsweise:	Promethazin gehört zu den Antihistaminika und wirkt hier primär als H1-Rezeptoren-Blocker. Da diese auch im ZNS angesiedelt sind, wirkt es sedierend bzw. schlaffördernd. Daher wird Promethazin auch als niederpotentes Neuroleptikum eingesetzt.
Nebenwirkungen:	Atemdepression, Früh- und Spätdyskinesien (bis ggf. nach Jahren bei Langzeittherapie), Herzrhythmusstörungen, Krampfanfall, Libidoverlust, malignes neuroleptisches Syndrom, Obstipation, Tachykardie, Verwirrtheit

Kontraindikationen: akute Alkohol-, Analgetika-, Schlafmittel- und Psychopharmaka-Intoxikation, Anfallsleiden, hirnorganische Vorerkrankungen, Hypotonie, Kinder < 2 Jahre, Koma, Leukopenie, orthostatische Regulationsstörungen, Schock, schwere Leber- und Nierenerkrankungen, Überempfindlichkeit gegenüber Neuroleptika und Phenothiazinen, Überempfindlichkeit gegenüber dem Wirkstoff oder einem seiner Bestandteile

Atracurium®, Tracrium®

Wirkstoff:	Atracuriumbesilat
Indikation:	Muskelrelaxierung zur Intubation, Muskelrelaxierung zur Narkose

3 Die Medikamente im Überblick

Dosierung:	0,3–0,6 mg/kg/KG i.v., »Faustformel«: 0,5 mg/kg/KG i.v., Dauerinfusion per Spritzenpumpe: 0,3–1,0 mg/kg/KG/h i.v. Wirkungseintritt < 3 Minuten Wirkdauer: 20–35 Minuten
Wirkungsweise:	Atracuriumbesilat ist ein nicht depolarisierendes Muskelrelaxans. Es bindet sich an der motorischen Endplatte an die nikotinergen Acetylcholin-Rezeptoren, sodass Natriumionen nicht in die Zelle einströmen können und dadurch keine Depolarisation der Muskelzelle stattfinden kann.
Nebenwirkung:	Bronchospasmus, Hautrötungen, Herzrhythmusstörungen/Tachykardie, Hypotonie, Mundtrockenheit
Kontraindikationen:	Asthma bronchiale, fehlende Möglichkeit der Atemwegssicherung und Beatmung, hypovolämischer Schock, Kinder unter einem Monat, Myasthenia gravis, Schwangerschaft, Stillzeit, Überempfindlichkeit gegenüber dem Wirkstoff oder einem seiner Bestandteile

Atropin®

Handelsname:	Atropinsulfat
Indikation:	Antidot bei Intoxikation mit Parasympathomimetika, Antidot bei Vergiftungen mit Alkylphosphaten (z.B. E 605), Bradykardie, gewünschte Mydriasis in der Augenheilkunde, Hypersalivation, Hypersekretion

Atropinsulfat nimmt direkten Einfluss auf den Nervus Vagus. Da dieser in den Vorhöfen, aber nicht in den Kammern des Herzens lokalisiert ist, kann nicht damit gerechnet werden, dass dieses Medikament bei höhergradigen AV-Blockierungen (Typ AV-Block 2 Mobitz oder AV-Block 3) positiven Einfluss auf die Herzfrequenz hat. Weiterhin hat Atropin keinen Effekt bei Bradykardien nach Herztransplantationen!

Dosierung:	Bradykarde Ereignisse: 0,5 mg i.v. (= 1 Ampulle), Repetition bis zu 3 mg i.v. (= 6 Ampullen) *Als Antidot gegen Alkylphosphate Erwachsene:* initial 5 bis 10 bis 100 mg Atropinsulfat i.v. (je nach Schwere der Vergiftung), Repetition alle 10 bis 15 Minuten (bis zum Abklingen der Symptome = Speichelfluss und Pupillenweite), Erhaltungsdosis 0,5–1 mg i.v. alle 1–4 h *Als Antidot gegen Alkylphosphate bei Kindern:* initial 0,5 bis 2 mg Atropinsulfat i.v. (je nach Schwere der Vergiftung), Repetition

alle 10 bis 15 Minuten (bis zum Abklingen der Symptome), Erhaltungsdosis 0,5–1 mg i. v. alle 1–4 h

Wird Atropin unterdosiert, kann es zu einer paradoxen Reaktion, einer massiven Bradykardie, führen.

Atropin kann i. v., i. O., oral, inhalativ, i. m. und (in der Augenheilkunde) als Augentropfen appliziert werden.

Wirkungsweise: Atropin ist ein Parasympathikolytikum und gehört folglich zu den Anticholinergika. Atropin blockiert die Azetylcholin-Rezeptoren und hemmt dadurch den Parasympathikus, wodurch der Einfluss des Sympathikus steigt. Verbesserung der Reizleitung der Vorhöfe zu den Kammern (AV-Reizleitung), Steigerung der Herzfrequenz, Hemmung von Speichel-, Schweiß-, Schleimproduktion

Nebenwirkungen: Tachykardie, Hyperthermie, Mundtrockenheit, Mydriasis, Obstipation, Harnverhalt, Erhöhung des Augeninnendruckes, dadurch ggf. Glaukomanfall, Unruhe, ggf. psych. Veränderungen, ggf. »Atropinfieber« bei Kleinkindern und Säuglingen

Kontraindikationen: akutes Lungenödem, Blasenentleerungsstörung, Engwinkelglaukom, Ileus, Myasthenia gravis, Tachyarrhythmie, Überempfindlichkeit gegenüber dem Wirkstoff oder einem seiner Bestandteile

Atrovent®, Ipratropium®

Wirkstoff: Ipratropium Bromid

Indikation: COPD (Chronisch Obstruktive Lungenerkrankung), akuter Asthmaanfall (in Kombination mit inhalativen Beta2-Agonisten → z. B. Salbutamol), leichtes bis mittelschweres Asthma

Dosierung: 500 µg (= 2 Ampullen Fertiginhalat) bei akuten Bronchospasmen, 250–500 µg 3–4 x tägl. Die Inhalation sollte idealerweise mit Druckluft und einem Flow von 6–8 l/min erfolgen.

Der Inhalationsnebel (bzw. die Lösung) darf nicht ins Auge des Patienten gelangen (siehe Nebenwirkungen). Wird eine Inhalationsmaske verwendet, muss deren enger Sitz überprüft und ggf. korrigiert werden.

Wirkungsweise: Ipratropium Bromid ist dem Atropin sehr ähnlich, weshalb es auch in die Gruppe der Parasympatholytika gehört. Nach der

Inhalation wirkt Ipratropium Bromid primär an den Bronchien und zeigt wenig bis keine systemische Reaktion.

Nebenwirkung: Steigerung des Augeninnendrucks, Mundtrockenheit, Mydriasis, Sehstörungen, Tachykardie

Kontraindikationen: Engwinkelglaukom, Kinder unter 6 Jahren, Miktionsstörungen, Mukoviszidose, Schwangerschaft und Stillzeit, Tachykarde Herzrhythmusstörungen, Überempfindlichkeit gegenüber dem Wirkstoff oder einem seiner Bestandteile

BecloHexal®, Beclomet®, Beclometason®, Junik®, Ventolair®

Wirkstoff: Beclometason

Indikation allergische Lungenerkrankungen, allergische Rhinitis (Heuschnupfen), Asthma, chronische Bronchitis, COPD

Da die Wirkung von Beclometason erst nach ca. 48 h eintritt, ist Beclometason nicht für die Akuttherapie von Asthma bronchiale geeignet.

Dosierung: 2 x täglich 1–2 Sprühstöße, die Dosis kann bis auf 2 x täglich 6 Sprühstöße erhöht werden.

Wie bei allen inhalativen Glucocordicoiden ist auch nach der Applikation von Beclometason darauf zu achten, dass der Mund mit reichlich Wasser ausgespült wird.

Verbleibende Wirkstoffreste von Beclometason können im Mund- und Rachenraum eine Oropharyngeale Candidose (Pilzinfektion im Mund- und Rachenraum) auslösen.

Wirkungsweise: Der Wirkstoff Beclometason ist ein künstlich hergestelltes Glucocorticoid, das antiinflammatorisch und immunmodulierend wirkt. Beclometason bindet sich intrazellulär an spezielle Glucocorticoidrezeptoren und hemmt dadurch verschiedene Entzündungsprozesse, sodass Schwellungen und Entzündungen im Respirationstrakt nachlassen bzw. abklingen.

Nebenwirkungen: allergische Reaktionen, Entzündungen im Mund- und Rachenraum, Heiserkeit, Hustenreiz, Kopfschmerzen, Laryngitis, Mundtrockenheit, Oropharyngeale Candidose

Kontraindikationen: Überempfindlichkeit gegenüber dem Wirkstoff oder einem seiner Bestandteile

Beloc®, Metohexal®, Metoprolol®, Lopresor®

Wirkstoff:	Metoprolol
Indikation:	akuter Myokardinfarkt, koronare Herzkrankheit, Herzinsuffizienz, tachykarde Herzrhythmusstörungen, arterielle Hypertonie
Dosierung:	Im Akutfall werden initial 2,5–5 mg Metoprolol i.v. appliziert. Repetition bis maximal 15 mg i.v. Die Erhaltungsdosis kann i.v. oder ggf. auch als Tabletten verabreicht werden. Die entsprechende Dosierung und Applikationsart werden jeweils individuell entschieden.

Die Injektion muss langsam (1 mg pro Minute) und unter Monitorüberwachung erfolgen, da bei zu schneller Applikationsgeschwindigkeit und/oder Überdosierung lebensbedrohliche Bradykardien auftreten können.

Wirkungsweise:	Metoprolol wirkt hauptsächlich an den Beta 1-Rezeptoren, sodass die Wirkung der körpereigenen Stresshormone Adrenalin und Noradrenalin im Herzen unterdrückt wird.
Nebenwirkungen:	Bradykardie, Hypotonie, Kältegefühl, Kopfschmerzen, Miktionsstörungen, Potenzstörungen, Schwindel

Da beim abrupten Absetzen von Metoprolol ein »Rebound-Phänomen« auftreten und es dabei zu pektanginösen Beschwerden kommen kann, muss das Medikament langsam »ausgeschlichen« werden.

Betablocker müssen, sofern keine Kontraindikationen bestehen, nach einem überlebten Myokardinfarkt lebenslänglich eingenommen werden. Seit der routinemäßigen Einführung von Beta-Blockern in die Therapie nach Myokardinfarkt konnte die Langzeitmortalität um 23 % reduziert werden.

Kontraindikationen: Asthma bronchiale, AV-Block, Bradykardie, Herzinsuffizienz (NYHA IV), Hypotonie, metabolische Azidose, Phäochromzytom, Raynaud-Syndrom, Schwangerschaft und Stillzeit, Kinder unter 6 Jahren, Überempfindlichkeit gegenüber dem Wirkstoff oder einem seiner Bestandteile

Beriplex P/N®, Cofact®, Octaplex®, PPSB

Wirkstoff: Humaner Prothrombinkomplex (PPSB)

Prothrombinkomplex-Konzentrate werde häufig auch einfach nur PPSB(-Konzentrat) genannt. Diese Abkürzung bezieht sich auf die darin enthaltenen Gerinnungsfaktoren:

- **P**rothrombin (Faktor II)
- **P**roconvertin (Faktor VII)
- **S**tuart-Prower-Faktor (Faktor X)
- Antihämophiles Globulin **B** (Faktor IX)

Indikation: Stabilisierung der Blutgerinnung bei Patienten mit Blutungskomplikationen unter Marcumar-Therapie, Patienten mit Leberinsuffizienz einhergehend mit akuter gastro-intestinaler Blutung, Patienten mit Vitamin-K-Mangel und akuter Blutung und/oder Notoperationen

Dosierung: Die Dosierung richtet sich nach dem gemessenen INR oder Quick %.

Aktueller INR	2,0–3,9	4,0–6,0	> 6,0
ca. Quick %	40–25	20–25	< 20
Dosierung in ml/kg Körpergewicht	1	1,4	2
Dosierung in I.E. (Faktor IX)/kg Körpergewicht	25	35	50

Wirkungsweise: Die enthaltenen Gerinnungsfaktoren führen bei entsprechender Dosierung zu einer wieder funktionierenden Gerinnungskaskade (siehe auch im Kapitel »Antikoagulantien«, ▶ Kap. 2.6).

Nebenwirkungen: allergische Reaktionen (Fremdeiweiß!), anaphylaktischer Schock (Fremdeiweiß!), Heparininduzierte Thrombozytopenie (HIT), Thromboembolische Ereignisse bei Überdosierung, Verbrauchskoagulopathie

PPSB gehört zu den Blutprodukten und muss daher von einem Arzt verabreicht werden. Dies ist NICHT delegierbar.

Wie für alle Blutprodukte gilt auch für PPSB eine besondere Chargen-Dokumentationspflicht.

Kontraindikationen: Disseminierte intravasale Verbrauchskoagulopathie (DIC), Heparininduzierte Thrombozytopenie (HIT), Überempfindlichkeit gegenüber dem Wirkstoff oder einem seiner Bestandteile

Berotec®, Partusiten®, Fenoterol®

Wirkstoff:	Fenoterol
Indikation:	akute Dyspnoe bei Asthma bronchiale, Prophylaxe von belastungsinduziertem Asthma bronchiale, (chronisch) obstruktive Bronchitis, COPD, Tokolyse
Dosierung:	*inhalativ:* 1–2 Sprühstöße, Repetition ggf. nach 5–10 Minuten, Tageshöchstdosis 12 Sprühstöße *Tokolyse-Perfusor (22.–37. SSW):* 1 Amp. = 10 ml mit 40 ml NaCl 0,9 % verdünnen, Laufrate 3–18 ml/h *Tokolyse-Infusion (22.–37. SSW):* 4 Amp. = 40 ml mit 460 ml Trägerlösung verdünnen, Laufrate 3–18 ml/h
Wirkungsweise:	Fenoterol ist ein klassischer Vertreter der Sympathomimetika. Durch seine primäre Stimulation der β2-Rezeptoren bewirkt es eine Erschlaffung der der Bronchialmuskulatur.
Nebenwirkungen:	Blutdruckabfall, Hypokaliämie, Muskelzittern, Schlafstörungen, Tachykardie, Unruhe

Kontraindikationen: frischer Herzinfarkt, Herzmuskelerkrankungen, hypertrophe obstruktive Kardiomyopathie, tachykarde Herzrhythmusstörungen, Überempfindlichkeit gegenüber dem Wirkstoff oder einem seiner Bestandteile

Biperiden®, siehe Akineton®

Breviblock®, Esmocard®, Esmolol®

Wirkstoff:	Esmolol
Indikation:	Paroxysmale, supraventrikuläre Tachykardie, perioperative und postoperative Notfallsituationen, in denen eine schnelle Senkung der Herzfrequenz mit kurzwirksamen Wirkstoffen gefordert ist. Hyperkinetisches Herzsyndrom, nichtkompensatorische Sinustachykardie
Dosierung:	80 mg als i.v. Bolus über 15–30 Sekunden, dann 150–300 µg/kg/Minute als Infusion

Wirkungsweise: Esmolol ist ein ultrakurzwirksamer Betablocker mit einem Wirkungseintritt von ca. 2 Minuten und einer Wirkdauer von ca. 15 Minuten. Durch die Blockade der Betarezeptoren wird die Reizleitung im Herzen verlangsamt.

Da Esmolol zu den selektiven Betablockern gezählt wird und lediglich die Beta 1-Rezeptoren blockiert, treten keine respiratorischen Komplikationen bei Asthmatikern oder COPD-Patienten auf.

Nebenwirkungen: Bradykardie, Hypotonie

Aufgrund der sehr kurzen Halbwertszeit von ca. 9 Minuten treten Nebenwirkungen nur sehr selten auf.

Kontraindikationen: Asthma bronchiale, AV-Block zweiten oder dritten Grades, Bradykardie (< 50 bpm), dekompensierte Herzinsuffizienz, Hypotonie, kardiogener Schock, metabolische Azidose, Überempfindlichkeit gegenüber dem Wirkstoff oder einem seiner Bestandteile

Bricanyl®

Wirkstoff: Terbutalin

Indikation: akuter Asthmaanfall, akuter Bronchospasmus, wenn inhalative Beta-2-Sympathomimetike nicht verfügbar sind

Dosierung: 0,5 ml (0,25 mg Terbutalin®) s. c., Repetition ggf. nach ca. 15–20 Minuten in gleicher Dosis möglich. Die Tageshöchstdosis von 4 Injektionen sollte nicht überschritten werden.

Terbutalin ist NICHT zur intravenösen Applikation zugelassen.

Wirkungsweise: Der Wirkstoff Terbutalin wird der Gruppe der Beta-2-Agonisten zugeordnet. Die Anwendung führt zur Erschlaffung der Bronchialmuskulatur und somit zur Erweiterung der Atemwege.

Nebenwirkungen: Blutdruckabfall, Blutzuckerschwankungen, Herzrhythmusstörungen bis hin zum Kammerflimmern, Hypokaliämie, Muskelzittern, Schlafstörungen, Tachykardie, Übelkeit, Unruhe

Kontraindikationen: frischer Myokardinfarkt, Hyperthyreose, Phäochromozytom (Tumor des Nebennierenmarks), Tachykardie, Überempfindlichkeit gegenüber dem Wirkstoff oder einem seiner Bestandteile

Brillique®

Wirkstoff:	Ticagrelor
Indikation:	Prophylaxe des Myokardinfarkts und des Apoplex, akutes Koronarsyndrom, akuter Myokardinfarkt
Dosierung:	Initialdosis (»Loadingdose«): 180 mg p. o., Erhaltungsdosis: 2 x tägl. 90 mg p. o.
Wirkungsweise:	Ticagrelor greift direkt die ADP-Rezeptoren an, sodass keine weiteren Thrombozyten aktiviert werden können und die Selbstaktivierung der Thrombozyten unterdrückt wird.
Nebenwirkungen:	Atembeschwerden, Schleimhautblutungen im Gastrointestinal- und Urogenitaltrakt, Blutungen an Punktionsstellen, intrazerebrale Blutungen, Übelkeit und Erbrechen, Juckreiz
Kontraindikationen:	aktive Blutung, intrakranielle Blutung in der Vorgeschichte, schwere Leberfunktionsstörung, Überempfindlichkeit gegenüber dem Wirkstoff oder einem seiner Bestandteile

Bronchospasmin®

Wirkstoff:	Reproterol
Indikation:	akuter Asthmaanfall, akuter Bronchospasmus, COPD, Status Asthmaticus
Dosierung:	*Bolus – Erwachsene:* 0,09 mg (= 1 ml) langsam (30–60 Sekunden) i.v., Repetition nach ca. 10 Minuten, in gleicher Dosis, möglich *Dauerinfusion/Perfusor bei Erwachsenen:* 18–90 µg/h über 3–4 Tage als Perfusor, dann über 6–12 h langsam ausschleichen *Bolus – Kinder:* 1,2 µg/kg KG langsam (30–60 Sekunden) i.v.

1 ml Bronchospasmin + 14 ml NaCl 0,9 % = 15 ml
1 ml aus diesen 15 ml = 6 µg für jeweils 5 kg KG

Dauerinfusion/Perfusor bei Kindern:
0,2 µg/kg KG über 36–48 h als Perfusor, dann über 6–24 h langsam ausschleichen

Wirkungsweise:	Der Wirkstoff Reproterol wird der Gruppe der β2-Sympathomimetika zugeordnet. Die Anwendung führt zur Erschlaffung der Bronchialmuskulatur und somit zur Erweiterung der Atemwege.
Nebenwirkungen:	Blutdruckabfall, Blutzuckerschwankungen, Herzrhythmusstörungen bis hin zum Kammerflimmern, Hypokaliämie, Muskelzittern, Schlafstörungen, Tachykardie, Übelkeit, Unruhe
Kontraindikationen:	fortgeschrittene KHK, frischer Myokardinfarkt, Herzrhythmusstörungen, Hypertrophe obstruktive Kardiomyopathie (HOCM), Hyperthyreose, Kinder unter 2 Jahren, Phäochromozytom, Überempfindlichkeit gegenüber dem Wirkstoff oder einem seiner Bestandteile

Budes®, Budesonid®, Budenofalk®, Budiair®, Pulmicort®

Wirkstoff:	Budesonid
Indikation:	Asthma bronchiale, allergischer Schnupfen (wie z.B. Heuschnupfen), COPD, entzündliche Darmerkrankungen (wie z.B. Morbus Crohn)

> Der Wirkstoff Busesonid liegt, je nach Anwendungsgebiet, in unterschiedlichen Formen vor: Bronchial-Aerosole, Granulat, Klistiere, Nasenspray, Rektalschaum, Schmelztabletten und Zäpfchen.

Dosierung:	Asthma bronchiale: 200–400 µg Budesonid 1–2 x täglich p. i. Die empfohlene Tageshöchstdosis von 2 x täglich 800 µg Budesonid sollte nicht überschritten werden. COPD: 200–400 µg Budesonid 1–2 x täglich p. i. Morbus Crohn und Kolitis: 1-mal täglich 9 mg Budesonid p. o. oder als Rektalschaum
Wirkungsweise:	Der Wirkstoff Budesonid gehört zur Gruppe der (synthetisch hergestellten) Glucocorticoide. Da Budesonid insbesondere für die Rezeptoren im Darm und in den Bronchien affin ist, kommt es hier primär zum Einsatz. Budesonid dringt in die Zelle ein, besetzt dort die entsprechenden Rezeptoren und verhindert dadurch die Entstehung bzw. Ausschüttung diverser Entzündungsprozesse.

> Die Bindungs-Affinität von Budesonid an die »Kortison-Rezeptoren« ist ca. 15-mal stärker als die von Prednisolon.

Wie bei allen inhalativen Glucocordicoiden ist auch nach der Applikation von Budesonid darauf zu achten, dass der Mund mit reichlich Wasser ausgespült wird.

Verbleibende Wirkstoffreste von Budesonid können im Mund-Rachenraum eine Oropharyngeale Candidose (Pilzinfektion im Mund- und Rachenraum) auslösen.

Nebenwirkungen: allergische Reaktionen, Angststörungen, Cushing-Syndrom, Diabetes mellitus, depressive Verstimmungen, Gastritis, gesteigertes Infektionsrisiko, Hypertonie, Kopfschmerzen, Müdigkeit, Oropharyngeale Candidose, Potenzstörungen, Stammfettsucht, Verdauungsstörungen

Kontraindikationen: Leberzirrhose, Überempfindlichkeit gegenüber dem Wirkstoff oder einem seiner Bestandteile

Buscopan®, BS-Ratiopharm®

Wirkstoff: Butylscopolamin

Indikation: krampfartige Schmerzen bei Magen-Darm- und Gallen-Erkrankungen, krampfartige Schmerzen im weiblichen Genitaltrakt, Prämedikation vor Untersuchungen des Gastrointestinaltrakts, stressbedingte, krampfartige Schmerzen im Magen-Darm-Trakt

Dosierung: *i.v. – Erwachsene:* 20–40 mg (1–2 Amp.) Butylscopolamin langsam i.v. oder s.c.
i.v. – Kinder: 10–20 mg (0,5–1 Amp.) Butylscopolamin langsam i.v.
Dragees: Kinder ab 6 Jahren, Jugendliche und Erwachsene: 3 x 1 Dragee
Zäpfchen: Kinder ab 6 Jahren, Jugendliche und Erwachsene mehrmals täglich 1 Zäpfchen. Tageshöchstdosis 6 Zäpfchen/Tag

Wirkungsweise: Butylscopolamin gehört zur Gruppe der peripher wirkenden Parasympathikolytika und ist somit mit Atropin® »verwandt«. Butylscopolamin blockiert die Muskarinrezeptoren und verhindert dadurch die Freisetzung von Acetylcholin. Da der Wirkstoffe aber peripher, nicht wie Atropin zentral wirkt, kommt es zur Verminderung der Peristaltik und zu einer Reduzierung des Muskeltonus der abdominellen Hohlorgane.

Information: Butylscopolamin wirkts zwar schmerzlindernd, dies ist aber der entkrampfenden Wirkung zuzuschreiben. Darum wird der

3 Die Medikamente im Überblick

Wirkstoff den Spasmolytika und nicht den Analgetika zuzuordnen.

Nebenwirkungen: Tachykardie, Hyperthermie, Mundtrockenheit, Mydriasis, Obstipation, Harnverhalt, Erhöhung des Augeninnendruckes, dadurch ggf. Glaukomanfall, Unruhe, ggf. psych. Veränderungen

Kontraindikationen: Engwinkelglaukom, mechanische Stenosen des Gastrointestinal-Trakts, Megacolon, Myasthenia gravis, paralytischer oder obstruktiver Ileus, Tachykardie und Tachyarrhythmie, Überempfindlichkeit gegenüber dem Wirkstoff oder einem seiner Bestandteile

Calciumgluconat® 10 %

Wirkstoff: Calciumgluconat

Indikation: akute Hypokalzämie, Allergien, Flusssäureverätzungen (Fluorwasserstoffsäure), Hypokaliämie, Intoxikation mit Fluoriden und Oxalat, PEA – Reanimation bei bestätigter Hypokalzämie, Hyperkaliämie, Intoxikation mit Calciumkanal-Blocker

Hohe Calciumkonzentrationen im Plasma (z. B. unmittelbar nach der Injektion) können das ischämische Myokard weiter schädigen und die zerebrale Erholung verschlechtern.

Dosierung: 1 Amp (= 10 ml) sehr langsam i. v.

Wirkungsweise: Calcium ist ein wichtiges Elektrolyt am Myokard. Es steigert die Schlagkraft und die Erregbarkeit des Ventrikels. Gleichzeitig wirkt Calcium auch membranstabilisierend an den Zellen, gefäßabdichtend und antiphlogistisch (entzündungshemmend).

Calcium wird bei der Hyperkaliämie NICHT zur Senkung des Kaliumspiegels eingesetzt, sondern zum Schutz der Zellen (membranstabilisierend) vor den Kalium-Ionen.

Nebenwirkungen: Blutdruckabfall bei zu schneller Injektion, Herzrhythmusstörungen, Hyperkalzämie, Hyperkalziurie, Obstipation, Übelkeit

Calcium soll nicht mit Natriumhydrogenkarbonat über den gleichen i. v.-Zugang verabreicht werden.

Kontraindikationen: Hyperkalzämie, Hyperparathyreoidismus, Überempfindlichkeit gegenüber dem Wirkstoff oder einem seiner Bestandteile

Candesartan®, Losartan®, Olmesartan®, Valsartan®

 Die Sartane sind in ihrer Indikationsstellung, der Wirkungsweise und in den Nebenwirkungen sehr ähnlich; weshalb sie hier »gesammelt« aufgeführt werden.

Wirkstoff: …sartan

Indikation: globale Herzinsuffizienz, Hypertonie, linksventrikuläre Herzinsuffizienz

Dosierung: *Herzinsuffizienz:* 1 x 4 mg/Tag p. o. (Anfangsdosis), ggf. steigern bis auf 32 mg/Tag p. o.
Hypertonie: 1 x 8 mg/Tag p. o. (Anfangsdosis), ggf. steigern bis auf 32 mg/Tag p. o.

Wirkungsweise: Sartane sind Arzneistoffe, die die Wirkung von Angiotensin II am Angiotensin-1-Rezeptor antagonisieren. Dies führt zur Tonusminderung in den Gefäßen, sodass die kardiale Nachlast und der Blutdruck sinkt.

Nebenwirkungen: Atemwegsinfektionen, Hyperkaliämie, Kopfschmerzen, niedriger Blutdruck, Schwindel

 Eine eher seltene, aber gefährliche Nebenwirkung ist das Angioödem im Bereich Gesicht, Lippen, Zunge und/oder Rachen. Hierbei kann die Zunge so stark anschwellen, dass sie bis zu mehreren Zentimetern aus dem Mund heraustritt. Ebenso können die Mundschleimhäute so sehr anschwellen, dass der Betroffene unter massiver Atemnot leidet und im Extremfall erstickt. Derartige Patienten müssen in eine Intensiv-/Überwachungsstation mit Intubations- und Tracheotomie-Bereitschaft verlegt werden.

Kontraindikationen: Lebererkrankung, Niereninsuffizienz, Schwangerschaft, Kinder unter einem Jahr, Überempfindlichkeit gegenüber dem Wirkstoff oder einem seiner Bestandteile

Captopril®, Enalapril®, Ramipril®

> Die ACE-Hemmer sind in ihrer Indikationsstellung, der Wirkungsweise und in den Nebenwirkungen sehr ähnlich; weshalb sie hier »gesammelt« aufgeführt werden.

Wirkstoff:	...pril
Indikation:	Hypertonie, Herzinsuffizienz, Prophylaxe des Myokardinfarkts
Dosierung:	*Hypertonie:* 2,5 mg/morgens, Dosissteigerung nach frühestens 3 Wochen *Herzinsuffizienz:* 2,5 mg morgens und abends *Myokardinfarktprophylaxe:* 2,5 mg/morgens, nach einer Woche Verdoppelung auf 5 mg, nach drei Wochen Steigerung aus 10 mg/morgens
Wirkungsweise:	Diese Wirkstoffe gehören zu der Gruppe der ACE-Hemmer und haben somit eine blutdruck- sowie eine vor- und nachlastsenkende Wirkung.
Nebenwirkungen:	Akkommodationsstörungen, Angioödeme, Herzinsuffizienz, Hypertonie, Hypotonie, Reizhusten, Schwindel, Schwächegefühl, Störungen des Gastrointestinaltrakts, Übelkeit, Erbrechen, Veränderungen des Blutbilds (Leukopenie, Thrombopenie)

> Eine seltene, aber gefährliche Nebenwirkung ist das Angioödem im Bereich Gesicht, Lippen, Zunge und/oder Rachen. Hierbei kann die Zunge so stark anschwellen, dass sie bis zu mehreren Zentimetern aus dem Mund heraustritt. Ebenso können die Mundschleimhäute so sehr anschwellen, dass der Betroffene unter massiver Atemnot leidet und im Extremfall erstickt. Derartige Patienten müssen in eine Intensiv-/Überwachungsstation mit Intubations- und Tracheotomie-Bereitschaft verlegt werden.

Kontraindikationen: Angioödeme in der Vorgeschichte, beidseitige Nierenarterienstenose, Hyperkaliämie, Niereninsuffizienz, Schwangerschaft und Stillzeit, Überempfindlichkeit gegenüber dem Wirkstoff oder einem seiner Bestandteile

Carmen®, Lercandipin®

Wirkstoff: Lercandipin

Indikation: leichte bis mittelgradige Hypertonie

Dosierung: 1 x 10 mg/Tag p. o., bei Bedarf kann schrittweise auf 1 x 20 mg/Tag p. o. erhöht werden.

> Lercandipin muss nüchtern, mindestens 15 Minuten vor den Frühstück, mit reichlich Wasser eingenommen werden.

Wirkungsweise: Lercandipin gehört zur Gruppe der Calciumantagonisten, Es verhindert also das Eindringen von Calcium-Ionen in die Muskelzellen. Dies führt dann dazu, dass sich die Gefäßmuskulatur der Koronararterien und der peripheren Arterien entspannt und somit der Blutdruck und die Nachlast gesenkt werden. Im Gegensatz zu anderen Calciumantagonisten hat Lercandipin keinen (bzw. nur sehr geringen) Einfluss auf die kardiale Kontraktionskraft oder die Leitungsbahnen im Herz.

Nebenwirkungen: Hitzegefühl, Kopfschmerzen, Palpitationen, periphere Ödeme, Schwächegefühl, Schwindel, Somnolenz, Gesichtsrötung (Flush), Tachykardie

Kontraindikationen: Aortenklappenstenose, frischer Myokardinfarkt (< 1 Monat), instabile Angina pectoris, Leberinsuffizienz, Niereninsuffizienz, unbehandelte Herzinsuffizienz, Überempfindlichkeit gegenüber dem Wirkstoff oder einem seiner Bestandteile

Catapresan®, Clonidin®, Paracefan®

Wirkstoff: Clonidin

Indikation: Alkoholentzugsdelir, hypertensive Krise, Opiatentzugsdelir, postoperatives Delir (narkosebedingte Verwirrtheit), Schwangerschaftshypertonie (wenn andere Medikamente nicht wirken), Tachykardie

Dosierung: *Single-Shot:* ½–1 Amp. (= 0,075 mg bis 0,15 mg Clonidin) + 50 ml NaCl 0,9 % als Kurzinfusion i. v.
Alternativ: ½–1 Amp. (= 0,075 mg bis 0,15 mg Clonidin) s. c. oder i. m. (unverdünnt)
Perfusor: 0,75 g (= 1 Amp. Paracefan®) + 45 ml NaCl 0,9 %
Laufrate: 1–8 ml/h

> Das abrupte Absetzen des Clonidin-Perfusors kann zu einem Rebound-Effekt und einer hypertensiven Krise führen. Darum muss der Wirkstoff langsam ausgeschlichen werden.

Wirkungsweise:	Clonidin wirkt als α2- Rezeptoragonist sympatholytisch, d. h., es vermindert die Sympathikus-Aktivität und hemmt dadurch die Freisetzung der »Stresshormone« Adrenalin und Noradrenalin. Dadurch überwiegt nun der Parasympathikus, sodass es zur Tonusminderung in den (arteriellen) Gefäßen (der Blutdruck sinkt) und zu einer Verlangsamung der Herzfrequenz kommt.
Nebenwirkung:	Bewusstseinsstörungen, Bradykardie, depressive Verstimmung, Mundtrockenheit, Müdigkeit, Obstipation
Kontraindikationen:	AV Block II. und III. Grades, Bradykardie (< 50 bpm), Hypotonie, Major Depression, Schwangerschaft und Stillzeit, Überempfindlichkeit gegenüber dem Wirkstoff oder einem seiner Bestandteile

Clexane®

Wirkstoff:	Enoxaparin
Indikation:	Prävention und Behandlung von Thrombosen, akuter ST-Hebungsinfarkt (STEMI)
Dosierung:	Präventiv: täglich 2000 i. E s. c., Therapie: täglich 4000 i. e. S. c.
Wirkungsweise:	Enoxaparin bindet sich an das Antithrombin und hemmt dadurch die Gerinnungsfaktoren IXa, Xa, XIa, und IIa.
Nebenwirkung:	erhöhte Leberwerte, Blutungen, Hautblutungen, Thrombozytopenie, Juckreiz, Hautausschlag, Hautrötung, Urtikaria
Kontraindikationen:	bestehendes Blutungsrisiko, diabetische Retinopathie, Heparininduzierte Thrombozytopenie (HIT) innerhalb der letzten 100 Tage, Magen-Darm-Ulzera, schwere Leber- und Nierenfunktionsstörungen, Überempfindlichkeit gegenüber dem Wirkstoff, Heparin oder einem seiner Bestandteile

Clopidogrel®, Iscover®, Plavix®

Wirkstoff: Clopidogrel

Indikation: akutes Koronarsyndrom, akuter Myokardinfarkt, pAVK

Dosierung: Initialdosis (»Loading Dose«) 300 mg, Erhaltungsdosis: 75 mg/Tag

Wirkungsweise: Clopidogrel gehört zur Gruppe der Thrombozytenaggregationshemmer. Clopidogrel blockiert die ADP-Rezeptoren, sodass die Thrombozytenaktivierung irreversibel unterbrochen ist. Die Gerinnungsfähigkeit stellt sich erst wieder nach ca. 5–7 Tagen mit der Bildung neuer Thrombozyten ein.

Nebenwirkungen: Schleimhautblutungen im Gastrointestinal- und Urogenitaltrakt, Blutungen an Punktionsstellen, Übelkeit und Erbrechen, Juckreiz, sehr selten werden auch Blutbildveränderungen beschrieben.

Clopidogrel sollte nur noch verabreicht werden, wenn die beiden neuen Substanzen Ticagrelor oder Prasugrel nicht zur Verfügung stehen bzw. wenn der Patient bereits mit Clopidogrel vorbehandelt ist

Patienten, deren Blutgerinnung mit Clopidogrel eingestellt ist, sollten keine NSAR erhalten. Medikamente aus der NSAR-Gruppe steigern die blutgerinnungshemmende Wirkung von Clopidogrel.

Kontraindikationen: akute Blutungen, intrakranielle Blutung, Leberinsuffizienz, Magen-Darm-Ulzera, Überempfindlichkeit gegenüber dem Wirkstoff oder einem seiner Bestandteile

Cofact®, siehe Beriplex®

Cordarex®, siehe Amiodaron®

CPS Pulver®, siehe Anti-Kalium Na®

Cyanokit®

Wirkstoff: Hydroxocobalamin

Indikation: gesicherte Cyanidintoxikation (= Blausäure), Verdacht auf Cyanidintoxikation, NIPRUSS®-Intoxikation

3 Die Medikamente im Überblick

Dosierung: *Erwachsene:* 5 g (= 2 Amp. + je 100 ml NaCl 0,9 %) als Infusion über ca. 15 Minuten, Repetition bei Bedarf über 15–120 Minuten, Tageshöchstdosis sollte 10 g nicht übersteigen

> Zum Mischen des Hydroxocobalamin-Pulvers wird die Trägerlösung in die Ampulle mit dem Wirkstoff übergeleitet. Das Gemisch wird dann ca. 30 Sekunden geschwenkt, NICHT geschüttelt.

Kinder: 70 mg/kg KG als Infusion über ca. 15 Minuten, Repetition bei Bedarf über 15–120 Minuten, Tageshöchstdosis = 140 mg/kg KG jedoch nicht mehr als 10 g

Wirkungsweise: Hydroxocobalamin verbindet sich mit den Cyanidionen und bildet dadurch das Cyanocobalamin, welches für den Organismus unschädlich ist und über die Nieren ausgeschieden wird.

> Cyanid bindet sich an und deaktiviert dadurch das Enzym Cytochrom-c-Oxidase. Dadurch wird die (innere) Atmungskette unterbrochen, sodass ab sofort kein ATP produziert werden kann. In der weiteren Folge werden die Zellen nicht mehr mit Sauerstoff versorgt, sodass der Betroffene in letzter Konsequenz durch inneres Ersticken stirbt.

Nebenwirkung: allergische Reaktionen, Blutdruckschwankungen, dunkelrote Verfärbung des Urins (bis zu 30 Tage), Engegefühl im Hals, Erbrechen, Gedächtnisstörungen, Hautausschlag, Kopfschmerzen, rote Verfärbung des Plasmas, was zu Veränderungen der Laborparameter führen kann, Rötung/Schwellung der Augen, Tachykardie, Übelkeit, ventrikuläre Extrasystolen

> Blausäure bzw. Cyanidverbindungen gelangen hauptsächlich über den Gastrointestinaltrakt (z. B. Nahrungsmittel wie Bittermandeln), die Haut (z. B. in Galvanik-Betrieben) oder den Respirationstrakt (Inhalation von Rauchgasen, wenn polymerhaltigen Gegenstände wie z. B. atmungsaktive Kleidung, Baumaterialien, Computergehäuse, DVDs, Teppiche verbrennen) in den Organismus.

> Betroffene Patienten müssen schnellstmöglich entkleidet werden und dürfen nur mit Handschuhen angefasst werden (→ Haut-zu-Haut-Kontakt muss vermieden werden).

Kontraindikationen: bei Überempfindlichkeit gegenüber dem Wirkstoff oder einem seiner Bestandteile muss eine Risikobewertung und ggf. eine Anaphylaxie-Prophylaxe verabreicht werden.

Dexametason®, Fortecortin®

Wirkstoff:	Dexamethason
Indikation:	allergische Reaktionen, COVID-19-Infektion mit Hirnödemprophylaxe und -therapie bei Hirntumoren, Pseudo Krupp, Status asthmaticus

Die RECOVERY-Studie belegte sehr eindrücklich, dass die Sterberate bei Patienten mit einer COVID-19-Infektion, einhergehend mit der Applikation von Sauerstoff und/oder künstlicher Beatmung, deutlich geringer ist als bei der Vergleichsgruppe ohne Dexamethason. Patienten mit einer COVID-19-Infektion, welche jedoch weder beatmungs- noch sauerstoffpflichtig waren, profitierten jedoch in Bezug auf die Sterblichkeit nicht von der Dexamethason-Applikation. (vergl. https://www.bfarm.de/SharedDocs/Risikoinformationen/Pharmakovigilanz/DE/RV_STP/a-f/dexamethason.html, Zugriff am 30.10.2024)

Dosierung:	*allergische Reaktionen:* 100 mg Dexamethason als Bolusinjektion langsam i.v. *Kinder:* 0,5 mg/kg KG langsam i.v. *COVID-19-Infektion:* 6 mg Dexamethason als Bolusinjektion langsam i.v. *Hirnödemprophylaxe bzw. -therapie:* 100 mg Dexamethason als Bolusinjektion langsam i.v. *Kinder:* 1–2 mg/kg KG langsam i.v. *Pseudo Krupp (Kinder):* 0,15 mg/kg KG p.o. *Status asthmaticus:* 40 mg Dexamethason als Bolusinjektion langsam i.v. *Kinder:* 0,15–0,3 mg/kg KG langsam i.v.
Wirkungsweise:	Dexamethason gehört zur Gruppe der langwirkenden Glucocordicoide und besitzt eine sehr starke, zellwandstabilisierende Wirkung. Es hemmt die Ausschüttung von Prostaglandinen (spezielle Botenstoffe bei Entzündungen) und unterdrückt somit die Entstehung bzw. das Fortschreiten eines entzündlichen Prozesses im Körper.

Dexamethason hat eine ca. 7–8-fach stärkere Wirkung als Prednisolon und eine ca. 30-fach stärkere Wirkung als Hydrocortison.

Nebenwirkungen:	Blutzuckerentgleisungen, Glaukom, Katarakt, gesteigertes Arterioskleroserisiko, Thromboserisiko, Hypertonie, Immunsuppression, Muskelatrophie, Mykosen, Osteoporose, Steroidakne, Störungen im Wasser-Elektrolythaushalt, Ulcus ventriculi, Vaskulitis

3 Die Medikamente im Überblick

> Dexamethason hat bei einmaliger Applikation, also im akuten Notfall, keine (relevanten) Nebenwirkungen.

Kontraindikationen: Überempfindlichkeit gegenüber dem Wirkstoff oder einem seiner Bestandteile (die Wahrscheinlichkeit ist äußerst gering)

Diazepam®, Valium®

Wirkstoff:	Diazepam
Indikation:	Prämedikation vor diagnostischen oder operativen Eingriffen, Status Epilepticus, akute Angstzustände, z. B. bei Myokardinfarkt, akute Erregungszustände, Tetanus
Dosierung:	1–2 Ampullen (= 10–20 mg) langsam i. v.
Wirkungsweise:	Diazepam ist der Gruppe der Tranquilizer (Sedativa, Beruhigungsmedikamente) zuzuordnen und ist chemisch gesehen ein Benzodiazepin. Diazepam wirkt hauptsächlich im limbischen System, wo Affektivität, Antrieb und Stimmung reguliert werden. Diazepam setzt sich im Körper an die Benzodiazepin-Rezeptoren, was zu einer Dämpfung des ZNS führt.
Nebenwirkung:	allergische Reaktion, Atemdepression, hohes Suchtpotential, Schläfrigkeit, Schwindel, paradoxe Wirkung (je älter der Patient, desto wahrscheinlicher die paradoxe Wirkung), Thrombophlebitis bei schneller Injektion in zu kleine Venen, Übelkeit und Erbrechen
Kontraindikationen:	Ateminsuffizienz. Intoxikation mit Alkohol, Analgetika, Sedativa, Psychopharmaka, Schlafapnoe-Syndrom, Myasthenia gravis, Neugeborene und Säuglinge bis zum Alter von 6 Monaten, Überempfindlichkeit gegenüber dem Wirkstoff oder einem seiner Bestandteile

Digimerck®

> Die Produktion der Digimerck-Produkte wurde zum 01.01.2023 eingestellt. Das Medikament ist hier dennoch aufgeführt, da es natürlich noch Restbestände auf dem Markt gibt.

Wirkstoff:	Digitoxin
Indikation:	chronische Herzinsuffizienz, Herzrhythmusstörungen, Vorhofflimmern

Digitoxin ist ein eher altes Medikament, dessen Indikationsstellung dank neuerer Therapieoptionen (ACE-Hemmer, Betablocker, Diuretika) strenger gehandhabt wird als früher.

Dosierung: Die Dosierung wird meist individuell und entsprechend dem Behandlungsverlauf festgelegt. Im Allgemeinen werden zu Beginn der i.v.-Therapie 3 x 0,25 mg/Tag langsam i.v. appliziert. Als Erhaltungsdosis werden dann täglich 1 x 0,25 mg verabreicht.

Wirkungsweise: Digitoxin wirkt hemmend auf die Natrium-Kalium-Pumpe in den Herzmuskelzellen. Durch eine gleichzeitige Beeinflussung des Nervus vagus verlangsamt Digitoxin das Herz, indem es die AV-Überleitung verzögert.

Nebenwirkungen: Bradykardie, AV-Block, Tachykardien, tachykarde Herzrhythmusstörungen bis hin zum Kammerflimmern, gastrointestinale Störungen, gestörtes Farbsehen, Schwindel

Kontraindikationen: akuter Myokardinfarkt, akute Myokarditis, Digitalisintoxikation, Glomerulonephritis, Hypoxie, Lungenerkrankungen, Myxödem, ventrikuläre Extrasystolen (VES), ventrikuläre Tachykardie, Überempfindlichkeit gegenüber dem Wirkstoff oder einem seiner Bestandteile

Dilatrend®, Diltiazem®, Dilzem®

Wirkstoff: Diltiazem

Indikation: alle Formen der Angina pectoris, Hypertonie, Ösophagusspasmus, tachykarde Herzrhythmusstörungen, Analfissur

Dosierung: initial 1 x täglich 180 bis 240 mg p. o., im Verlauf ggf. steigern, Tageshöchstdosis 540 mg p. o.

Wirkungseise: Diltiazem gehört zur Gruppe der Calciumkanalblocker. Die Reizleitung am Herzen wird verlangsamt, der Grundtonus der Koronargefäße und peripheren Arterien wird reduziert, sodass das Herz besser durchblutet/mit Sauerstoff versorgt und der Blutdruck gesenkt wird.

Nebenwirkung: allergische Reaktionen, Anstieg der Laborparameter Gamma-GT und LDH, AV-Block, Flush, Lymphknotenschwellung, Müdigkeit, periphere Ödeme, Schwächegefühl, Übelkeit und

Erbrechen, Verdauungsstörungen → Diarrhoe oder Obstipation

> Eine Kombinationstherapie aus Diltiazem und Betablockern muss unbedingt vermieden werden! Dies würde zu einer Abnahme der AV-Überleitungsgeschwindigkeit, einer Bradykardie sowie einer drastischen Abnahme der Schlagkraft führen.

Kontraindikationen: akute Lungenembolie, Asthma Bronchiale, Cor pulmonale, dekompensierte Herzinsuffizienz, entzündliche Herzerkrankungen, Leberinsuffizienz, Links- oder Rechtsschenkelblock, Prinzmetal-Angina, Überempfindlichkeit gegenüber dem Wirkstoff oder einem seiner Bestandteile

Dimenhydrinat®, Vomex®

Wirkstoff: Dimenhydrinat

Indikation: Prophylaxe und Therapie von Übelkeit und Erbrechen

Dosierung: 62 mg (1 Amp.) langsam i.v., Tageshöchstdosis von 400 mg soll nicht überschritten werden

> In der Praxis hat sich folgendes Schema bewährt: 31 mg (= ½ Amp.) als i.v.-Bolus, gefolgt von 31 mg (= ½ Amp.) + 250 ml NaCl 0,9 % als verlängerte Kurzinfusion. Dadurch sind die Nebenwirkungen weniger ausgeprägt.

Wirkungsweise: Dimenhydrinat besetzt im Gehirn spezielle Rezeptoren und wirkt dadurch auf das »Brechzentrum« ein.

Nebenwirkung: Benommenheit, Miktionsstörungen, Mundtrockenheit, Müdigkeit, Schwindelgefühl, Sehstörungen, Tachykardie

Kontraindikationen: akuter Asthmaanfall, Endwinkelglaukom, Krampfanfälle, Phäochromozytom, Prostatahyperplasie, Überempfindlichkeit gegenüber dem Wirkstoff oder einem seiner Bestandteile

Dimeticon®, Sab Simplex®

Wirkstoff: Dimeticon (Polydimethylsiloxan)

Indikation: Intoxikationen mit Schaumbildner (Spülmittel, Seifen, ...), postoperative Therapie nach Abdominaleingriffen, vor und während bildgebender Untersuchungen des Magen-Darm-Traktes, Völlegefühl und Blähungen

Dosierung: Intoxikation mit Schaumbildner: 400–800 mg Dimeticon p. o., postoperativ nach Abdominaleingriffen: 2–3 x täglich 80 mg Dimeticon p. o., vor bildgebender Diagnostik: am Vortag: 160–400 mg Dimeticon p. o, am Morgen der Untersuchung: 80–160 mg Dimeticon p. o.

Wirkungsweise: Dimeticon verringert die Oberflächenspannung von, und zerstört dadurch, Schaum- und Luftblasen. Der Wirkstoff Dimeticon wirkt rein physikalisch im Magen-Darm-Trakt und wird nicht ins Blut aufgenommen.

Nebenwirkungen: Unerwünschte Nebenwirkungen sind nicht bekannt!

Dimeticon (Polydimethylsiloxan) wird in der Literatur des Öfteren mit Simeticon (flüssiges Polydimethylsiloxan Öl (PDMS) mit festen Siliziumdioxidpartikeln) gleichgestellt. Dies ist aber nicht korrekt. Beide Wirkstoffe besitzen zwar das gleiche Indikationsprofil und sind ähnlich aufgebaut, jedoch ist Simeticon in der Wirkgeschwindigkeit dem Dimeticon deutlich überlegen, weshalb Simeticon in der Notfallmedizin dem Dimeticon vorzuziehen ist.

Kontraindikationen: Überempfindlichkeit gegenüber dem Wirkstoff oder einem seiner Bestandteile

Dipidolor®, Piritramid

Wirkstoff: Piritramid

Indikation: starke und sehr starke Schmerzen

Dosierung: *Erwachsene, akute Schmerzen:* 3,75–15 mg (1/4–1 Amp.) Piritramid langsam i. v.
Erwachsene, chronische Schmerzen: 15–30 mg (1–2 Amp.) s. c. oder i. m.
Kinder: 0,05–0,1 mg/kg KG i. v.

Um die Dosierung bei Kindern einfacher zu gestalten, wird eine Amp. Piritramid (15 mg/2 ml) mit 13 ml NaCl 0,9 % verdünnt. Somit erhält man eine Lösung von 15 mg = 15 ml. Ein Kind, das z. B. 10 kg wiegt, bekommt 0,05–0,1 mg/kg KG i. v., also 0,5–1,0 ml dieser Lösung.

Wirkungsweise: Der Wirkstoff Piritramid ist der »kleine Bruder« von Morphin. Er besetzt die µ-Rezeptoren, welche eine Analgesie und eine leicht sedierende Wirkung auslösen.

Die analgetische Potenz von Piritramid liegt im Vergleich zu Morphin bei 0,7.

Nebenwirkung: Atemdepression, Bradykardie, Miosis (temporäre Verengung der Pupillen), Harnverhalt, Hypotonie, Obstipation, Schwindelgefühl, Spasmen der Gallengänge, Übelkeit und Erbrechen

Kontraindikationen: atemdepressive Zustände, exazerbierter COPD, komatöse Zustände, Überempfindlichkeit gegenüber dem Wirkstoff oder einem seiner Bestandteile

4-DMAP®

Wirkstoff: Dimethylaminophenol

Indikation: Cyanid-Intoxikation, Schwefelwasserstoff-Intoxikation

Dosierung: 3–4 mg/kg KG i. v.

Wirkungsweise: Dimethylaminophenol ist ein relativ ungiftiger Methämoglobinbildner, der die Cyanide von Eisen am Hämoglobin abtrennt, indem es Hämoglobin (enthält II-wertiges Eisen) in Methämoglobin (enthält III-wertiges Eisen) umwandelt.

Da Dimethylaminophenol von sich aus schon Methämoglobin bildet, muss eine Mischintoxikation aus Cyanid und Kohlenmonoxid zwingend ausgeschlossen sein, da ansonsten ein sehr ausgeprägter Methämoglobinanteil im Blut kreist und somit keine Sauerstoffversorgung der Organe stattfinden kann.

Methämoglobin ist ein an den Eisenatomen »umgebildetes« Hämoglobin. Anstelle von zwei Eisenatomen besitzt es drei. Dadurch kann es keinen Sauerstoff aufnehmen. Weiterhin beeinflusst das Methämoglobin das unmittelbar angrenzende, »normale« Hämoglobin so derart, dass dieses zwar noch Sauerstoff aufnehmen, aber nicht mehr abgeben kann.

Nebenwirkung: Blutdruckabfall bei zu rascher Injektion, Hypermethämoglobinämie einhergehend mit einer Hypoxie.

Kontraindikationen: Rauchgas-Intoxikation (CO-Intoxikation), Säuglinge, Sulfitsensibles Asthma, Überempfindlichkeit gegenüber dem Wirkstoff oder einem seiner Bestandteile

Dobutamin®, Dobutrex®

Wirkstoff:	Dobutamin
Indikation:	kardiogener Schock, Herzinsuffizienz, Kardiomyopathie
Dosierung:	Spritzenpumpe 250 mg/50 ml → 2–8 ml/h
Wirkungsweise:	Dobutamin ist ein synthetisch hergestelltes Katecholamin mit einer sehr stark Herzkraft steigernden Wirkung und geringer Frequenzsteigerung. Hauptsächliche Stimulation der Beta 1-Rezeptoren, Beta 2- und Alpharezeptoren werden kaum besetzt. Steigerung des Schlagvolumens, Abnahme des peripheren Widerstandes, Steigerung des arteriellen Druckes, Steigerung der HF bei hoher Dosierung
Nebenwirkungen:	Tachykardie, VES, Steigerung des O_2-Verbrauchs des Herzens, ggf. pektanginöse Beschwerden, Kurzatmigkeit, Kopfschmerzen
Kontraindikationen:	Hyperthyreose, Hypertonie, Hypovolämie, obstruktive Kardiomyopathie, Perikarderguss, Tachykardie, Überempfindlichkeit gegenüber dem Wirkstoff oder einem seiner Bestandteile

Dolantin®, Pethidin®

Wirkstoff:	Pethidin
Indikation:	starke bis sehr starke Schmerzen

> Pethidin wirkt im Vergleich zu anderen Opioiden an Galle, Darm und Harnblase am wenigsten spasmogen, weshalb es bei Gallen- oder Nierenkoliken sowie beim Geburtsschmerz das Analgetikum der Wahl darstellt.

Dosierung:	25–50 mg Pethidin i.v. oder 25–150 mg i.m. oder s.c. Die Tageshöchstdosis von 500 mg Pethidin sollte nicht überschritten werden.
Wirkungsweise:	Pethidin hat eine starke Affinität zu den μ-Opioid-Rezeptoren, während die Affinität zu den δ- und κ-Rezeptoren eher gering ist. Somit hat Pethidin einen stark analgetischen Effekt, eine sedierende sowie husten- und atemdepressive Wirkung.

Die analgetische Potenz von Pethidin liegt im Vergleich zu Morphin bei 0,2.

Nebenwirkung: Atemdepression, Brochnospasmus, Erregungszustände, Halluzination, Herzrhythmusstörungen (Bradykardie/Tachykardie), Hypotonie, Schwindel, Sedierung, Stimmungsveränderungen, zumeist Euphorie, Übelkeit und Erbrechen, Wahnvorstellungen, Verwirrtheit

Kontraindikationen: akuter Asthmaanfall, Ateminsuffizienz, diabetische Azidose, erhöhter Hirndruck, gleichzeitige Einnahme von MAO-Hemmern, Hypothyreose, Krampfanfälle, Morbus Addison, Phäochromozytom, schwere Lebererkrankung, Überempfindlichkeit gegenüber dem Wirkstoff oder einem seiner Bestandteile

Dopamin®

Wirkstoff: Dopamin

Indikation: kardiogener und septischer Schock, forcierte Diurese bei Intoxikationen mit Antiarrhythmika und Barbiturat-Hypnotika, PEEP-Beatmung

Dopamin gehört zu den älteren Katecholaminen, welches in der interdisziplinären Notfall- und Intensivmedizin nur noch selten bzw. von vielen Kliniken nicht mehr eingesetzt wird.

Wirkungsweise: *niedrige Dosierung:*
Dopaminrezeptoren
→ Steigerung der renalen Durchblutung
→ Anstieg der Diurese
Beta 1- und 2-Rezeptoren
→ geringe Senkung des arteriellen Druckes
→ geringe Erhöhung des HZV
→ geringe Steigerung der Kontraktilität
→ geringe Senkung des peripheren Widerstandes
mittlere Dosierung:
Überwiegend Beta 1-Rezeptoren
→ Nierendurchblutung unbeeinflusst
→ starke Erhöhung des HZV
→ starke Steigerung der Kontraktilität
hohe Dosierung:
Alpha-Rezeptoren
→ Nierendurchblutung wird gesenkt
→ starker Anstieg des arteriellen Druckes

3 Die Medikamente im Überblick

> → starke Erhöhung des HZV
> → extreme Steigerung der Kontraktilität
> → extreme Steigerung des peripheren Widerstandes

Nebenwirkungen: Tachykardie, Tachyarrhythmie, ggf. Kammerflimmern/-flattern, O_2-Verbrauch des Herzens wird erhöht → pektanginöse Beschwerden, Hautnekrosen bei AVK und bei paravenöser Injektion

Kontraindikationen: Bronchialasthma, gastrointestinale Blutungen, Hyperthyreose, Phäochromozytom, Tachyarrhythmie, Volumenmangel, Überempfindlichkeit gegenüber dem Wirkstoff oder einem seiner Bestandteile

Dormicum®, Midazolam®

Wirkstoff: Midazolam

Indikation: Analgosedierung, Krampfanfälle, Langzeitsedierung bei beatmungspflichtigen Patienten, Narkoseeinleitung und -aufrechterhaltung, Prämedikation, Sedierung, z. B. für diagnostische Untersuchungen

Dosierung: *Sedierung:* 1–5 mg Midazolam i.v.-Bolus
Narkoseeinleitung: 5–10 mg Midazolam i.v.-Bolus
Langzeitbeatmung: 2–10 mg Midazolam i.v./h
Krampfanfall: 2,5–10 mg Midazolam i.v.-Bolus

> Midazolam i.v. wird in völlig unterschiedlichen Wirkstoffkonzentrationen angeboten. So gibt es beispielsweise »mg/ml-Konzentrationen«:
> 5 mg/1 ml
> 5 mg/5 ml
> 15 mg/3 ml
> 50 mg/10 ml
> 50 mg/50 ml

Wirkungsweise: Midazolam ist ein Tranquilizer aus der Gruppe der Benzodiazepine. Es hat eine zentral dämpfende, beruhigende (sedierende) sowie eine angstlösende (anxiolytische) und enthemmende Wirkung.

> Midazolam ist ein »verwandter« von Diazepam (Valium®), jedoch besitzt Midazolam eine ca. doppelt so starke Wirksamkeit. Es ist wasserlöslich (dadurch kommt es kaum zu Reizungen der betroffenen Venen) und es wird wesentlich

> schneller abgebaut als Diazepam. So fällt die Plasmakonzentration von Midazolam bereits nach ca. 15 Minuten auf rund 20% der applizierten Dosis ab.

Nebenwirkungen: Atemdepression, Halluzinationen, körperliche Abhängigkeit bei längerfristiger Behandlung, Schläfrigkeit, Schwindel, paradoxe Wirkung (je älter der Patient, desto wahrscheinlicher die paradoxe Wirkung), Übelkeit und Erbrechen

> Insbesondere bei zu schneller Injektion oder bei Überdosierung ist mit schweren kardiorespiratorischen Nebenwirkungen zu rechnen. Daher ist eine engmaschige, lückenlose Überwachung, bereitgestelltes Notfallequipment und entsprechend qualifiziertes Personal zwingend erforderlich.

Kontraindikationen: Depression, Engwinkel Glaukom, Intoxikation mit Psychopharmaka, Lebererkrankungen, Myasthenia gravis, Schizophrenie, Schwangerschaft und Stillzeit, Überempfindlichkeit gegenüber dem Wirkstoff oder einem seiner Bestandteile

Ebrantil®, Urapidil®

Wirkstoff: Urapidil

Indikation: schwere und schwerste Formen der Hypertonie, hypertensive Notfälle

Dosierung: 10–20 mg Urapidil als langsamer i.v.-Bolus, ggf. bedarfsadaptierte Repetition, 250 mg Urapidil-Perfusor (5 mg = 1 ml) Flussrate: 1–4 ml/h

Wirkungsweise: Urapidil ist ein Alpha-Rezeptoren-Blocker. Es bindet die postsynaptischen Alpha 1-Rezeptoren, was zu einer sofortigen Abnahme des Gefäßwiderstandes führt. Durch die gleichzeitige Stimulation der Serotoninrezeptoren wird reflektorische Tachykardie vieler anderer Antihypertensiva verhindert.

Nebenwirkungen: Müdigkeit, Schwindel, Kopfschmerzen, Übelkeit, Hypotonie, Herzrhythmusstörungen

Kontraindikationen: Aortenisthmusstenose, pathologischer arteriovenöser Shunt, Risikoabwägung bei Schwangerschaft, Überempfindlichkeit gegenüber dem Wirkstoff oder einem seiner Bestandteile

Empressin®

Wirkstoff: Argipressin

Argipressin ist eine dem körpereigenen Hypophysenhinterlappenhormon Vasopressin nachempfundene Substanz. Die Wirkung entspricht vollständig dem Vasopressin.

Argipressin soll lichtgeschützt und bei einer Temperatur von ca. 5 °C gelagert werden.

Indikation: katecholaminresistente Hypotonie im Rahmen des septischen Schocks

Argipressin soll nicht als »single-use«, sondern als Ergänzung bzw. Kombination zur konventionellen Katecholamin-Therapie verwendet werden.

Argipressin darf nicht als Bolus verabreicht werden. Es muss eine Infusionslösung aus 48 ml NaCl 0,9 % + 2 ml Empressin = 9 mg/ml bzw. 0,8 i. E./ml hergestellt und über Perfusor appliziert werden.

Dosierung: 0,01 i. E./Minute = 0,06 i. E./h → 0,75 ml/h Flussrate
Bei Bedarf kann die Dosis alle 15–20 Minuten erhöht werden:
0,02 i. E./Minute = 0,12 i. E./h → 1,50 ml/h Flussrate
0,03 i. E./Minute = 0,18 i. E./h → 2,25 ml/h Flussrate
0,04 i. E./Minute = 0,24 i. E./h → 3,00 ml/h Flussrate
0,05 i. E./Minute = 0,30 i. E./h → 3,75 ml/h Flussrate

Laut der offiziellen Gebrauchsinformation der Herstellerfirma (Orpha-Devel Handels und Vertriebs GmbH) kann die Dosierung bis auf 0,03 i. E. gesteigert werden. Jedoch kann die Dosis entsprechend dem MAD-Zielwert angepasst werden. Hier erfolgt aber auch der klare Hinweis, dass bei Dosierungen über 0,03 i. E./Minute das Risiko für Darm- und Hautnekrosen sowie das Risiko eines Herzstillstands deutlich erhöht ist.

Wirkungsweise: Durch die Aktivierung der V1- und V2-Rezeptoren wird einerseits Wasser aus dem Primärharn in das Gefäßsystem rückresorbiert, andererseits wird die glatte Gefäßmuskulatur kontrahiert, sodass der Blutdruck steigt.

Nebenwirkungen: ACS-Symptomatik, Apathie CAVE: Wasservergiftung, Arrhythmien, Benommenheit CAVE: Wasservergiftung, Bronchospasmus, Flatulenzen, Kopfschmerzen CAVE: Wasservergiftung, Krämpfe im Abdomen, Mesenterialischämie,

3 Die Medikamente im Überblick

	Myokardischämie, Schweißausbrüche, Schwindel, Übelkeit und Erbrechen, Wasservergiftung
Kontraindikationen:	Asthma bronchiale, Herz- und Gefäßerkrankungen, kardiogener Schock, Kinder und Neugeborene, Krampfleiden, Überempfindlichkeit gegenüber dem Wirkstoff oder einem seiner Bestandteile

Efient®

Wirkstoff:	Prasugrel
Indikation:	akutes Koronarsyndrom (als Kombi-Präparat mit ASS®), Patienten mit ACS, bei denen eine primäre oder verzögerte perkutane Koronarintervention (PCI) erfolgt, NSTEMI, STEMI
Dosierung:	Initialdosis (»Loadingdose«) 60 mg, Erhaltungsdosis 10 mg/Tag
Wirkungsweise:	Prasugrel gehört zur Gruppe der Thrombozytenaggregationshemmer.
Nebenwirkungen:	Anämie, Blutungen im Gastrointestinal- und/oder Urogenitaltrakt, Blutungen/Hämatome an Punktionsstellen, Bradykardie, Herzrhythmusstörungen, Vorhofflimmern

> Patienten, die in ihrer Vergangenheit einen Apoplex oder eine TIA erlitten haben, erleiden unter der Efient-Therapie häufig einen weiteren Schlaganfall.
> Die in vielen Kliniken durchgeführte »Prämedikation« mit 60 mg Efient® vor der Koronarangiographie ist aufgrund des erhöhten Blutungsrisikos nicht mehr empfohlen. Gemäß den aktuellen Leitlinen der DGK soll Prasugrel frühestens unmittelbar vor dem Eingriff, besser aber direkt danach, verabreicht werden.

Kontraindikationen:	Schlaganfall oder TIA in der Anamnese, schwere Leberfunktionsstörung, Überempfindlichkeit gegenüber dem Wirkstoff oder einem seiner Bestandteile

Esketamin®, Ketanest S®

Wirkstoff:	Esketamin

> Ketamin ist in der Liste der unentbehrlichen Arzneimittel der Weltgesundheitsorganisation (WHO) aufgeführt.

> Esketamin ist die Weiterentwicklung des ursprünglichen Ketamins. Es wirkt stärker analgetisch und ist in den psychischen Nebenwirkungen deutlich schwächer.

Indikation: Analgesie in der Notfallmedizin, Einleitung und Durchführung einer Vollnarkose (in Kombination mit einem Hypnotikum), Depressionen, Status asthmaticus

Dosierung: *Analgesie*
0,125–0,25 mg/kg KG langsam i.v. oder
0,25–0,5 mg/kg KG i.m.
Narkoseeinleitung und Status asthmaticus
0,5–1,0 mg/kg KG (bei Bedarf bis 2,5 mg/kg KG) langsam i.v. oder
2–4 mg/kg KG i.m.

Wirkungsweise: Esketamin blockiert spezielle Rezeptoren (NMDA-Rezeptoren) im Zentralnervensystem und wirkt zusätzlich anregend auf das sympathische Nervensystem. Dies bewirkt, dass der Patient analgosediert ist, aber der Muskeltonus erhalten bleibt. Die anregende Wirkung auf den Nervus Sympathikus hat zusätzlich den positiven Effekt, dass der Blutdruck des Patienten mehr oder weniger stark ausgeprägt gesteigert wird.

Nebenwirkung: Alpträume, Atemdepression bei zu schneller Injektion, Blutdruckanstieg, Bronchodilatation, Erregungszustände, Halluzinationen, Hyperakusis (gesteigertes Hörvermögen), Sehstörungen, Schwindelgefühl, Steigerung des Hirndrucks, Steigerung des myokardialen Sauerstoffverbrauchs, Tachykardie, Übelkeit und Erbrechen

> Alpträume durch Ketamin sind zusätzlich auch häufig durch Lärm und Licht getriggert. Laute Stimmen, Straßenlärm, aber auch helles Licht oder die »Blaulicht-Blitzer« der Einsatzfahrzeuge sind Faktoren, die sehr schlimme Alpträume unter Ketamin auslösen können.

> In der Praxis hat sich eine Kombination aus Midazolam und Esketamin bewährt. Diese Kombination reduziert die Wahrscheinlichkeit, dass der Patient Alpträume bekommt, erheblich. Darum zuerst Midazolam, kurz warten, dann Esketamin verabreichen.

Kontraindikationen: Eklampsie und Präklampsie, erhöhter Hirndruck, Hypertonie, Überempfindlichkeit gegenüber dem Wirkstoff oder einem seiner Bestandteile

Esmeron®, Rocuronium®

Wirkstoff:	Rocuronium
Indikation:	Alternative zu Succinylcholin, wenn diese kontraindiziert ist, Muskelrelaxans im Rahmen der Allgemein-/Vollnarkose, Erleichterung der Intubation, Relaxierung bei Beatmungstherapie
Dosierung:	0,6 mg/kg KG Rocuronium i.v., Repetition mit 0,15 mg/kg KG Rocuronium i.v., Rapid Sequence Induction & Intubation (= RSII), 1–1,5 mg/kg KG Recuronium i.v. *Dauerinfusion/Perfusor:* 0,3–0,6 mg/kg KG h i.v.

Rocuronium ist mit das am schnellsten wirkende nichtdepolarisierende Muskelrelaxan. Bereits 60–90 Sekunden nach der Injektion ist der Patient vollständig relaxiert.

Wirkungsweise:	Rocuronium gehört zur Gruppe der nicht depolarisierenden Muskelrelaxantien. Es besetzt die cholinergen Rezeptoren an der motorischen Endplatte, sodass das Acetylcholin hier nicht mehr aktiv werden kann. Dadurch wird verhindert, dass die Zellen sich depolarisieren können, wodurch auch folglich keine Muskelkontraktion möglich ist.
Nebenwirkungen:	allergische Reaktionen, Hypotonie, Injektionsschmerz, Mundtrockenheit, Schmerzen an der Injektionsstelle, Tachykardie
Kontraindikationen:	fehlende Möglichkeit der Atemwegssicherung und Beatmung, Überempfindlichkeit gegenüber dem Wirkstoff oder einem seiner Bestandteile

Esmocard®, siehe Breviblock®

Esmolol®, siehe Breviblock®

Esomeprazol®, Nexium®, Omeprazol®

Wirkstoff:	Esomeprazol

Esomeprazol ist ein sogenanntes Isomer von Omeprazol: Die beide Wirkstoffe sind miteinander »verwandt«. Isomer bedeutet, dass beide Wirkstoffe chemische Verbindungen mit der identischen Summenformel und Molekülmasse, aber unterschiedlicher Strukturformel sind.

Indikation: Gastritis, gastroösophageale Refluxkrankheiten, Helicobacter pylori-Infektionen, Refluxösophagitis, Stressulcusprophylaxe im Rahmen der Intensivtherapie, Ulcus ventriculi und duodeni, Zollinger-Ellison-Syndrom

Dosierung: Intensivtherapie: 1–2 x tägl. 40 mg i.v.

> Die Dosis kann, z. B. bei akuten Blutungen im oberen Gastrointestinaltrakt, auf 3 x 40 mg i.v. erhöht werden.

Wirkungsweise: Der Wirkstoff der Protonenpumpeninhibitoren wird über den Dünndarm ins Blut aufgenommen. Von hier aus gelangt er in die Parietalzellen im Magen, wo er – aufgrund des sauren pH-Wertes – in Sulfenamide umgewandelt wird. Diese Sulfenamide blockieren spezielle Enzyme, sodass weniger Magensäure gebildet wird und sich die Magenschleimhaut wieder regenerieren kann.

> In verschiedenen ph-Metrie-Studien konnte hinsichtlich dem intragastralen pH eine deutliche Überlegenheit von Esomeprazol gegenüber Pantozol nachgewiesen werden (vergl. Z Gastroenterol 2004; 42–P054 DOI: 10.1055/s-2004-831508).

Nebenwirkungen: Darmregulationsstörungen (Durchfall, Obstipation), depressive Verstimmungen, Gynäkomastie, Hörverlust, Hypomagnesiämie, Kopfschmerzen, Muskelschwäche, Obstipation, Parästhesien, Schwindelgefühl, Übelkeit und Erbrechen, Veränderungen im Blutbild, Visusverminderung

Kontraindikationen: Überempfindlichkeit gegenüber dem Wirkstoff oder einem seiner Bestandteile

Etomidat®, Hypnomidate®

Wirkstoff: Etomidat

Indikation: Kurznarkosen, z.B. zur Intubation oder auch Kardioversion, Narkoseeinleitung, therapieresistenter Status epilepticus

> Gemäß der S3-Leitlinie Polytrauma wird Etomidat nicht zur Narkoseeinleitung polytraumatisierter Patienten empfohlen.

Dosierung: 0,15–0,3 mg/kg KG Etomidat i.v., Repetition mit 0,1 mg/kg KG

3 Die Medikamente im Überblick

Wirkungsweise: Etomidat aktiviert die GABA-Rezeptoren, woraus eine dämpfende Wirkung auf den Hirnstamm resultiert.

Etomidat ist ein reines Hypnotikum, es besitzt keinerlei analgetische Potenz.

Nebenwirkungen: Atemstillstand, Injektionsschmerz (darum soll Etomidat bevorzugt in großlumige Venen appliziert werden), Myoklonien, reversible Senkung des Aldosteron- und Cortisolspiegels, Thrombophlebitis, Übelkeit und Erbrechen

Von einer längeren (mehrere Stunden bis Tage) Anwendung von Etomidat muss dringend abgeraten werden. Die daraus resultierende Senkung des Aldosteron- und Cortisolspiegels geht mit einer signifikanten Mortalität einher.

Kontraindikationen: fehlende Möglichkeit der Atemwegssicherung und Beatmung, Überempfindlichkeit gegenüber Erdnüssen und/oder Soja, Überempfindlichkeit gegenüber dem Wirkstoff oder einem seiner Bestandteile

Favistan®, Methizol®, Thiamazol®, Thyrozol®

Wirkstoff: Thiamazol

Indikation: Hyperthyreose, Operationsvorbereitung bei Patienten mit Hyperthyreose, thyreotoxische Krise

Dosierung: Therapie der thyreotoxischen Krise: initial 80 mg Thiamazol i.v., gefolgt von 120 bis 240 mg Thiamazol i.v., 120 bis 240 mg als Dauerinfusion über 24 h.

Wirkungsweise: Thiamazol verhindert die Bindung von Iod an spezielle Schilddrüsenenzyme und verhindert dadurch die Produktion der Schilddrüsenhormone Triiodthyronin (T3) und Thyroxin (T4) in der Schilddrüse.

Nebenwirkungen: allergische Hauterscheinungen wie Pruritus, Exanthem und Urtikaria, Erhöhung der alkalischen Phosphatase, Haarausfall, Leukopenie, Myalgien, Psychosen, Thrombozytopenie

Eine Differenzierung der Symptome, ob die Ursache in der Hyperthyreose oder tatsächlich im Arzneimittel liegt, ist nicht eindeutig möglich.

Kontraindikationen: Granulozytopenie, Thiamazol oder Carbimazol induzierte Knochenmarksschädigung, Thyreostatika induzierte Pankreatitis in der Anamnese, Überempfindlichkeit gegenüber dem Wirkstoff oder einem seiner Bestandteile

Fenistil®, Histakut®

Wirkstoff:	Dimetinden
Indikation:	anaphylaktische Reaktionen
Dosierung:	1–2 Ampullen (= 4–8 mg) pro Tag, 0,1 mg/kg KG Dimetinden als Bolus langsam i.v. (im Akutfall)
Wirkungsweise:	Der Wirkstoff Dimetinden gehört zur Gruppe der Histamin-1-Rezeptorenantagonisten. Dadurch, dass die H1-Rezeptoren blockiert sind, kann kein Histamin freigesetzt werden, sodass dadurch die allergische Reaktion unterbunden wird.
Nebenwirkung:	Atemnot, Bewusstlosigkeit, Blutdruckabfall, Kopfschmerzen, Rastlosigkeit, Schwindel, Schläfrigkeit, Tachykardie, Übelkeit und Erbrechen, Verwirrtheitszustand, Rastlosigkeit
Kontraindikationen:	Glaukom, Prostatahyperplasie, Schwangerschaft und Stillzeit (aufgrund der unzureichenden Datenlage), Überempfindlichkeit gegenüber dem Wirkstoff oder einem seiner Bestandteile

Fenoterol®, siehe Berotec®

Fentanyl®

Wirkstoff:	Fentanyl
Indikation:	Analgesie bei sehr starken Schmerzen, Analgesie während Operationen, Analgesie im Rahmen der Intensivtherapie, Prämedikation vor Vollnarkosen
Dosierung:	0,05–0,1 mg/kg KG Fentanyl langsam i.v.
Wirkungsweise:	Fentanyl ist ein sehr potentes und schnell wirksames Analgetikum aus der Gruppe der Opiate. Der Wirkungseintritt ist nach wenigen Sekunden und dauert, je nach Injektionsdosis mindestens 20–30 Minuten. Fentanyl hat eine starke Affinität zu den µ-Opioid-Rezeptoren, ist aber auch affin zu den δ- und κ-Rezeptoren. Somit hat Fentanyl einen stark analgetischen Effekt, eine euphorisierende und sedierende sowie husten- und atemdepressive Wirkung.

> Wiederholte Gaben von Fentanyl können schnell zur Toleranzentwicklung sowie zur körperlichen und psychischen Abhängigkeit (Sucht) führen.

> Die analgetische Potenz von Fentanyl ist im Vergleich zu Morphin ca. 100–200 x stärker!

Nebenwirkungen: allergische Reaktionen (sehr selten), Atemdepression bis hin zum Atemstillstand, Bewusstseinsstörungen, Blutdruckabfall, Bradykardie, Gallenwegsspasmen, Juckreiz, Kopfschmerzen, Miosis, Obstipation, Opioid-Husten, Schwindel, Schwitzen, Übelkeit und Erbrechen

Kontraindikationen: akute Bewusstseinsstörungen, COPD, Myasthenia Gravis, Schwangerschaft und Stillzeit, schwere Leber- und/oder Nierenfunktionsstörungen, Überempfindlichkeit gegenüber dem Wirkstoff oder einem seiner Bestandteile

Flumazenil®, siehe Anexate®

Fortecortin®, siehe Dexametason®

Furosemid®, Lasix®

Wirkstoff: Furosemid

Indikation: Herzinsuffizienz, akutes Asthma cardiale, Lungenödem, Hypertonie

Dosierung: Im Akutfall werden bis zu 1 mg/kg KG Furosemid langsam i.v. appliziert. Im Normalfall werden 20–40 mg Furosemid langsam i.v. appliziert. Eine Repetition ist nach ca. 15 Minuten möglich. Außerhalb der Notfallsituation wird die Furosemid-Dosierung ganz individuell auf die Patientensituation angepasst.

Wirkungsweise: Furosemid gehört zu den sogenannten »Schleifendiuretika« und wirkt in der Henleschen Schleife. Dabei wirkt es hemmend auf die Natrium-Kalium-Rückresorbtion. Nach ca. 10–15 Minuten ist mit einer beginnenden bzw. gesteigerten Diurese zu rechnen.

Nebenwirkungen: Hypokaliämie, Hyponatriämie, Hypotonie, Herzrhythmusstörungen, reversible Hörstörungen, Tetanie, Hyperurikämie, Dehydratation, allergische Reaktion

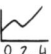
Aufgrund seiner geringen Kompatibilität mit anderen Medikamenten sollte Furosemid® grundsätzlich an einem separaten Zugang verabreicht werden.

Kontraindikationen: Dehydratation, Hypovolämie, Hyponatriämie, Leberfunktionsstörungen, Überempfindlichkeit gegenüber dem Wirkstoff oder einem seiner Bestandteile

Gilurytmal®

Wirkstoff:	Ajmalin
Indikation:	Reanimation bei Kammerflimmern, wenn kein Amiodaron zur Verfügung steht, Z. n. Kammerflimmern/-flattern, wenn kein Amiodaron zur Verfügung steht, supra-/ventrikuläre Tachykardie, supra-/ventrikuläre Extrasystolen, WPW-Syndrom
Dosierung:	50 mg als langsamer i.v.-Bolus (Injektionszeit mindestens 5 Minuten), Repetition nach mindestens 10 Minuten möglich, 0,5–1,0 mg/kg KG/h bei Applikation per Perfusor (250 mg/ 50 ml)

Bei Patienten mit dekompensierter Herzinsuffizienz oder nach Myokardinfarkt sollte die Injektionszeit des i.v.-Bolus auf 15–20 Minuten ausgedehnt werden.

Wirkungsweise:	Verlangsamung des Aktionspotentials und Verlängerung der Refraktärzeit. Dadurch kommt es zur Verlangsamung der Reizleitung im Bereich AV-Knoten, His-/Purkinje-System. Hemmung der Sinusaktivität, Abnahme der Autonomiefähigkeit im Purkinje-System.
Nebenwirkungen:	AV-Block oder Asystolie bei zu rascher Applikation bzw. bei Überdosierung, Bradykardie, geringfügige Senkung der Kontraktionskraft, ggf. allergische Reaktionen, Krampfanfälle, Kreislaufregulationsstörungen, paradoxe Arrhythmien, insbesondere bei Patienten mit KHK

Die CAST-Studie (Cardiac Arrhythmia Supression Trial) belegte bereits Ende der 1990er Jahre die eindeutige Überlegenheit von Ajmalin gegenüber Lidocain (Gilutytmal vs. Xylocain). Nachdem die o. g. Studie in der BRD durch verschiedene Untersuchungen bestätigt wurde, stehen sich die beiden Antiarrhythmika, sofern kein Amiodaron verfügbar ist, in der Therapie nach Kammerflimmern gleichwertig gegenüber.

3 Die Medikamente im Überblick

Kontraindikationen: AV-Block, Bradykardie, Herzinsuffizienz, Hypotonie, Leberinsuffizienz, Myokardinfarkt innerhalb der vergangenen drei Monate, Niereninsuffizienz, Sick-Sinus-Syndrom, Überempfindlichkeit gegenüber dem Wirkstoff oder einem seiner Bestandteile

Glukose 10%, Glucose 40%

Wirkstoff: Glukose

1 Amp. Glukose 10% = 10 ml Lösung = 1 g Glukose, 1 Amp. Glukose 40% = 10 ml Lösung = 4 g Glukose

Indikation: Hypoglykämie

Dosierung: *Erwachsene:* 8–16 g (= 2–4 Amp.) Glukose i. v., Repetition nach Wirkung

Im Notfall, bei akuter Hypoglykämie einhergehend mit Bewusstlosigkeit und/oder Krampfanfall: 12 g (= 3 Amp. Glukose 40%) i. v.

Kinder: 3 ml Glucose 10% kg KG i. v., Repetition nach Wirkung

Wirkungsweise: Steigerung der Blutglukosekonzentration, Wirkungseintritt nach ca. 2–4 Minuten

3 Amp. Glukose 40% (= 12 g Glukose) erhöhen den Blutzucker um ca. 100–120 mg/dl.

Die Wirkung von i. v. applizierter Glukose lässt relativ schnell wieder nach. Darum sollten, auch bei Zustandsbesserung des Patienten, engmaschige BZ-Kontrollen erfolgen.

Sauerstoff und Glukose sind das Lebenselixier des Gehirns. Wird dem Körper keine Glukose zugeführt oder fällt der Blutzuckerspiegel zu tief ab, folgen unweigerlich Funktionsstörungen des Gehirns, welche sich anfangs noch als harmlose Konzentrationsstörungen darstellen können, dann aber auch schnell zu Bewusstseinsstörungen bis hin zur Bewusstlosigkeit und oder Krampfanfällen führen können. Ohne rechtzeitige Glukosezufuhr gehen Gehirnzellen zugrunde, was wiederum im Worst-Case-Szenario zum Tod des Patienten führt.

Nebenwirkung: Injektionsschmerz, Nekrosen bei paravenöser Injektion, Venenreizung

Um die Nebenwirkungen zu minimieren oder gar vollständig zu vermeiden, sollte:

- zur Lagekontrolle der VVK zunächst eine Blutaspirationsprobe entnommen werden,
- Glukose 40% z. B. mit NaCl 0,9% 1:1 verdünnt werden und
- die Injektion parallel zu einer laufenden Infusion erfolgen.

Kontraindikationen: Hyperbilirubinämie, Hyperglycämie, Hypokaliämie, hypotone Dehydratation, metabolische Azidose, Schock, Überempfindlichkeit gegenüber dem Wirkstoff oder einem seiner Bestandteile

Haemopressin®, Terlipressin®, Variquel®

Wirkstoff	Terlipressin
Indikation:	Ösophagusvarizenblutung, Senkung des Pfortaderdrucks, venöse bronchiale Blutung
Dosierung:	1–2 mg i.v. als Initialdosis, dann 1 mg i.v. alle 4–6 h als Erhaltungsdosis (Maximaldosis 6 x 20) µg/kg KG am Tag
Wirkungsweise:	Haemopressin führt zur Kontraktion der glatten (Organ-)Muskulatur, woraus eine Minderdurchblutung des Splachnikusgebiets resultiert. Dies wiederum senkt den Pfortader- und den Ösophagusvenendruck.
Nebenwirkungen:	Angina pectoris bis hin zum Myokardinfarkt, Steigerung des systemischen Blutdrucks, Bradykardie, Bronchospasmus, Reduktion der Diurese infolge der Verminderung der Nierendurchblutung, Steigerung der Darmperistaltik, Steigerung der Uteruskontraktion

Die Therapie sollte nicht länger als drei Tage dauern.

Wegen der Gefahr einer Myokardischämie empfiehlt sich, insbesondere bei Patienten mit kardialer Vorgeschichte, die Haemopressin-Therapie in Kombination mit Glycerolnitrat in einer Spritzenpumpe mit einer Laufrate von 1–2 mg/h.

Kontraindikationen: Koronarinsuffizienz, Schwangerschaft, Überempfindlichkeit gegenüber dem Wirkstoff oder einem seiner Bestandteile

Haldol®, Haloperidol®

Wirkstoff: Haloperidol

Indikation: akutes psychotisches Syndrom, akutes Delir, Halluzinationen, psychomotorische Erregungszustände, Wahnvorstellungen

Dosierung: 2–5 mg Haloperidol i.m., Repetition nach Bedarf. Die empfohlene Tageshöchstdosis liegt bei 30 mg Haloperidol, jedoch sind auch Ausnahmefälle mit bis zu 100 mg Haloperidol am Tag beschrieben (vergl. Haloperidol: Wirkung, Anwendung, Nebenwirkung – NetDoktor.de).

> Haloperidol ist aufgrund seiner kardialen Nebenwirkungen nicht mehr als i.v.-Medikament zugelassen. Dennoch wird es weiterhin als »off-label-use« intravenös verabreicht. Dabei ist zu beachten, dass dies unter intensivmedizinischen Bedingungen stattfindet und der Patient engmaschig auf EKG-Veränderungen, insbesondere QT-Verlängerungen, überwacht wird.

Wirkungsweise: Haloperidol besetzt im Gehirn die Dopamin-Rezeptoren (D1–D4), sodass diese für den Botenstoff Dopamin blockiert und somit nicht mehr verfügbar sind. Daraus resultiert dann, dass sich der Dopaminspiegel normalisiert und übersteigerte Emotionen und Wahnvorstellungen nachlassen. Weiterhin regulieren sich dann auch die innere Unruhe und gesteigerte Nervosität in ein normales Level.

Nebenwirkung: Benommenheit, Blutdruckabfall
EKG-Veränderungen: AV-Blockierungen, Arrhythmien, Schenkelblock, QT-Verlängerung (CAVE: Long QT-Syndrom), ventrikuläre Arrhythmien
Miktionsschwierigkeiten, Müdigkeit, Obstipation, orthostatische Regulationsstörungen, zerebrale Krampfanfälle

Kontraindikationen: akute Hypokaliämie, Bewusstseinsstörungen im Sinne von Somnolent oder Koma, dekompensierte Herzinsuffizienz, frischer Myokardinfarkt, Long QT-Syndrom, Morbus Parkinson, Torsade de pointes-Ereignisse in der Anamnese, ventrikuläre Arrhythmien in der Anamnese, Überempfindlichkeit gegenüber dem Wirkstoff oder einem seiner Bestandteile

Heparin®

Wirkstoff:	Heparin
Indikation:	Therapie und Prophylaxe von Lungenembolie, Thrombose, akutes Koronarsyndrom, akuter Myokardinfarkt
Dosierung:	Die initiale Loading Dose bei Patienten mit ACS-Symptomen beträgt 5.000 i. E. Heparin i. v. Die weitere Therapie mit Gerinnungshemmern wird sehr unterschiedlich und stets individuell gehandhabt.
Wirkungsweise:	Heparin bindet sich an verschiedene Antithrombinmoleküle, insbesondere aber an das Antithrombin III (AT III). Diese AT III-Heparin-Verbindung blockiert die Wirkung der Gerinnungsfaktoren II, IX, X, XI und XII.

> Benötigt der Patient außergewöhnlich hohe Dosen Heparin bzw. zeigt sein Gerinnungssystem keine oder nur eine sehr geringe Reaktion auf Heparin, könnte ein Antithrombin-Mangel vorliegen. Darum sollte bei der Heparin-Therapie stets auch der Antithrombin-Wert im Blut kontrolliert werden und ggf. Kybernin® appliziert werden.

Nebenwirkungen:	Blutungen im Gastrointestinal- und/oder Urogenitaltrakt, Blutungen/Hämatome an Punktionsstellen, Heparin-induzierte Thrombozytopenie (HIT Typ I oder II)
Kontraindikationen:	aktive stärkere Blutungen, allergisch bedingte Thrombozytopenie (Typ II) durch Heparin, bevorstehende Eingriffe mit erhöhtem Blutungsrisiko, Hirnarterienaneurysma, Hirnblutung, Lumbalpunktion, offene Wunden, Peridural- oder Spinalanästhesie, septische Endokarditis, Ulzera im Gastro-Intestinal-Trakt, Überempfindlichkeit gegenüber dem Wirkstoff oder einem seiner Bestandteile

Humanalbumin®

Wirkstoff:	Humanalbumin
Indikation:	Hypoalbuminämie (Albumin-Mangel) im Rahmen von Aszites, Blutungen oder Verbrennungen, Hyperbilirubinämie, Hypovolämie, Leberzirrhose, Ödeme in Armen und oder Beinen, Schock, Sepsis

Dosierung: Als Faustformel gilt: 4–5 g/kg KG Human-Albumin i.v. mit einer Flussgeschwindigkeit von ca. 5 ml/Minute

Die Dosierung und Flussgeschwindigkeit soll den individuellen Bedürfnissen des Patienten angepasst werden. Als Anpassungsfaktoren gelten:

- Gewicht des Patienten
- Körpergröße des Patienten
- Schweregrad der Erkrankung bzw. des Traumas
- Schweregrad der Protein- und Flüssigkeitsverluste

Wirkungsweise: Albumin übernimmt im Organismus drei wichtige Funktionen: wasserbindende Funktion, Transportfunktion (z.B. von Vitaminen, Hormonen, Medikamenten), pH-Wert-stabilisierende Funktion

Nebenwirkungen: anaphylaktischer Schock, Ausschlag, Atemnot, Blutdruckabfall, Fieber, Herzrhythmusstörungen (Bradykardie oder Tachykardie), Kopfschmerzen, Schwellungen der Augen und der Mund-, Nasenschleimhäute

Kontraindikationen: dekompensierte Herzinsuffizienz, Lungenödem, Verdünnungskoagulopathie, Überempfindlichkeit gegenüber dem Wirkstoff oder einem seiner Bestandteile

Hydrocortison®

Wirkstoff: Hydrocortison

Hydrocortison besitzt eine sehr große Bandbreite an Einsatzmöglichkeiten, welche jedoch für die Notfall- und interdisziplinäre Intensivmedizin nicht relevant sind. Darum wird hier auch nur der intensivmedizinische Einsatz besprochen.

Indikation: schwerer Schock mit hochdosierter Katecholamintherapie, akute Nebennierenrindeninsuffizienz, adrenogenitales Syndrom, wenn ein rascher Wirkeintritt erforderlich ist oder wenn Anwendung von Hydrocortison-Tabletten nicht möglich ist

Dosierung: 100 mg langsam i.v. (in Notfällen bis 500 mg über 10 Minuten i.v.), 100–250 mg i.v. + 50 ml Glucose 5% als Perfusor über 24 h

Wirkungsweise: antiallergisch, antiinflammatorisch (entzündungshemmend), immunsuppressive Wirkung durch Hemmung der schnellen

Vermehrung und des Wachstums von T-Lymphozyten, Steigerung der Thrombozytenzahl im Blut, verbesserte Reaktion der Gefäße auf Katecholamine, Verbesserung der Mikrozirkulation im Schock

Nebenwirkung: Blutzuckerentgleisungen, Elektrolytstörungen (Hypokaliämie, Hypernatriämie), Veränderungen im Blutbild, gesteigertes Thromboserisiko, Immunsuppression, Gemütsschwankungen (Euphorie und Depression)

Kontraindikationen: Überempfindlichkeit gegenüber dem Wirkstoff oder einem seiner Bestandteile

Ibuprofen®, Ibuflam®, Ibu-Ratiopharm®, Nurofen®

Wirkstoff: Ibuprofen

Indikation: akute aber leichte bis mäßig starke Schmerzen, chronische Schmerzzustände, Ductus arteriosus Botalli (angeborener Herzfehler), entzündliche Weichteil-Erkrankungen, posttraumatische Schwellungen und Entzündungen

Dosierung: Erwachsene (und Jugendliche ab 12 Jahren/40 kg KG) 400–800 mg Ibuprofen p. o. Die Tageshöchstdosis von 2400 mg Ibuprofen sollte nicht überschritten werden.

Ibuprofen ist bis 400 mg/Tbl. freiverkäuflich und zur Selbstmedikation zugelassen. Höhere Dosierungen können nach ärztlicher Anordnung erfolgen.

Kinder:

- Lebensjahr (5–9 kg KG): 50 mg Ibuprofen alle 8 Stunden
- 1 bis 3 Jahre (10–15 kg KG): 100 mg Ibuprofen alle 8 Stunden
- 4 bis 6 Jahre (16–20 kg KG): 150 mg Ibuprofen alle 8 Stunden
- 6 bis 9 Jahre (20–29 kg KG): 200 mg Ibuprofen alle 8 Stunden
- 10 bis 11 Jahre (30–39 kg KG): 200 mg Ibuprofen alle 6 Stunden

Wirkungsweise: Der Wirkstoff Ibuprofen gehört zur Gruppe der NSAR. Er wirkt antiinflammatorisch (entzündungshemmend), analgetisch (schmerzlindernd) und leicht antipyretisch (fiebersenkend). Die Wirkung von Ibuprofen liegt in der Hemmung der Cyclooxygenase, also einem Enzym, das die körpereigene Bildung von Prostaglandinen blockiert. Prostaglandine sind Botenstoffe, die eine wichtige Rolle bei Entzündungsprozessen einnehmen und bei Schmerzereignissen mit den entsprechenden Rezeptoren interagieren. Die Hemmung der Prostaglandine führt also zu einem abgeschwächten Entzündungsprozess und zu einem geringeren Schmerzempfinden.

Da die Cyclooxygenase aber auch an der Bildung von gerinnungssteigernden Thromboxanen mitwirkt, diese aber durch das Ibuprofen verlangsamt ist, wird die Gerinnbarkeit des Blutes herabgesetzt.

NSAR werden mit einem gesteigerten Risiko für die Entstehung einer Herzinsuffizienz und den plötzlichen Herztod in Verbindung gebracht (vergl. https://herzstiftung.de/infos-zu-herzerkrankungen/gerinnungshemmung-und-medikamente/ibuprofen#:~:text=Wirkung%20von%20Ibuprofen&text=Im%20K%C3%B6rper%20hemmt%20Ibuprofen%20Enzyme,etwa%20vier%20bis%20sechs%20Stunden, Zugriff am 30.10.2024).

Nebenwirkung:	Bauchschmerzen, Blähungen, Diarrhoe aber auch Obstipation, Magenschleimhautentzündung, Müdigkeit, Sodbrennen, Teerstuhl, Ulcera im Magen-Darm-Trakt, Übelkeit und Erbrechen

Iuprofen verstärkt die gerinnungshemmende Wirkung von Clopidogrel. Ebenso steigert es die blutzuckersenkende Wirkung von Metformin.

Kontraindikationen: aktive Blutungen, letztes Trimenon in der Schwangerschaft, schwere Herzinsuffizienz (NYHA III–IV), schwere Leber- oder Nierenfunktionsstörungen, peptische Ulzera oder Hämorraghien, Überempfindlichkeit gegenüber dem Wirkstoff oder einem seiner Bestandteile

Ilomedin®, Iloprost®

Wirkstoff:	Iloprost

Indikation:	pulmonale Hypertonie, Thrombangiitis obliterans

Dosierung	*inhalativ:* 2,5 bis 5 µg pro Inhalation, bis zu 9 x täglich
intravenös: 0,5 ng/kg KG/min i.v., dann halbstündlich bis auf 2,0 ng/kg KG/min i.v. (vergl. Gebrauchsinformation Ratiopharm)
andere Empfehlungen lauten: 2 ng/kg KG/i.v./min, dann langsam steigern bis maximal 8 ng/kg KG/i.v./min zu erhöhen (vergl. https://www.gelbe-liste.de/wirkstoffe/Iloprost_19404, Zugriff am 30.10.2024)

3 Die Medikamente im Überblick

> Die Infusionslösung im Perfusor (= 50 ml Lösung)
>
> 1 Amp. Iloprost = 50 µg = 2,5 ml + 47,5 ml NaCl 0,9 %
> → 50 µg = 50 ml → 1 µg = 1 ml
>
> 0,5 Nanogramm/kg KG/Minute = 30 Nanogramm/kg KG/h
> → 0,5 Nanogramm x 60 Minuten = 30 Nanogramm/h

Körpergewicht	0,5 Nanogr./ Minute	1 Nanogr./ Minute	2 Nanogr./ Minute	4 Nanogr./ Minute	8 Nanogr./ Minute
40 kg	1,2 ml/h	2,4 ml/h	4,8 ml/h	9,6 ml/h	19,2 ml/h
50 kg	1,5 ml/h	3,0 ml/h	6,0 ml/h	12,0 ml/h	24,0 ml/h
60 kg	1,8 ml/h	3,6 ml/h	7,2 ml/h	14,4 ml/h	28,8 ml/h
70 kg	2,1 ml/h	4,2 ml/h	8,4 ml/h	16,8 ml/h	33,6 ml/h
80 kg	2,4 ml/h	4,8 ml/h	9,6 ml/h	19,2 ml/h	38,4 ml/h
90 kg	2,7 ml/h	5,4 ml/h	10,8 ml/h	21,6 ml/h	43,2 ml/h
100 kg	3,0 ml/h	6,0 ml/h	12,0 ml/h	24,0 ml/h	48,0 ml/h

Wirkungsweise: Der Wirkstoff Iloprost gehört zur Gruppe der Thrombozytenaggregationshemmer, wirkt dabei aber auch gleichzeitig gefäßerweiternd und entzündungshemmend.

Nebenwirkungen: Atemnot, Blutdruckabfall, Durchfall, Flush, Herzrhythmusstörungen, Kopfschmerzen, Nasenbluten, Übelkeit und Erbrechen, Wadenkrämpfe

Kontraindikationen: erhöhtes Blutungsrisiko, Herzinsuffizienz (NYHA II–IV), Herzrhythmusstörungen, KHK, instabile Angina pectoris, Myokardinfarkt innerhalb der letzten 6 Monate, Schwangerschaft und Stillzeit, Verdacht auf (oder bestätigtes) Lungenödem, Überempfindlichkeit gegenüber dem Wirkstoff oder einem seiner Bestandteile

Integrilin®

Wirkstoff: Eptifibatid

Indikation: Therapie/Prävention der Angina pectoris und des Non-Q-Wave-Infarktes, Profilaxe akut-ischämischer Komplikationen einer perkutanen transluminalen Koronarangioplastie (PTCA)

3 Die Medikamente im Überblick

Dosierung:	Erwachsene (Alter ≥ 18 Jahre) mit instabiler Angina pectoris oder Non-Q-Wave Myokardinfarkt erhalten nach der Diagnosestellung schnellstmöglich einen 180 Mikrogramm/kg i. v.–Bolus, gefolgt von einer Dauerinfusion von 2,0 Mikrogramm/kg/min bis zu 72 Stunden. Bei Durchführung einer perkutanen koronaren Intervention (PCI) ist die Infusion über 20–24 Stunden nach der PCI fortzuführen.
Wirkungsweise:	Der Wirkstoff Eptifibatid ist ein GP-IIb/IIIa-Inhibitor und gehört somit zur Gruppe der Thrombozytenaggregationshemmer. Eptifibatid inhibiert (= verzögert/bremst) die GP-IIb/IIIa-Rezeptoren, was dazu führt, dass die Thrombozyten ihre Fähigkeit zur Aggregation verlieren.
Nebenwirkungen:	schwache bis lebensbedrohliche Blutungen, allergische Reaktionen bis hin zum anaphylaktischen Schock, Anämie, Herzstillstand, Hypotonie, Kammerflimmern, Tachykardie, Vorhofflimmern

Die Integrilin-Therapie soll stets als Kombinationstherapie zusammen mit Aspisol und Heparin erfolgen.

Kontraindikationen: Hypertonie, Leberfunktionsstörung, schwere Niereninsuffizienz, schwere Verletzungen oder größere Blutungen innerhalb der vergangenen sechs Wochen, Thrombozytopenie, Verdacht auf oder bestätigte gastrointestinale Blutung, Überempfindlichkeit gegenüber dem Wirkstoff oder einem seiner Bestandteile

Iscover®, siehe Clopidogrel®

Isoprenalin®, Isoproterenol®, ISUPREL®

Wirkstoff:	Isoprenalin
Indikation:	Adam-Stokes-Syndrom akute bradykarde Herzrhythmusstörungen (z. B. AV-Block)

Auch wenn Isoprenalin noch immer von manchen Autoren als »Reanimationsmedikament« betitelt wird, findet es in den Algorithmen des ERC seit über 20 Jahren lediglich im »Bradykardie-Algorithmus« seine Anwendung.

Dosierung:	i. v. – Bolusinjektion 5µg/Isoprenalin /min i. v. (Giudelines des ERC)

3 Die Medikamente im Überblick

1 Amp. Isoprenalin = 0,2 mg (= 200 µg) / ml
1 Amp. Isoprenalin + 100 ml NaCl 0,9 % = 2 µg / ml
=> 2,5 ml = 5 µg pro Minute

Oder:
½ Amp. Isoprenalin + 100 ml NaCl 0,9 % = 1 µg / ml
=> 5 ml = 5 µg pro Minute

Spritzenpumpe:
1 mg Isoprenalin (=5 Amp mit je 0,2 mg/ml) + 45 ml NaCl 0,9 %
= 0,02 mg/ml (= 20 µg/ml) Laufrate: 2-15ml/h

Die Dosierung von Isoprenalin muss individuell angepasst und eine engmaschige Überwachung der Herzfrequenz und des Blutdrucks gewährleistet werden.

Wirkungsweise:	Der Wirkstoff Isoprenalin gehört zur Gruppe der Katecholamine, hier wiederum zu den nicht-selektiven Betasympathomimetika.
	Es ist ein Noradrenalin-Derivat, wirkt aber durch den Zusatz von N-Isopropyl nicht an den Alpha-Rezeptoren sondern ausschließlich an den Beta-Rezeptoren:
	Die positive Stimulation der Beta-1-Rezeptoren bewirkt: Steigerung/Erleichterung der Erregbarkeit des Herzens, Steigerung/Beschleunigung der Erregungsleitung im Herz, Steigerung der Herzfrequenz, Steigerung der Herzkraft
	Die positive Stimulation der Beta-2-Rezeptoren bewirkt: Erschlaffung der Bronchialmuskulatur, Erschlaffung der Gefäßmuskulatur, Relaxation des Uterus
Nebenwirkungen:	ACS-Symptomatik
	Angstgefühle
	Abfall des diastolischen und mittleren arteriellen Druckes
	Herzklopfen
	Kopfschmerzen
	Tachykardie
	Tokolyse
	Zittern
Kontraindikationen:	arterieller Hypertonie
	Arteriosklerose
	Herzinsuffizienz
	Hyperkalzämie
	Hyperthyreose
	Koronarsklerose
	tachykarde Rhythmusstörungen

Isoptin®, Verapamil®

Wirkstoff:	Verapamil
Indikation:	Angina Pectoris, Hypertonie, Hypertrophe obstruktive Kardiomyopathie (HOCM), koronare Herzkrankheit, paroxismale supraventrikuläre Tachykardien

Verapamil ist nicht zur Therapie bei akutem Myokardinfarkt geeignet! Verapamil darf frühestens 7 Tage nach einem akuten Myokardinfarkt verabreicht werden.

Dosierung:	akute Therapie Erwachsene ab 50 kg KG: 5 mg. Verapamil i.v., Repetition mit bis zu 5 mg i.v. ggf. nach ca. 5–10 Minuten

Die Injektion von Verapamil sieht nicht zwingend die komplette Dosis von 5 mg i.v. vor. Sobald ein Wirkungseintritt erfolgt, kann bzw. soll die Injektion beendet werden.

Orale Therapie, Erwachsene ab 50 kg KG: 120–480 mg Verapamil p.o./Tag, über 3–4 Einzeldosen

Wirkungsweise:	Verapamil gehört zur Gruppe der Calciumkanalblocker. Die Reizleitung am Herzen wird verlangsamt, der Grundtonus der Koronargefäße und peripheren Arterien wird reduziert, sodass das Herz besser durchblutet/mit Sauerstoff versorgt wird und der Blutdruck gesenkt wird.
Nebenwirkungen:	allergische Reaktionen, Blutdruckschwankungen, Herzrhythmusstörungen, Juckreiz, Kopfschmerzen, Müdigkeit, Obstipation, periphere Ödeme, Schwindel, Übelkeit, Verschlechterung von bestehender Herzinsuffizienz, Völlegefühl
Kontraindikationen:	AV-Block > 1. Grades, dekompensierte Herzinsuffizienz, kardiogener Schock, Sick-Sinus-Syndrom, Vorhofflattern/-flimmern, Überempfindlichkeit gegenüber dem Wirkstoff oder einem seiner Bestandteile

Eine Kombinationstherapie aus Verapamil und Betablockern muss unbedingt vermieden werden! Dies würde zu einer Abnahme der AV-Überleitungsgeschwindigkeit, einer Bradykardie sowie einer drastischen Abnahme der Schlagkraft führen.

Ivabradin®, Procoralan®

Wirkstoff: Ivabradin

Indikation: Sinustachykardie bei Herzinsuffizienz und/oder AP-Anfälle, bei gleichzeitiger Betablocker-Unverträglichkeit

> Ivabradin kommt zum Einsatz, wenn Kontraindikationen gegen die Therapie mit Beta-Blockern bestehen.

Dosierung: 2 x tägl. 5 mg/oral, ggf. 2 x tägl. 7,5 mg/oral

Wirkungsweise: Ivabradin wirkt spezifisch am Sinusknoten, sodass dieser langsamer depolarisiert. Das Herz schlägt dadurch langsamer, was sich positiv auf den myokardialen Sauerstoffverbrauch auswirkt. Verlängerung der Durchblutungszeit der Koronargefäße durch Verlängerung der Diastole, Steigerung der Kontraktionskraft des Myokards

Nebenwirkungen: Sehstörungen, AV-Block 1° (selten auch 2° oder 3°), Bradykardie, VES, Hypotonie, QT-Verlängerung

Kontraindikationen: Bradykardie, Herzschrittmacher-Abhängigkeit, Hypotonie, instabile Angina pectoris, Leberinsuffizienz, Myokardinfarkt, Schock, Schwangerschaft und Stillzeit, Sick-Sinus-Syndrom, Überempfindlichkeit gegenüber dem Wirkstoff oder einem seiner Bestandteile

Junik®, siehe Beclometason

Kaliumchlorid® KCL, Kalinor®

Wirkstoff: Kaliumchlorid

Indikation: Hypokaliämie (< 3,2 mmol/l)

> Die Hypokaliämie ist insbesondere bei älteren oder kardial vorerkrankten Menschen eine der häufigsten Ursachen für stationäre Klinikaufnahmen (vergl. https://www.gelbe-liste.de/wirkstoffe/Kaliumchlorid_468, Zugriff am 29.10.2024).

Dosierung: Die Dosierung wird entsprechend dem Serumkalium-Wert angepasst. Kaliumdefizit (mmol) = kg KG x 0,2 x 2 x (4,5 mmol/l – aktueller Serumkalium-Wert)

Maximale Flussgeschwindigkeit: 0,3 mmol Kalium/kg KG/h i.v.
Tageshöchstdosis: 2–3 mmol Kalium/kg KG/Tag

Kaliumchlorid darf nur verdünnt angewendet oder über einen Perfusor im Bypass zu laufenden Infusionen verabreicht werden. Zum Herstellen einer KCl-Infusion werden 20 mmol Kaliumchlorid in 500 ml Trägerlösung gemischt (wahlweise können natürlich auch 40 mmol in 1000 ml Trägerlösung gemischt werden).

Wenn KCL als Infusion verabreicht wird, muss dies zwingend über eine Infusionspumpe erfolgen.

Wirkungsweise: Kalium ist ein wichtiges Elektrolyt, auf das der Organismus dringend angewiesen ist. So ist es beispielsweise für die Ermittlung von Nervenimpulsen sowie der Steuerung der Skelett- und Herzmuskelzellen unabdingbar.

Nebenwirkungen: Herzrhythmusstörungen bis hin zum Herzstillstand, Übelkeit und Erbrechen, Durchfall

Kaliumchlorid ist in hohen Dosen tödlich, weshalb es z. B. beim Einschläfern von Tieren aber auch bei der Hinrichtung von Menschen in der Giftspritze Verwendung findet.

Kontraindikationen: Anurie, Azidose, Dehydratation, Hyperchlorämie, Hyperkaliämie, Morbus Addison, Niereninsuffizienz, unbehandelte Nebennierenrindeninsuffizienz, Überempfindlichkeit gegenüber dem Wirkstoff oder einem seiner Bestandteile

Keppra®, Levetiracetam®

Wirkstoff: Levetiracetam

Der Wirkstoff Levetiracetam ist einer der wichtigsten Pfeiler in der Epilepsie-Therapie.

Indikation: sämtliche Formen der Epilepsie: fokale Krämpfe, myoklonische Krämpfe, tonisch-klonische Krämpfe

Dosierung: 2 x 500 mg Levetiracetam i.v. oder p. o. Diese Dosis kann bis auf 1.500 mg/Tag gesteigert werden
Status epilepticus: 60 mg/kg KG Levetiracetam i.v. als Kurzinfusion (> 10 Minuten), Höchstdosis: 4.500 mg

In einer Bioäquivalenzstudie konnte bewiesen werden, dass es keinen Unterschied macht, ob Levetiracetam intravenös oder oral appliziert wird (https://euro pepmc.org/article/med/30168416, Zugriff am 29.10.2024).

Wirkungsweise: Levetiracetam bindet sich an ein spezielles synaptisches Vesikelprotein, wodurch die freigesetzte Menge erregender Neurotransmitter minimiert und dadurch die Erregbarkeit der Nervenzellen im Gehirn reduziert wird.

Nebenwirkung: Angststörungen, depressive Verstimmungen, Gewichtsverlust, Kopfschmerzen, Müdigkeit, Schwindel, Verdauungsbeschwerden

Kontraindikationen: Überempfindlichkeit gegenüber dem Wirkstoff oder einem seiner Bestandteile

Ketanest S®, siehe Esketamin®

Konakion®

Wirkstoff: Phytomenadion (Vitamin K1)

Indikation: akute, lebensbedrohliche Blutungen oder Blutungsgefahr aufgrund eines erheblichen Prothrombin-Mangels, welcher durch eine Überdosierung von Cumarinderivaten bzw. deren Kombination mit Phenylbutazon sowie Vitamin K1-Mangel ausgelöst wurde.

Dosierung: akute, lebensbedrohliche Blutungen: 5–10 mg Konakion® langsam i.v., Repetition ggf. nach 2–3 h in gleicher Dosierung

 Bei schwerwiegenden Leberfunktionsstörungen mit einhergehender Blutungsgefahr sollte Konakion® NICHT intravenös, sondern oral appliziert werden.

Wirkungsweise: Vitamin K1 ist in der Leber an der Bildung der Gerinnungsfaktoren II, VII, IX und X beteiligt. Somit ist es der ideale »Gegenspieler« zu Antikoagulantien vom Cumarintyp.

Nebenwirkungen: anaphylaktische Reaktionen bei intravenöser Applikation, Venenentzündung (Phlebitis) bei intravenöser Applikation

Kontraindikationen: Überempfindlichkeit gegenüber dem Wirkstoff oder einem seiner Bestandteile

Kybernin® P 500

Wirkstoff:	Antithrombin III (AT III)
Indikation:	angeborener Antithrombin-Mangel, Heparinresistenz, Prophylaxe und Therapie thromboembolischer Komplikationen

> Das Verhältnis von Kybernin® und Heparin ist vergleichbar mit einem Steigbügel (= Kypernin®) für den Reiter (= Heparin). Ist der Steigbügel zu niedrig eingestellt, wird der Reiter niemals auf den Sattel des Pferdes kommen.

Dosierung:	Benötigte Dosis = kg KG x (100 – aktuelle Antithrombin-Aktivität) x 2/3
Wirkungsweise:	Antithrombin III wirkt hemmend auf die Blutgerinnung und ist der »Gegenspieler« von Thrombin.
Nebenwirkung:	allergische Reaktionen bis hin zum anaphylaktischen Schock, Angina Pectoris, Angioödem, Blutdruckabfall, Injektionsschmerz, Kopfschmerzen, Lethargie, Tachykardie, Übelkeit und Erbrechen, innere Unruhe
Kontraindikationen:	Überempfindlichkeit gegenüber dem Wirkstoff oder einem seiner Bestandteile

Lanicor®

Wirkstoff:	Digoxin
Indikation:	Tachyarrhythmie bei Vorhofflimmern/-flattern, Herzinsuffizienz
Dosierung:	initial werden 0,25 mg langsam i.v. appliziert. Repetitionen bis maximal 0,75 mg sind möglich. Die weitere Therapie kann i.v. oder oral in Form von Tabletten erfolgen.
Wirkungsweise:	Digoxin bremst die Natrium-Kalium-Pumpe, sodass die Erregungsleitung verlangsamt wird. Weiterhin wirkt sich Digoxin positiv auf die Herzkraft aus.
Nebenwirkungen:	Bradykardie, Farb-Sehstörungen, Halluzinationen/Psychosen, Darmbeschwerden/Diarrhoe, Appetitlosigkeit
Kontraindikationen:	Überempfindlichkeit gegenüber dem Wirkstoff oder einem seiner Bestandteile

Lasix®, siehe Furosemid®

L-Arginin®

Wirkstoff:	Argininhydrochlorid
Indikation:	schwere metabolische Alkalose, Hyperammonämie (erhöhtes Ammoniak) in der Pädiatrie

> L-Arginin kann in Kombination mit hochdosiertem Vitamin C Symptome des Long-Covid-Syndroms lindern(vgl. https://natuerlich.thieme.de/aktuelles/aus-der-forschung/detail/l-arginin-plus-vitamin-c-fuer-mehr-leistungsfaehigkeit-und-weniger-fatigue-997, Zugriff am 29.10.2024).

Dosierung:	(+) Basenüberschuss x kg Kg x 0,3 = benötigte Menge an Argininhydrochlorid in mmol Maximale Infusionsgeschwindigkeit: 1 mmol Argininhydrochlorid/kg KG i.v./h

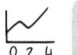

Beispiel:

Basenüberschuss	x kg KG	x 0,3	= mmol Argininbedarf
(+) BE = 18	x 80 kg	x 0,3	= 432 mmol Arginin

> Es wird empfohlen, zunächst die Hälfte der berechneten Dosis zu applizieren, um dann einen erneuten Säure-Basen-Check zu machen und gegebenenfalls neu zu berechnen.

Wirkungsweise:	Argininhydrochlorid wirkt wie eine Säure im Blut. Es reduziert den Basenüberschuss und führt dadurch zu einem ausgeglichenen Säure-Basen-Haushalt.

> Vereinfacht ausgedrückt, aber chemisch nicht korrekt, ist L-Arginin der Gegenspieler von Natriumhydrogencarbonat.

Nebenwirkungen:	Steigerung des Blutzuckerspiegels, Störung des Aminosäurestoffwechsels, Übelkeit und Erbrechen

> L-Arginin ist ein bekanntes endokrin-sekretorisches Stimulanz, welches z.B. auch die Ausschüttung von Insulin und Wachstumshormon fördert. Beide Hormone unterstützen wiederum die Leber bei der Bildung und Ausschüttung von IGF-1 (Insuline Like Growth Factor 1).

Kontraindikationen: akute Herpesinfektion, nicht näher bezeichnete Krebserkrankungen, Schwangerschaft und Stillzeit, schwere Leber- und Nierenerkrankungen, Überempfindlichkeit gegenüber dem Wirkstoff oder einem seiner Bestandteile

Lefax®, Simeticon®

Wirkstoff:	Simeticon
Indikation:	Intoxikationen mit Schaumbildner (Spülmittel, Seifen, ...), postoperative Therapie nach Abdominaleingriffen, vor und während bildgebender Untersuchungen des Magen-Darm-Traktes, Völlegefühl und Blähungen, 3-Monatskoliken bei Säuglingen
Dosierung:	Erwachsene: 5–20 ml p. o., Kinder: 2,5–10 ml p. o.
Wirkungsweise:	Simeticon® verringert die Oberflächenspannung von und zerstört dadurch Schaum- und Luftblasen. Der Wirkstoff Simeticon® wirkt rein physikalisch im Magen-Darm-Trakt und wird nicht ins Blut aufgenommen.

> Simeticon (flüssiges Polydimethylsiloxan Öl (PDMS) mit festen Siliziumdioxidpartikeln) wird in der Literatur des Öfteren mit Dimeticon (Polydimethylsiloxan) gleichgestellt. Dies ist aber nicht korrekt. Beide Wirkstoffe besitzen zwar das gleiche Indikationsprofil und sind ähnlich aufgebaut, jedoch ist Simeticon in der Wirkgeschwindigkeit dem Dimeticon deutlich überlegen, weshalb Simeticon in der Notfallmedizin dem Dimeticon vorzuziehen ist.

Nebenwirkungen:	Unerwünschte Nebenwirkungen sind nicht bekannt!
Kontraindikationen:	Überempfindlichkeit gegenüber dem Wirkstoff oder einem seiner Bestandteile

Lercandipin®, siehe Carmen®

Levetiracetam®, siehe Keppra®

Lidocain®, Xylocain®

Wirkstoff:	Lidocain
Indikation:	Digitalisintoxikation mit paradoxer Wirkung, Kammerflimmern/-flattern, wenn Amiodaron nicht verfügbar ist, Lokal-

anästhesie vor kleineren Eingriffen oder Punktionen, ventrikuläre Extrasystolen, ventrikuläre Tachykardie

Dosierung: *Im Rahmen der antiarrhythmischen Therapie:* Initial werden 100 mg (1 Amp./5 ml) appliziert. Ggf. kann eine Wiederholung nach ca. 5–10 Minuten in Erwägung gezogen werden. *Im Rahmen der Lokalanästhesie:* Die Dosierung ist von der Größe des Eingriffs abhängig, weshalb eine genaue Dosisangabe nicht möglich ist.

Wirkungsweise: Hemmung der Schrittmacheraktivität durch Verlängerung der Reizleitung, Verlängerung der Refraktärzeit, Abnahme der Autonomiefähigkeit des Purkinje-Systems, geringe Beeinflussung der AV-Überleitungsgeschwindigkeit

Nebenwirkungen: Bradykardie, geringe Senkung der Kontraktionskraft, AV-Block, Asystolie bei Überdosierung, gesteigerte Krampfbereitschaft des Cerebrums

Kontraindikationen: Hypotonie, hypovolämer Schock, kardiogener Schock, Schwangerschaft, Überempfindlichkeit gegenüber dem Wirkstoff oder einem seiner Bestandteile

Lokelma®

Wirkstoff: Natrium-Zirconium-Cyclosilicat

Indikation: Hyperkaliämie

Dosierung: 3 x täglich 1 Beutel (10 g Natrium-Zirconium-Cyclosilicat) mit ca. 50 ml Wasser vermischen und oral verabreichen.

> Das Pulver wird in ca. 50 ml. Wasser verrührt, sodass eine trübe Suspension entsteht, welche möglichst umgehend getrunken werden soll. Setzt sich das Pulver am Boden ab, muss es erneut verrührt und dann getrunken werden.
>
> Das Pulver ist nicht wasserlöslich.

Wirkungsweise: Natrium-Zirconium-Cyclosilicat ist ein mikroporöses Pulver, das im gesamten Verdauungstrakt hochselektiv Kalium-Ionen gegen Wasserstoff- und Natriumionen austauscht. Bereits nach einer Stunde, und somit wesentlich schneller als bisher übliche Kationenaustauscher, sinkt der Serum-Kalium-Spiegel nachweislich.

Nebenwirkung: Hypokaliämie, Ödeme

Kontraindikationen: Überempfindlichkeit gegenüber dem Wirkstoff oder einem seiner Bestandteile

Lopresor®, siehe Beloc®

Lysthenon®, Pantolax®, Succinylcholin®, Suxamethonium®

Wirkstoff: Suxamethoniumchlorid

Indikation: Muskelrelaxation zur Intubation, Rapid Sequence Induction and Intubation (RSI oder auch RSII)

Dosierung: 1–1,5 mg/kg KG Suxamethoniumchlorid i.v.

Wirkungsweise: Suxamethoniumchlorid ist ein depolarisierendes Muskelrelaxans. Es besetzt in den Synapsen der muskulären Endplatten die cholinergen Rezeptoren und verdrängt dadurch das Acetylcholin. Es kommt zu einer einmaligen »generalisierten« Muskelkontraktion, mit »Dauerdepolarisation«, sodass sich die Zellen für wenige Minuten nicht wieder repolarisieren können und folglich in diesem erschlafften (relaxierten) Zustand bleiben.

Die relaxierende Wirkung von Suxamethoniumchlorid setzt nach ca. 30–60 Sekunden ein und hält ca. 3–5 Minuten an.

Nebenwirkung: allergische Reaktion bis hin zum anaphylaktischer Schock, Herzrhythmusstörungen (Arrhythmie, Brady-, Tachykardie), Kammerflimmern, kurzfristige, aber relevante Hyperkaliämie, maligne Hyperthermie, Steigerung des Augeninnendrucks

Depolarisierende Muskelrelaxantien können nicht antagonisiert werden!

Kontraindikationen: fehlende Möglichkeit der Atemwegssicherung und Beatmung, höhergradige, großflächige Verbrennungen, Hyperkaliämie, maligne Hyperthermie in der Anamnese oder Familienanamnese, Myopathie, Sepsis, Überempfindlichkeit gegenüber dem Wirkstoff oder einem seiner Bestandteile

Magnesiumsulfat®, Magnesium Verla®, Mg 5-Sulfat®

Wirkstoff: Magnesiumsulfat

Indikation: Asthmaanfall/Bronchospasmus, Eklampsie, Hypokaliämie, Hypomagnesiämie, Torsade de pointes, Koronarspasmen, ventrikuläre Tachykardien, QT-Verlängerung bei Hypothermie, Digoxin-Intoxikation (wenn gleichzeitig eine Hypomagnesiämie vorliegt), Tokolyse

Dosierung: Eklampsie: 4 g. Magnesium i.v. über 15 Minuten, dann 1–2 g. Magnesium als Erhaltungsdosis über 24–48 Stunden post partum
Sonstige, primär kardiale Indikationen: 2 g i.v. als Kurzinfusion, Repetition nach 10–15 Minuten möglich

Wirkungsweise: Hemmung der ACH-Freisetzung
→ Verlangsamung der Reizleitung im Herz
→ Tonusminderung der glatten Muskulatur der Gefäße und Organe (insbesondere Uterus und Bronchialmuskulatur)

Magnesium – das unterschätzte Elektrolyt. Es wirkt an mindestens 300 Prozessen im menschlichen Organismus, welche bis heute noch nicht vollständig erschlossen sind. Magnesium steigert die neurochemische Weiterleitung. Es wirkt Calcium-antagonistisch, wodurch eine Vasodilatation initiiert wird. Weiterhin hemmt Magnesium die Freisetzung bronchokonstringierender Mediatoren, wie z.B. Acetylcholin und Histamin, wodurch die Empfindlichkeit der motorischen Endplatte gesenkt wird. Magnesium nimmt auch positiven Einfluss auf die Kontraktionskraft des Herzmuskels nach Ischämie und kann das Ausmaß der Myokardnekrose nach Infarkt begrenzen.

Nebenwirkungen: Bradykardie, Blutdruckabfall, Übelkeit, Erbrechen

Die i.v.-Injektion von Magnesiumsulfat muss sehr langsam appliziert werden, da bei rascher Injektion lebensbedrohliche Bradykardien und/oder Bradypnoe auftreten können.

Kontraindikationen: Anurie, AV-Block, Bradykardie, Exsikkose, kardiale Erregungs-Überleitungsstörungen, Niereninsuffizienz, Überempfindlichkeit gegenüber dem Wirkstoff oder einem seiner Bestandteile

Mannit®, Osmofundin®, Osmosteril®

Wirkstoff:	Mannitol

> Der Wirkstoff Mannitol besitzt eine sehr stark osmotische Wirkung und findet daher vielfältige Anwendungsmöglichkeiten.

Indikation:	akutes Winkelblockglaukom, forcierte Diurese bei Intoxikationen, Hirndrucksenkung (bei intakter Blut-Hirn-Schranke), Prophylaxe des akuten Nierenversagens, inhalative Sekretolyse bei Mukoviszidose, orales Laxans (z. B. vor Darmspiegelungen)
Dosierung:	*Hirndrucksenkung:* 1,5 bis 2 g Mannitol/kg KG i.v. über 30 bis 60 Minuten, Repetition: alle 4–6 h täglich *Prophylaxe des akuten Nierenversagens:* 1 bis 1,5 g Mannitol/kg KG i.v. über 1,5–4 h, Ziel-Diurese: 30 bis 50 ml Urin/h *inhalative Sekretolyse:* 2 x täglich 400 mg Mannitol p. i. *orales Laxans:* 10 g Mannitol p. o.
Wirkungsweise:	Der Wirkstoff Mannitol besitzt eine sehr stark ausgeprägte osmotische Wirkung. Dabei wird im tubulären System der Nieren Wasser aus dem Primärharn zurückgehalten und somit die Urinmenge gesteigert. Der hirndrucksenkende Effekt entsteht – bei intakter Blut-Hirn-Schranke – durch das osmotische Gefälle zwischen Blut und Hirngewebe, sodass Flüssigkeit aus dem Gewebe ins Blut diffundiert und dadurch dem Hirnödem Wasser entzogen wird.
Nebenwirkungen	Dehydratation, Elektrolytstörungen aufgrund des Wasserverlusts, Kopfschmerzen, Krämpfe, Schwindel
Kontraindikationen:	Dehydratation, Herzinsuffizienz, Hirnblutung, Hyperhydratation, Hyperosmolarität, kardiale Dekompensation, Lungenödem, Obstruktion der ableitenden Harnwege, Störungen der Blut-Hirn-Schranke, Überempfindlichkeit gegenüber dem Wirkstoff oder einem seiner Bestandteile

MCP®, Metoclopramid®, Paspertin®

Wirkstoff:	Metoclopramid (MCP)
Indikation:	Motilitätsstörungen des oberen Magen-Darm-Trakts, Übelkeit und Erbrechen

Da Metoclopramid die Resorption von Alkohol deutlich beschleunigt, ist MCP geeignet, Übelkeit und Erbrechen nach exzessivem Alkoholgenuss bzw. Alkoholintoxikation zu therapieren.

Dosierung:	Erwachsene: 10 mg (= 2 ml, = 1 Amp.) Metoclopramid i.v. Kinder: 0,1 mg/kg KG Metoclopramid i.v. Die Tageshöchstdosis von 0,5 mg/kg KG Metoclopramid i.v. sollte nicht überschritten werden.
Wirkungsweise:	Der Wirkstoff Metoclopramid wirkt direkt im Brechzentrum, in der Medulla oblongata. Dort antagonisiert er die Dopamin- und Serotonin-Rezeptoren, sodass Übelkeit und Brechreiz unterdrückt werden. Gleichzeitig wird die Motilität des Magens und des Dünndarms gesteigert, sodass diese schneller entleert werden.
Nebenwirkungen:	depressive Verstimmung, Diarrhoe, Dyskinesien, gesteigerte Krampfneigung, Sedierung, QT-Zeit-Verlängerung
Kontraindikationen:	Epilepsie, gastrointestinale Blutungen oder Perforationen, mechanischer Ileus, Morbus Parkinson, Kinder unter 1 Jahr, Verdacht auf oder bereits bestätigtes Phäochromozytom, Überempfindlichkeit gegenüber dem Wirkstoff oder einem seiner Bestandteile

Mecain®, MepiHexal®, Mepivacain®, Scandicain®

Wirkstoff:	Mepivacain
Indikation:	Lokalanästhesie, Periduralanästhesie, Regionalanästhesie
Dosierung:	Lokalanästhesie: 0,1–2 ml (= 1–20 mg) Mepivacain

 Der Wirkstoff Mepivacain wird, wie bei den Indikationen erwähnt, auch für Regional- und Periduralanästhesien verwendet. Da dies weder in der interdisziplinären Notfall- noch in der Intensivmedizin relevant ist, werden die jeweiligen (sehr vielfältigen) Dosierungen hier nicht genannt.

Wirkungsweise:	Der Wirkstoff Mepivacain gehört zur Gruppe der Lokalanästhetika. Er blockiert von der Innenseite der Zellmembran des Nervengewebes den Einstrom von Natriumionen in die Zelle. Dadurch kann das Aktionspotential nicht weitergeleitet bzw. nicht aufgebaut werden. Dies wiederum hat zur Folge, dass der elektrische Impuls für Berührung, Bewegung, Schmerz- und

Temperaturempfinden an der betreffenden Region unterbunden ist.

Mepivacain darf nicht intravasal appliziert werden. Anzeichen für eine intravasale Injektion sind:

Kardial:

- Herzrhythmusstörungen
- Kreislaufstillstand

ZNS:

- Krampfanfälle
- Sehstörungen
- Sprachstörungen
- vollständiger Funktionsverlust des ZNS

Nebenwirkungen: allergische Reaktionen bis hin zum anaphylaktischen Schock, Bradykardie, Blutdruckregulationsstörungen, Parästhesien, Schwindel, Übelkeit und Erbrechen

Kontraindikationen: dekompensierte Herzinsuffizienz, Hypotonie, intravasale Injektion, Spinalanästhesie, Überleitungsstörungen der Herz-Reizleitung, Überempfindlichkeit gegenüber dem Wirkstoff oder einem seiner Bestandteile

Melperon®

Wirkstoff: Melperon

Indikation: Alkoholabusus, Angststörung, Erregungszustände, psychomotorische Unruhe, Psychosen, Schlafstörungen, Spannungszustände, Verwirrtheitszustände

Dosierung: *Anxiolyse und leichte Sedierung:* 25–75 mg Melperon p. o./Tag
unruhige und verwirrte Patienten: 50–100 mg Melperon p. o./Tag
Eine Tageshöchstdosis von 400 mg Melperon p. o. sollte nicht überschritten werden.

Wirkungsweise: Melperon gehört zur Gruppe der Antipsychotika. Es hemmt die Dopamin-Rezeptoren (D2-Rezeptoren) und hat eine primär sedierende Wirkung.

Nebenwirkungen: allgemeine Muskelsteife, Bewusstseinsstörungen, Blutdruckabfall, Extrapyramidal-motorische Symptome (EPS), Müdigkeit, Orthostatische Dysregulation, QT-Verlängerung, Reflektorische Tachykardie, Übelkeit und Erbrechen

Kontraindikationen: akute Alkohol-, Hypnotika -, Opiat-, Psychopharmaka-Intoxikationen, hochgradige Leberinsuffizienz, Kinder unter 12 Jahren, Überempfindlichkeit gegenüber dem Wirkstoff oder einem seiner Bestandteile

Mestinon®

Wirkstoff: Pyridostigmin

Indikation: Antidot von nichtdepolarisierenden Muskelrelaxanzien, atonische Obstipation, Blasenatonie, Darmatonie, Myasthenia gravis

Dosierung: 5 mg (= 1 Amp.) Pyridostigmin i.v.

> Aufgrund häufig auftretender Bradykardien wird empfohlen, Pyridostigmin nicht als Einzelmedikament, sondern in Kombination mit 0,5–1,0 mg Atropin zu injizieren.

> 1 Amp. (= 5 mg) Pyridostigmin direkt mit 1 Amp. (= 0,5 mg) Atropin in einer Spritze mischen und verabreichen

Wirkungsweise: Pyridostigmin gehört zur Gruppe der Cholinesterasehemmer und ist somit ein indirektes Parasympathomimetikum. Pyridostigmin bewirkt eine reversible Hemmung der Hydrolyse des Acetylcholins im Synaptischen Spalt. Dies wiederum bewirkt eine verstärkte und verlängerte Signalübertragung an den postsynaptischen Muskarin- und Nikotin- Rezeptoren der motorischen Endplatten.

Nebenwirkungen: Bauchkrämpfe, Bradykardie, Bronchospasmus, Diarrhoe, Hypersalivation, Muskelkrämpfe, -zittern, Schweißausbruch, Sehstörungen, Tränenfluss, Übelkeit und Erbrechen

Kontraindikationen: Asthma bronchiale, Glaukom, Obstruktion der ableitenden Harnwege, Paralytischer Ileus, Überempfindlichkeit gegenüber dem Wirkstoff oder einem seiner Bestandteile

Metamizol®, Novamin®

Wirkstoff: Metamizol

Indikation: hohes Fieber, Koliken, starke Schmerzen

Dosierung: 500–1000 mg Metamizol p. o. oder i. v. (ab 15 Jahren), 500 mg Metamizol p. o. oder i. v. Kinder ab 10 Jahren
Die Tageshöchstdosis von 5000 mg Metamizol bei Erwachsenen, bzw. 2500 mg bei Kindern ab 10 Jahren, sollte nicht überschritten werden.

> Da Metamizol eine mehr oder weniger stark ausgeprägte Vasodilatation verursacht, muss die i.v.-Injektion zwingend langsam erfolgen. Ansonsten kann es zu schweren Schockreaktionen kommen.

> Um schwere Schockreaktionen aufgrund versehentlich zu schneller i. v.-Injektion von Metamizol zu vermeiden, empfiehlt es sich, Metamizol grundsätzlich als Kurzinfusion oder über einen Perfusor zu applizieren.

> Das Risiko für schwerwiegende Kompilationen ist bei der intravenösen Applikation deutlich höher als bei der oralen Applikation.

Wirkungsweise: Der analgetische Wirkmechanismus von Metamizol ist noch nicht ausreichend geklärt (Stand Oktober 2023). Vermutlich hemmt Metamizol die Prostaglandin-Synthese im Rückenmark, sodass die Nozizeptoren (»Schmerzrezeptoren«) deutlich weniger oder gar nicht mehr auf entsprechende Reize reagieren. Weiterhin deutet manches darauf hin, dass sich Metamizol-Metaboliten an Cannabinoid-Rezeptoren binden und dadurch ebenfalls eine analgetische Wirkung hervorgerufen wird. Die antipyretische Wirkung von Metamizol ist ebenfalls nicht hinreichend geklärt.

> Auch wenn das »WIE wirkt Metamizol« nicht ausreichend geklärt ist, weiß man doch zumindest, dass es wirkt.

Nebenwirkung: Agranulozytose, einschließlich Todesfälle, akute interstitielle Nephritis, akute Verschlechterung der Nierenfunktion bis hin zum akuten Nierenversagen, allergische Reaktionen bis hin zum anaphylaktischen Schock, analgetika-induziertes Asthma-Syndrom, gastrointestinale Blutungen, Panzytopenie, einschließlich Todesfälle, roter Urin (ungefährlich und bildet sich nach Absetzen von Metamizol schnell wieder zurück), Thrombozytopenie

Metamizol ist aufgrund aufgetretener schwerer, lebensbedrohlicher bzw. tödlicher Komplikationen in verschiedenen Ländern Europas, den Vereinigten Staaten Amerikas sowie in weiteren Ländern bereits seit einigen Jahren nicht mehr zugelassen. Trotz einer äußerst geringen Inzidenz von 1,1:1.000.000 bei einwöchiger Behandlung warnte auch die Arzneimittelkommission der deutschen Ärzteschaft bereits mehrfach (zuletzt 2017) vor einer Agranulozytose als lebensbedrohliche Nebenwirkung von Metamizol (vergl. https://www.gelbe-liste.de/wirkstoffe/Metamizol_297#Dosierung, Zugriff am 29.10.2024).

Kontraindikationen: Blutbildungsstörungen, hepatische Prophyrie, intravenöse Applikation bei Hypotonie, Kinder unter 10 Jahren, Knochenmarksfunktionsstörungen, Schwangerschaft und Stillzeit, Überempfindlichkeit gegenüber dem Wirkstoff oder einem seiner Bestandteile

Metformin®, Siofor®

Der Wirkstoff Metformin ist eigentlich kein Wirkstoff, der als »typisches« Notfall- oder Intensivmedikament gilt. Dennoch sollte der Wirkstoff dem Personal in der interdisziplinären Intensivmedizin bekannt sein, denn er ist derzeit das OAD (Orales Anti-Diabetikum) der Wahl. Folglich wird annähernd jeder Diabetiker, der als Patient in einer Intensivstation liegt und mit OAD therapiert wird, Metformin in seiner Medikationsliste stehen haben. Für das Pflegepersonal stellt sich hier dann oft die Frage: »Darf der Patient sein Metformin bekommen – JA oder NEIN?« Der Blick auf die Kontraindikationen verrät meistens die Antwort.

Wirkstoff:	Metformin
Indikation:	Diabetes mellitus Typ II
Dosierung:	initial wird mit 2 x täglich 500–850 mg Metformin begonnen. Die Dosis kann dann bis auf maximal 3000 mg täglich gesteigert werden.
Wirkungsweise:	Metformin reduziert in der Leber die Glycogenolyse und Gluconeogenese, was dann zu einer gesteigerten Glukoseverwertung im peripheren Gewebe und zu einer Reduzierung der Glukose im Serum führt.

Die Applikation von Metformin führt nicht zur Freisetzung von Insulin aus den B-Zellen. Somit kann es zu keiner Hypoglykämie kommen. Da es unter Metformin nicht zu einer Hypoglykämie kommen kann, ist ein regelmäßiges Blutzuckermessen nicht notwendig.

Metformin nimmt positiven Einfluss auf den Fettstoffwechsel und wirkt dämpfend auf das Hungergefühl, weshalb es häufig auch zur Gewichtsabnahme verordnet wird. Weiterhin besitzt der Wirkstoff entzündungshemmende Wirkungen und reduziert, im Rahmen von Diabetes mellitus, kardiovaskuläre Ereignisse (vergl. https://www.profil.de/ueber-diabetes/metformin#:~:text=Metformin%20kann%20das%20Hungergef%C3%BChl%20d%C3%A4mpfen,mellitus%20Typ%202%20zu%20verringern, Zugriff am 29.10.2024).

Nebenwirkungen: Appetitlosigkeit, Durchfall, Laktatazidose, Übelkeit

Kontraindikationen: akute Niereninsuffizienz, Alkoholabusus, Alkoholintoxikation, dekompensierte Herzinsuffizienz, diabetische Ketoazidose bzw. diabetisches Koma, Exsikkose, frischer Myokardinfarkt, Infektionskrankheiten mit Fieber, Laktatazidose, Leberinsuffizienz, respiratorische Insuffizienz, Schock, Überempfindlichkeit gegenüber dem Wirkstoff oder einem seiner Bestandteile

Patienten, deren Blutzucker mit Metformin eingestellt ist, sollten kein Ibuprofen nehmen, da dieses die blutzuckersenkende Wirkung des Metformin steigert.

Methiziol®, siehe Favistan®

Metohexal®, siehe Beloc®

Metoprolol®, siehe Beloc®

Midazolam®, siehe Dormicum®

Minirin®

Wirkstoff: Desmopressin

Indikation: Blutungsstillung, z. B. bei Massenblutung oder Hämophilie A, Diabetes insipidus centralis, Harninkontinenz, SHT (Schädel-Hirn-Trauma) bedingte Polyurie und Polydipsie

Dosierung: *Diabetes insipidus centralis:* 1–4 µg Desmopressin (0,25–1 ml) + 49 ml NaCl 0,9 % i. v. als Kurzinfusion über 15–30 Minuten 1–2 x täglich
Blutungsstillung bei Massenblutung: 0,3 µg/kg KG Desmporessin + 50 ml NaCl 0,9 % i. v. als Kurzinfusion über 30 Minuten

Im Rahmen einer Notfallsituation mit Massenblutung haben Sie weder die Zeit noch die nötige Ruhe für komplizierte Rechenaufgaben. Daher gilt: je 1 Ampulle Desmopressin für je 10 kg KG über 30 Minuten.

Angenommen, Ihr Patient wiegt 80 kg. Dann verdünnen Sie 8 Amp. Desmopressin mit 42 ml Na Cl 0,9 % = 50 ml Lösung. Verwenden Sie zur Applikation eine Spritzenpumpe/Perfusor und stellen Sie die Laufrate auf 100 ml/h ein. Somit werden dem Patient 50 ml in 30 Minuten appliziert.

Wirkungsweise: Desmopressin ist ein synthetisch hergestelltes Analogon des körpereigenen Antidiuretischen Hormons (ADH). Der Wirkstoff bewirkt, dass der Primärharn aus den Nierentubuli rückresorbiert und in den Körper zurückgeführt wird. Weiterhin erhöht Desmopressin den Faktor VIII der Blutgerinnung, weshalb sich der Wirkstoff auch sehr gut für die Therapie von (Massen-)Blutungen eignet.

Nebenwirkungen: allergische Reaktionen bis hin zur Anaphylaxie, Bauchschmerzen, Epistaxis, Hirnödem, Hypertonie, Hyponatriämie, Kopfschmerzen, Krämpfe, Thrombosen, Übelkeit und Erbrechen

Kontraindikationen: bestehender Alkoholabusus, gesteigerte ADH-Freisetzung, gleichzeitige Diuretika-Therapie, Herzinsuffizienz, Hyponatriämie, Niereninsuffizienz, Überempfindlichkeit gegenüber dem Wirkstoff oder einem seiner Bestandteile

Mivacron®

Wirkstoff: Mivacurium

Indikation: endotracheale Intubation, maschinelle Beatmung, Relaxation der Skelettmuskulatur im Rahmen einer Vollnarkose

Dosierung: 0,07–0,25 mg/kg KG Mivacurium i.v. zur Intubation
0,1 mg/kg KG Mivacurium i.v.-Bolus zur Aufrechterhaltung
0,5–0,6 mg/kg KG/h Mivacurium i.v. als Dauerinfusion über Spritzenpumpe

Wirkungsweise: Mivacurium gehört zur Gruppe der nichtdepolarisierenden Muskelrelaxanzien. Es blockiert die cholinergen Rezeptoren an den motorischen Endplatten und neutralisiert dadurch das Acetylcholin. Somit wird die neuromuskuläre Impulsübertragung unterbrochen, was zu einer völligen Erschlaffung/Relaxation der Skelettmuskulatur führt.

Nebenwirkung: allergische Reaktionen bis hin zum anaphylaktischen Schock, Bronchospasmus, Hautrötungen, Hypotonie, Tachykardie

Kontraindikationen: Asthma bronchiale, fehlende Möglichkeit der Atemwegssicherung und Beatmung, Myasthenia Gravis, Kinder unter 2 Monaten, Schwangerschaft und Stillzeit, Überempfindlichkeit gegenüber dem Wirkstoff oder einem seiner Bestandteile

Morphin®

Wirkstoff: Morphinhydrochlorid

Morphin ist ein sehr potentes Analgetikum aus der Opiat-Gruppe, bietet aber – im Gegensatz zu anderen Opiaten – deutlich mehr positive Effekte bei kardiologischen Patienten. Zum einen senkt Morphin den linksventrikulären enddiastolischen Druck, zum anderen wird der kardiale Sauerstoffverbrauch deutlich reduziert. Weiterhin wirkt Morphin sedierend und euphorisierend, weshalb Morphin lange Zeit zur Standardmedikation beim akuten Myokardinfarkt gehörte.

Die Applikation von Morphin beim akuten Myokardinfarkt wird von der European Society of Cardiology (ESC) weiterhin unterstützt, jedoch wird hier der routinemäßige Einsatz von Morphin nicht mehr empfohlen. Dies geschieht mit dem klaren Hinweis, dass dadurch der Wirkungseintritt oraler Thrombozytenaggregationshemmer verzögert wird und dies zu einem Therapieversagen führen kann. Patienten, bei denen Angst, Nervosität oder gar eine Panikattacke im Vordergrund stehe und weniger der Thoraxschmerz, sollten stattdessen Benzodiazepine appliziert bekommen.

Indikation: starke Schmerzen, akutes Koronarsyndrom, Lungenödem, akuter Myokardinfarkt

Dosierung: 2,5–10 mg als i.v.-Bolus

Wirkungsweise: Morphin besetzt und innerviert die µ-Opiatrezeptoren. Dies bewirkt hauptsächlich eine Analgesie, Anxiolyse und Sedierung. Morphin senkt zusätzlich die (kardiale) Vorlast durch Dilatation der venösen Kapazitätsgefäße und reduziert den kardialen Sauerstoffverbrauch.

Morphin gilt auch als Referenz-Opiat bei der analgetischen »Bewertung« sonstiger Opiate und Opioide. Demzufolge wird die analgetische Potenz von Morphin mit 1 bewertet.

Nebenwirkungen: Atemdepression, Hypotonie, Übelkeit und Erbrechen, Obstipation, Opioid-Husten

Kontraindikationen: akutes Abdomen, Atemdepression, Asthma bronchiale, COPD, Ileus, Leberinsuffizienz, Niereninsuffizienz, Überempfindlichkeit gegenüber dem Wirkstoff oder einem seiner Bestandteile

Multaq®

Wirkstoff: Dronedaron

Wie der Name des Wirkstoffs schon erahnen lässt, besitzt Multaq® eine strukturelle Ähnlichkeit mit Cordarex® (Amiodaron). Jedoch ist Multaq wesentlich nebenwirkungsärmer und hat lediglich eine Plasmahalbwertszeit von ca. 16 h, gegenüber Amiodaron mit ca. 1–2 Monaten. Multaq® ist ein »multi channel blocker«. Es blockiert sowohl die Kalium-, Natrium-, wie auch die Calciumkanäle. Da dies wiederum das Aktionspotential und die Refraktärzeit verlängert, werden folglich auch die Herzfrequenz (Chronotropie), die Leitungsgeschwindigkeit (Dromotropie), die Kontraktilität des Herzmuskels (Inotropie) und auch die Erregbarkeit des Herzens (Bathmotropie) beeinflusst. Weiterhin werden auch die Wirkungen der körpereigenen Hormone Noradrenalin und Adrenalin gehemmt, was zur Senkung des Blutdrucks führt.

Indikation: paroxismale Tachykardie, persistierendes Vorhofflimmern

Dosierung: 2 x täglich eine Tablette (à 400 mg)

Wirkungsweise: Verlangsamung der Herzfrequenz, Senkung des Blutdrucks

Nebenwirkungen: Bradykardie, Übelkeit, Erbrechen, Diarrhoe, Müdigkeit, allergische Reaktionen, Leberinsuffizienz

Kontraindikationen: AV-Block 2. und 3.Grades, Bradykardie, Frauen im gebärfähigen Alter, die nicht verhüten, hämodynamische Instabilität, Herzinsuffizienz, Leberinsuffizienz, Niereninsuffizienz, Schenkelblock, Schwangerschaft und Stillzeit, Sinusknotendysfunktion, Vorhofflimmern, Überempfindlichkeit gegenüber dem Wirkstoff oder einem seiner Bestandteile

Naloxon®, Narcanti®

Wirkstoff: Naloxon

Indikationen: Überdosierung/Intoxikation mit Opioiden aller Art

3 Die Medikamente im Überblick

Dosierung: *Erwachsene:* 0,1–0,2 mg Naloxon langsam intravenös. Repetition nach 2–5 Minuten mit 0,1–0,2 mg Naloxon langsam intravenös. Ggf. mehrmals wiederholen, ggf. Dosissteigerung
Kinder: 0,01 mg/kg KG Naloxon langsam i.v. Repetition nach ca. 2–5 Minuten mit gleicher Dosierung

Eine Ampulle Naloxon enthält 0,4 mg in 1 ml Lösung. Damit das Medikament passend titriert werden kann, empfiehlt es sich, das Medikament entsprechend zu verdünnen.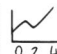

1 Amp. = 1 ml = 0,4 mg + 3 ml NaCl 0,9 %
→ 4 ml = 0,4 mg
→ 1 ml = 0,1 mg + 9 ml NaCl 0,9 %
→ 10 ml = 0,1 mg
→ 1 ml = 0,01 mg

Naloxon soll langsam und mit Bedacht injiziert werden. Denn insbesondere bei Opiat-Abhängigen kann eine zu schnelle Naloxon-Injektion zu einer unmittelbaren, sofort einsetzenden Drogen-Entzugssymptomatik führen.

Sollte eine intravenöse Applikation nicht möglich sein, kann Naloxon auch i.m. injiziert werden. weiterhin stehen spezielle Naloxon-Nasensprays zur Verfügung, welche aber primär in der Präklinik zum Einsatz kommen.

Wenn nach 10 mg Naloxon keine Situationsverbesserung eintritt, sollte die Diagnose »Opiat-Intoxikation« überdacht und Differentialdiagnosen in Betracht gezogen werden.

Wirkungsweise: Naloxon ist ein reiner Opiat-Antagonist. Das heißt, Naloxon ist der direkte Gegenspieler der Opiate. Seine Wirkung liegt darin, dass es die Opiat-Rezeptoren besetzt und die Opiate von den Rezeptoren verdrängt. Dies bedeutet aber auch, dass nicht nur die Nebenwirkungen der Opiate (z. B. Atemdepression) beendet werden, sondern auch gewünschte Wirkungen (z. B. Analgesie).

Nebenwirkungen: allergische Reaktionen bis hin zum anaphylaktischen Schock, Arrhythmie, Blutdruckregulationsstörungen, Bradykardie, Kopfschmerzen, Krampfanfälle, Schwindel, Schwitzen, Übelkeit und Erbrechen, Zittern

Kontraindikationen: strenge Indikationsstellung in Schwangerschaft und Stillzeit, Überempfindlichkeit gegenüber dem Wirkstoff oder einem seiner Bestandteile

Naropin®, Ropivacain®

Wirkstoff: Ropivacain

Indikation: Leitungsanästhesie, Periduralanästhesie, postoperative Schmerztherapie

 Der Wirkstoff Ropivacain wird, wie bei den Indikationen erwähnt, für Leitungs- und Periduralanästhesien sowie zur postoperativen Schmerztherapie eingesetzt. Im Rahmen der interdisziplinären Notfall- und Intensivmedizin ist jedoch lediglich die postoperative Analgesie relevant, sodass hier auch nur die Dosierung auf diese Therapieform behandelt wird.

Dosierung: 2–8 ml Ropivacain-Lösung über Spritzenpumpe am PDK

 Im Rahmen der postoperative Schmerztherapie wird Ropivacain in einer 0,2% oder 0,375% Lösung über einen PDK appliziert.

0,2%: 1 Amp. Ropivacain 10 mg/ml + 40 ml NaCl 0,9% = 50 ml
0,375%: 3 Amp. Ropivacain 7,5 mg/ml + 30 ml NaCl 0,9% = 60 ml

Da Ropivacain unter keinen Umständen intravasal appliziert werden darf, hat es sich bewährt, Ropivacain über eine gelbe statt einer farblosen Infusionsleitung zu injizieren.

Wirkungsweise: Der Wirkstoff Ropivacain gehört zur Gruppe der Lokalanästhetika. Er blockiert von der Innenseite der Zellmembran des Nervengewebes den Einstrom von Natriumionen in die Zelle. Dadurch kann das Aktionspotential nicht weitergeleitet bzw. nicht aufgebaut werden. Dies wiederum hat zur Folge, dass der elektrische Impuls für Berührung, Bewegung, Schmerz- und Temperaturempfinden an der betreffenden Region unterbunden ist.

 Ropivacain darf nicht intravasal appliziert werden. Anzeichen für eine intravasale Injektion sind:

- *Kardial:* Herzrhythmusstörungen, Kreislaufstillstand
- *ZNS:* Krampfanfälle, Sehstörungen, Sprachstörungen, vollständiger Funktionsverlust des ZNS

Nebenwirkungen: allergische Reaktionen bis hin zum anaphylaktischen Schock, Bradykardie und Tachykardie, Blutdruckregulationsstörungen, Harnretention, Parästhesien, Schwindel, Übelkeit und Erbrechen

Kontraindikationen: Hypovolämie, Infektion der Injektionsstelle, intravasale Applikation, intravasale Injektion, Parazervikalanästhesie in der Geburtshilfe, Überempfindlichkeit gegen den Wirkstoff oder einen der Inhaltsstoffe

Natriumhydrogencarbonat® 8,4%

Wirkstoff: Natriumhydrogencarbonat ($NaHCO_3$)

Indikationen: Antidot bei Intoxikationen mit trizyklischen Antidepressiva, lange Reanimationen (frühestens nach 10–20 Minuten!), metabolische Azidose, pH-Werte < 7,2, BE-Werte < -7,0

Dosierung: als Antidot bei Intoxikationen mit trizyklischen Antidepressiva: 0,5–1 ml/kg KG als zügige Kurzinfusion (< 10 Minuten), Ziel-pH = 7,45–7,50
Die Säure-Basen-Korrektur erfolgt immer anhand des Defizites des Base Excess. Im Rahmen der metabolischen Azidose wird mit der BE-Abweichung die benötigte Natriumhydrogencarbonat®-Menge wie folgt berechnet: Bedarf $NaHCO_3$ = -BE x KG kg: 3

Beispielrechnung:

BE = -10, KG = 90 kg
Bedarf $NaHCO_3$ = -10 x 90: 3
Bedarf $NaHCO_3$ = 300 Millimol

Es hat sich bewährt, von der berechneten Menge zunächst nur die Hälfte zu applizieren, um dann ggf. mit Hilfe einer weiteren BGA die zweite Dosis zu berechnen.

Wirkungsweise: Natriumhydrogencarbonat ist chemisch gesehen eine Lauge und somit in der Lage Säuren zu neutralisieren.

Nebenwirkungen: Gewebsnekrosen bei paravenöser Injektion, Hyperkapnie, Hypernatriämie, Hypokalzämie (dadurch evtl. Krämpfe), Hypokaliämie (dadurch ggf. Kreislaufstillstand), metabolische Alkalose, paradoxe ZNS-Azidose, periphere Vasodilatation (Senkung des RR), Rhythmusstörungen bei Überdosierung, »Stone Heart« (versteinertes Herz), verminderte Gewebsoxygenierung aufgrund einer Linksverschiebung der Sauerstoffdissoziationskurve

Zur Indikationsstellung mittels BGA sollte idealerweise nicht wie üblich arterielles, sondern zentralvenöses Blut untersucht werden, da dieses eine höhere Aussagekraft über den Säurestand der Zellen hat.

 Da nach erfolgreicher Reanimation häufig erniedrigte Kaliumwerte gemessen werden, sollte hier eine strenge Indikationsprüfung vorliegen (siehe Nebenwirkungen).

 Aufgrund seines alkalischen pH-Wertes ist Natriumhydrogencarbonat mit den meisten Arzneimitteln inkompatibel, weshalb es möglichst über einen separaten i.v.-Zugang laufen sollte, welcher ausschließlich für die Infusion von Natriumhydrogencarbonat genutzt wird.

Kontraindikationen: Alkalose, Hypokalzämie, Hypernatriämie, respiratorische Azidose, Überempfindlichkeit gegenüber dem Wirkstoff oder einem seiner Bestandteile

Neostigmin®

Wirkstoff: Neostigmin

Indikation: Antidot von nichtdepolarisierenden Muskelrelaxanzien, atonische Obstipation, Blasenatonie, Darmatonie, Myasthenia gravis, Intoxikation mit Schlangengift

Dosierung: 0,5 mg bis 2,0 mg Neostigmin langsam i.v.

 Aufgrund häufig auftretender Bradykardien wird empfohlen, Neostigmin nicht als Einzelmedikament sondern in Kombination mit 0,5–1,0 mg Atropin zu injizieren.

Wirkungsweise: Neostigmin gehört zur Gruppe der Cholinesterasehemmer und ist somit ein indirektes Parasympathomimetikum. Neostigmin bewirkt eine reversible Hemmung der Hydrolyse des Acetylcholins im Synaptischen Spalt. Dies wiederum bewirkt eine verstärkte und verlängerte Signalübertragung an die postsynaptischen Muskarin- und Nikotin-Rezeptoren der motorischen Endplatten.

 Neostigmin wirkt ca. 4 x stärker als Pyridostigmin (Mestinon®) (vgl. https://blog.nus.edu.sg/phcdgs/2020/02/22/neostigmine-versus-pyridostigmine/, Zugriff am 29.10.2024)

Nebenwirkungen:	Bauchkrämpfe, Bradykardie, Bronchospasmus, Diarrhoe, Hypersalivation, Muskelkrämpfe, -zittern, Schweißausbruch, Sehstörungen, Tränenfluss, Übelkeit und Erbrechen
Kontraindikationen:	Asthma bronchiale, Bradykardie, frischer Myokardinfarkt, Hypotonie, Morbus Parkinson, Myotonie, nach der Applikation depolarisierender Muskelrelaxanzien (z. B. Lysthenon®), Stenosen/Spasmen im Gastrointestinaltrakt und/oder in den Harnwegen, Thyreotoxikose, Überempfindlichkeit gegenüber dem Wirkstoff oder einem seiner Bestandteile

Nepresol®

Wirkstoff:	Dihydralazin
Indikation:	hypertensive Krisen, hypertensive Gestosen (Eklampsie und Präeklampsie), Hypertonie
Dosierung:	i.v.-Bolus: 2,5–5 mg Dihydralazin i.v., Repetition nach 5–10 Minuten

1 Amp. (= 25 mg/2 ml) Dihydralazin + 8 ml NaCl 0,9 %
→ 10 ml = 25 mg
→ 1 ml = 2,5 mg

Dauerinfusion über Spritzenpumpe: 1–7 mg Dihydralazin/h i.v.

2 Amp. (= 50 mg/4 ml) Dihydralazin + 46 ml NaCl 0,9 %
→ 50 ml = 50 mg
→ 1 ml = 5 mg

Wirkungsweise:	Der Wirkstoff Dihydralazin ist ein Vasodilatator und gehört zur Gruppe der Antihypertensiva. Dihydralazin wirkt relaxierend auf die Gefäßmuskulatur (Tunica media), sodass die Gefäßwand entspannt und sich dadurch das Lumen erweitert. Aufgrund des nun größeren Gefäßlumens kann das Blut mit geringerem Druck durch das Gefäßsystem fließen.
Nebenwirkung:	allergische Reaktionen, Angstzustände, depressive Verstimmung, Dihydralazinhepatitis, Hautrötungen, Hypotonie, Juckreiz, Kopfschmerzen, Ödeme, orthostatische Regulationsstörung, reflektorische Tachykardie, Schwindel, Übelkeit und Erbrechen, Verdauungsstörungen (Diarrhoe und Obstipation)

Kontraindikationen: Aortenaneurysma, Herzklappenstenosen, hypertrophe Kardiomyopathie, Lupus erythematodes, Rechtsherzinsuffizienz aufgrund pulmonaler Hypertonie, Schwangerschaft im 1. Trimenon (aufgrund unzureichender Datenlage), Überempfindlichkeit gegenüber dem Wirkstoff oder einem seiner Bestandteile

Neurocil®

Wirkstoff: Levomepromazin

Indikation: Angststörungen, Erregungszustände, Manien, Psychosen, Schlafstörungen, Unruhe

Dosierung: i.v.-Bolus: 50 mg. (= 1 Amp./2 ml) Levomepromazin langsam i.v.

50 mg. (= 1 Amp./2 ml) Levomepromazin + 8 ml NaCl 0,9 %
Orale Applikation: 1 ml–1,5 ml (40–60 mg) Levomepromazin p. o.

Wirkungsweise: Levomepromazin ist niederpotentes Antipsychotikum. Levomepromazin besetzt im Gehirn Dopamin-, Histamin1- und Serotoninrezeptoren. Somit wirkt es einerseits antipsychotisch, andererseits aber auch beruhigend.

Nebenwirkung: Bewusstseinsstörungen bis hin zur Bewusstlosigkeit, Hypotonie, Libidoverlust, Tachykardien, Übelkeit und Erbrechen

Die gleichzeitige Applikation von Levomepromazin und Analgetika, Alkohol und oder Narkotika bewirkt eine deutliche Wirkungssteigerung dieser Substanzen.

Die versehentliche paravenöse oder gar intraarterielle Injektion kann zu schwerwiegenden Gewebsschäden und im schlimmsten Fall zum Verlust der betreffenden Extremität führen. Da die Gefäße in der Ellenbeuge häufig anatomische Anomalien aufweisen und eine intraarterielle Injektion zwingend vermieden werden muss, sollte die Injektion im Bereich der Ellenbeuge unterlassen werden.

Kontraindikationen: Bewusstseinsstörungen (Somnolenz, Koma), Blutbildungsstörungen, Intoxikationen mit Alkohol, Analgetika, Narkotika und oder Psychopharmaka, Kinder und Jugendliche unter 16 Jahren, Schock, Schwangerschaft (1.Trimenon gesichert, 2. und 3.Trimenon relativ), Stillzeit, Überempfindlichkeit gegenüber dem Wirkstoff oder einem seiner Bestandteile

3 Die Medikamente im Überblick

Nifedipin®, siehe Adalat

Nimbex®

Wirkstoff:	Cisatracurium
Indikation:	Muskelrelaxierung zur Intubation, Muskelrelaxierung zur Narkose
Dosierung:	0,15 mg/kg KG Cisatracurium i.v., Repetition ca. alle 20 Minuten: 0,03 mg/kg KG Cisatracurium i.v. Dauerinfusion per Spritzenpumpe: 0,18 mg/kg/KG/h, Cisatracurium i.v., Wirkungseintritt nach 3–5 Minuten, Wirkdauer: ca. 30–45 Minuten
Wirkungsweise:	Cisatracurium ist ein nicht depolarisierendes Muskelrelaxans. Es bindet sich an der motorischen Endplatte an die nikotinergen Acetylcholin-Rezeptoren, sodass Natriumionen nicht in die Zelle einströmen können und dadurch keine Depolarisation der Muskelzelle stattfinden kann.

Cisatracurium ist ein Isomer, also ein Verwandter von Atracurium. Die beiden Wirkstoffe haben die gleiche chemische Summenformel und Molekülmasse, unterscheiden sich jedoch in ihrer Strukturformel.

Nebenwirkung:	allergische Reaktionen, Bradykardie, Blutdruckabfall, Bronchospasmus, Hautrötungen
Kontraindikationen:	Asthma bronchiale, fehlende Möglichkeit der Atemwegssicherung und Beatmung, hypovolämischer Schock, Kinder unter 2 Jahren, Myasthenia gravis, Schwangerschaft und Stillzeit, Überempfindlichkeit gegenüber dem Wirkstoff oder einem seiner Bestandteile

Nimodipin®, Nimotop®

Wirkstoff:	Nimodipin
Indikation:	hirnorganisch bedingte Leistungsstörungen, ischämischer Apoplex, Prophylaxe und Therapie zerebraler Vasospasmen
Dosierung:	initial, über 2 h, 15 Mikrogramm/kg KG i.v./h, bei guter Verträglichkeit auf 30 Mikrogramm/kg KG i.v./h

Wirkungsweise: Der Wirkstoff Nimodipin blockiert selektiv die Calciumrezeptoren der zerebralen Blutgefäße. Dies führt zu einer Dilatation der intrazerebralen Blutgefäße und somit auch zu einer intrazerebralen Drucksenkung.

Nebenwirkungen: Blutdruckabfall, Flush, Hitzewallungen, Kopfschmerzen, Reflextachykardie, Ödeme, Übelkeit

Kontraindikationen: akuter Myokardinfarkt, instabile Angina pectoris, schwere Hypotension, schwere Leberfunktionsstörungen

Eine Kombinationstherapie aus Nimodipin und Betablockern muss unbedingt vermieden werden! Dies könnte zu einer Abnahme der AV-Überleitungsgeschwindigkeit, einer Bradykardie sowie einer drastischen Abnahme der Schlagkraft führen.

Nitroglycerin®, Nitrolingual®, Nitro Pohl®

Wirkstoff: Nitroglycerin

Nitroglycerin ist eine chemische Verbindung, die in der Medizin als Vasodilatator eingesetzt wird. Weiterhin ist diese chemische Verbindung ein Bestandteil von Dynamit.

Indikation: Angina pectoris, Linksherzinsuffizienz, kardiales Lungenödem, hypertensive Ereignisse

Dosierung: 1–3 Sprühstöße zu je 0,4 mg Nitroglycerin sublingual, Repetition nach ca. 10 Minuten möglich

Wirkungsweise: Dilatation der Koronargefäße, venöses Pooling durch Dilatation venöser Kapazitätsgefäße, Verringerung des links- und rechtsventrikulären Füllungsdrucks, Abnahme des enddiastolischen Füllungsdrucks, gesteigerte Durchblutung der Myokardinnenschichten, Blutdrucksenkung

Nebenwirkungen: reflektorische Tachykardie, reflektorischer intrakranieller Druckanstieg, Kopfschmerzen, Gesichts-Flash, Hitzegefühl

Nitroglycerin darf nicht appliziert werden, wenn die Patienten Substanzen wie Sildenafil (Viagra®, Revatio®), Vardenafil (Levitra®, Vivanza®), oder Tadalafil (Cialis®) einnehmen. Auch nicht bei akuter ACS-Symptomatik! Die Kombination aus Nitroglycerin und einem dieser Wirkstoffe bewirkt oftmals massive Bradykardien, bis hin zum Kreislaufstillstand.

> Nitroglycerin soll aufgrund der reflektorischen intrakraniellen Drucksteigerung auch nicht zur Blutdrucksenkung bei Epistaxis oder intrazerebralen Blutungen appliziert werden.

Kontraindikationen: akutes Kreislaufversagen, Einnahme von Phosphodiesterase-5 (PDE-5)-Hemmern (z. B. Sildenafil, Tadalafil und Vardenafil), Hypotonie, Rechtsherzinfarkt, schwere Anämie, Überempfindlichkeit gegenüber dem Wirkstoff oder einem seiner Bestandteile

Norcuron®

Wirkstoff:	Vecuronium
Indikation:	Muskelrelaxierung zur Intubation, Muskelrelaxierung zur Narkose
Dosierung:	0,08–0,1 mg/kg KG Vecuronium i.v.
Wirkungsweise:	Der Wirkstoff Vecuronium gehört zur Gruppe der nicht depolarisierenden Muskelrelaxanzien. Vecuronium bindet sich an die nikotinergen Acetylcholin-Rezeptoren der motorischen Endplatte, sodass Natrium-Ionen geblockt werden und somit nicht mehr in die Zellen einströmen können. Folglich ist es den Muskelzellen unmöglich, zu depolarisieren. Die Wirkung tritt nach ca. 3–5 Minuten ein und hält ca. 30–45 Minuten an.
Nebenwirkungen:	allergische Reaktionen bis hin zum anaphylaktischen Schock, Blutdruckabfall, Bronchospasmus, Mundtrockenheit, Herzrhythmusstörungen
Kontraindikationen:	Elektrolytentgleisungen, fehlende Möglichkeit der Atemwegssicherung und Beatmung, Leberversagen, neuromuskuläre Erkrankungen (z. B. Myasthenia gravis, Lambert-Eaton-Syndrom, …), Überempfindlichkeit gegenüber dem Wirkstoff oder einem seiner Bestandteile

Normalinsulin, siehe Altinsulin

Norvasc®, siehe Amlodipin

Novamin®, siehe Metamizol

Octaplex®, siehe Beriplex®

Omep®, siehe Antra®

Omeprazol®, siehe Antra®, siehe Esomeprazol®

Ondansetron®, Zofran®

Wirkstoff:	Ondansetron
Indikation:	Brechreiz, Erbrechen, Übelkeit,... postoperativ oder im Rahmen von Zytostatika-Therapie, PONV
Dosierung:	*postoperative Übelkeit und Erbrechen:* 8 mg Ondansetron langsam i.v. *Zytostatika-Therapie:* 8 mg Ondansetron langsam i.v. vor der Zytostatika-Applikation *PONV:* 4 mg Ondansetron langsam i.v. während der Narkoseeinleitung
Wirkungsweise:	Der Wirkstoff Ondansetron besetzt spezielle Serotonin-Rezeptoren im »Brechzentrum« des Gehirns, sodass dort kein Ionenaustausch von Natrium- und-Kalium-Ionen stattfindet und somit keine entsprechenden Impulse ans Brechzentrum gelangen.
Nebenwirkungen:	allergische Reaktionen, Angine Pectoris, Arrhythmie, Blutdruckabfall, Bradykardie, Flush, Krampfanfall, Obstipation, Sehstörungen, QT-Zeit-Verlängerung
Kontraindikationen:	Schwangerschaft und Stillzeit, Überempfindlichkeit gegenüber dem Wirkstoff oder einem seiner Bestandteile

Osmosteril®, siehe Mannit

Orciprenalin®, siehe Alupent

Orfiril®

Wirkstoff:	Valproat (Valproinsäure)
Indikation:	verschiedene Arten der Epilepsie: Absencen, Grand-Mal-Anfall, Jackson-Anfall, juvenile myoklonische Epilepsie
Dosierung:	Status Epilepticus 10–20 mg/kg KG Valproat als i.v.-Bolus, dann bis maximal 6 mg/kg KG/h über Perfusor

	Epilepsie: Therapiestart mit 300–600 mg Valproat über 45 Minuten i.v. Die maximale Tagesdosis von 2.400 mg wird auf 3–4 Einzeldosen verteilt.
Wirkungsweise:	Valproinsäure reduziert den Hirnstoffwechsel und somit die neuronale Aktivität an verschiedenen Stellen im Gehirn. Einerseits blockiert es Natrium- und Calcium-Kanäle, andererseits steigert es die Konzentration der Gamma-Aminobuttersäure (GABA).
Nebenwirkung:	erhöhte Ammoniak-Konzentration im Blut, Bewusstseinsstörungen, Blutdruckabfall, Diarrhoe, Funktionsstörungen von Leber, Pankreas und Nieren, Störungen im Menstruationszyklus, Thrombozytopenie, Übelkeit und Erbrechen, Verwirrtheitszustände
Kontraindikationen:	Blutgerinnungsstörungen, Frauen im gebärfähigen Alter ohne geeigneten Empfängnisschutz, Lebererkrankungen in der Eigen- oder Familienanamnese, Porphyrie, Schwangerschaft und Stillzeit, tödliche Valproinsäure-Therapie bei Geschwistern, Überempfindlichkeit gegenüber dem Wirkstoff oder einem seiner Bestandteile

Pantolax®, siehe Lysthenon

Pantoprazol®, Pantozol®

Wirkstoff:	Pantoprazol
Indikation:	gastroduodenale Ulcera, obere GI-Blutung, Prophylaxe von gastroduodenalen Ulcera, Stressulcusprophylaxe bei vital bedrohten Patienten, Refluxösophagitis, Zollinger-Ellison-Syndrom

> In der Regel wird Pantozol p. o. verabreicht. Im interdisziplinären »Intensiv-Setting« wird jedoch die intravenöse Applikation präferiert.

Dosierung:	1–3 x täglich 40 mg i.v.
Wirkungsweise:	Pantozol gehört zur Wirkstoffgruppe der Protonenpumpenhemmer (PPI). Es gelangt über den Dünndarm ins Blut, von wo es wiederum in der Magenschleimhaut die Protonen-Kalium-ATPasen irreversibel inaktiviert.

Pantoprazol zeigt hinsichtlich der Bioverfügbarkeit und bzgl. Interaktionen mit anderen Medikamenten deutliche Vorteile gegenüber Omeprazol, sodass insbesondere bei Patienten mit mehreren Medikamenten eher mit Pantozol als mit Omeprazol therapiert werden sollte (vgl. https://www.deutsche-apotheker-zeitung.de/news/artikel/2021/01/07/omeprazol-oder-pantoprazol-als-otc-ist-die-wahl-egal, Zugriff am 29.10.2024).

Nebenwirkungen: Blähungen, Blutbildveränderungen, Diarrhoe aber auch Obstipation, depressive Verstimmungen, Hörverlust, Kontaktallergien, Kopfschmerzen, Übelkeit und Erbrechen, Visusverminderung

Kontraindikationen: Überempfindlichkeit gegen den Wirkstoff oder einen der Inhaltsstoffe

Pantozol®, siehe Pantoprazol®

Paracetamol®, Perfalgan®

Wirkstoff: Paracetamol

Indikation: Analgesie, Antipyretikum

 Paracetamol ist aufgrund des Nebenwirkung-Profils insbesondere bei Schwangeren, Stillenden, Säuglingen und (Klein-)Kindern das Analgetikum der 1. Wahl.

Dosierung: *Erwachsene:* 500–1.000 mg Paracetamol i.v. oder p.o. (alle 6–8 h). Die Tageshöchstdosis von 4 g sollte nicht überschritten werden.
Kinder: 50 mg/kg KG Paracetamol Supp. oder Tbl. (2–3 x täglich)

Wirkungsweise: Der Wirkstoff Paracetamol wirkt analgetisch und antipyretisch. Obwohl der analgetische Wirkstoff bereits 1893 entdeckt und seit 1959 in Deutschland zugelassen wurde, ist der genaue Wirkmechanismus von Paracetamol bis heut nicht zweifelsfrei geklärt. Eindeutig bewiesen ist lediglich, dass die cerebrale Prostaglandinsynthese stark verlangsamt wird. Vermutlich wirkt Paracetamol auch an den zentralen und (geringfügig) peripheren Cyclooxygenasen (COX).

 Obwohl Paracetamol auch an den Cyclooxygenasen wirkt, hat es keine entzündungshemmende Wirkung.

Nebenwirkungen:	allergische Reaktionen bis hin zum anaphylaktischen Schock, Leberschäden bis hin zum Leberversagen bei Überdosierung
Kontraindikationen:	akute Hepatitis, Leberinsuffizienz, Leberzirrhose, Morbus Meulengracht, Niereninsuffizienz, Überempfindlichkeit gegen den Wirkstoff oder einen der Inhaltsstoffe

Perfalgan®, siehe Paracetamol®

Pethidin®, siehe Dolantin®

Pipamperon®

Wirkstoff:	Pipamperon
Indikation:	Schlafstörungen bei geriatrischen Patienten, psychomotorische Erregungszustände
Dosierung:	*Schlafstörungen:* 40 mg Pipamperon p. o./Tag. Die Dosis kann bis auf 3 x 40 mg Pipamperon p. o. erhöht werden.

> Ältere Menschen sollten mit der halben Dosis beginnen und unter engmaschiger RR-Kontrolle gesteigert werden.

	psychomotorische Erregungszustände: 3 x 40 mg Pipamperon p. o./Tag. Die Dosis kann bis auf 3 x 120 mg Pipamperon/Tag erhöht werden.
Wirkungsweise:	Pipamperon gehört zur Gruppe der niederpotenten Antipsychotika. Pipamperon blockiert die Dopaminrezeptoren und die serotonergen Rezeptoren im zentralen Nervensystem. Aufgrund dieser Rezeptorenblockade entwickelt der Wirkstoff seine antipsychotische, erregungsdämpfende und sedierende Wirkung.
Nebenwirkungen:	allergische Reaktionen, Appetitlosigkeit, Herzrhythmusstörungen bis zum Kammerflimmern, Hypertonie, Kopfschmerzen, Krämpfe, einschließlich Grand-Mal-Anfall, Leukopenie, malignes neuroleptisches Syndrom, Steigerung der Leberenzyme, Synkope, Tachykardie, Tremor, orthostatische Hypotonie, Übelkeit und Erbrechen
Kontraindikationen:	Bewusstseinsstörungen (Somnolenz, Koma), Intoxikationen mit Alkohol, Analgetika, Sedativa, Psychopharmaka, Morbus

Parkinson, Schwangerschaft und Stillzeit, Überempfindlichkeit gegen den Wirkstoff oder einen der Inhaltsstoffe

»Plötzliche Todesfälle bei Patienten, die Antipsychotika erhielten[.] In seltenen Fällen wurde über plötzliche und ungeklärte Todesfälle bei psychiatrischen Patienten berichtet, die antipsychotische Arzneimittel, einschließlich Pipamperon, erhalten hatten. Ob ein Kausalzusammenhang besteht, ist unklar.«(https://www.1a-files.de/pdf/fi/fi_pipamperon_tbl_1a_51005831.pdf, Zugriff am 30.10.2024)

Piritramid®, siehe Dipidolor®

Physostigmin®, siehe Anticholium®

Plavix®, siehe Clopidogrel®

PPSB, siehe Beriplex®

Pradaxa®

Wirkstoff:	Dabigatran
Indikation:	Thromboseprophylaxe nach Hüft- oder Kniegelenksprothesen, Implantation, Therapie der Lungenembolie
Dosierung:	1 x täglich 220 mg, bei Nierenfunktionsstörungen 1 x täglich 150 mg
Wirkungsweise:	Dabigatran führt zu einer reversiblen Hemmung des Thrombins und verhindert dadurch die Umwandlung von Fibrinogen zu Fibrin. Weiterhin wird die Thrombozytenaggregation unterbunden.
Nebenwirkungen:	Anämie, Hämatome, Blutungen an Punktionsstellen, Blutungen im Gastrointestinal- und Urogenitaltrakt

Da der Wirkstoff Dabigatran selbst bei kurzer offener Lagerung zerfällt, soll Pradaxa® erst unmittelbar vor der Einnahme aus dem Blister entfernt werden.

Kontraindikationen: akute Blutungen, gastrointestinale Blutungen oder Ulcera, gleichzeitige Anwendung weiterer Antikoagulanzien, Leberinsuffizienz, Niereninsuffizienz, Schwangerschaft und Stillzeit, Überempfindlichkeit gegen den Wirkstoff oder einen der Inhaltsstoffe

Prednison®, Decortin®, Ultracorten®

Wirkstoff: Prednison

Prednison ist für akute Notfallsituationen ungeeignet. Da das Medikament jedoch durchaus als »Begleitmedikament« bei intensivpflichtigen Patienten auftauchen kann, soll es hier dennoch nicht unerwähnt bleiben.

Indikation: Asthma bronchiale, chronisch lymphatische Leukämie, COPD, Entzündungsprozesse im Körper, Morbus Cron, Multiples Myelom, Myasthenia Gravis, Non-Hodgkin-Lymphom, rheumatische Erkrankungen

Dosierung: Die Dosierschemata für Prednison sind so vielfältig wie der Indikationskatalog selbst, weshalb die jeweiligen oralen Schemata hier nicht näher erläutert werden.

Wirkungsweise: Prednison ist ein sogenanntes »Prodrug«. Das heißt, es ist zunächst ein inaktives Medikament. Erst in der Leber wird es aktiviert und zu Prednisolon umgewandelt. In seiner aktivierten Form ist es dem körpereigenen Steroidhormon, dem Cortisol, sehr ähnlich. Es bindet sich an spezielle Glucocorticoid-Rezeptoren und stabilisiert dadurch die Zellwand. Somit können sogenannte »Entzündungszellen« (Granulozyten, Lymphozyten, Mastzellen, Makrophagen) nicht mehr in den geschädigten Bereich eindringen.

Nebenwirkungen: Blutzuckerentgleisungen, Glaukom, Katarakt nach der Therapie mit Prednison, Hypertonie, Immunsuppression, Muskelatrophie, Osteoporose, Petechien, Stammfettsucht, Steroidakne, Störungen im Wasser-Elektrolythaushalt, Ulcus ventricuki, Vaskulitis

Kontraindikationen: strenge Indikationsstellung in Schwangerschaft und Stillzeit, Überempfindlichkeit gegen den Wirkstoff oder einen der Inhaltstoffe

Keine Kontraindikationen für Prednison in akuten, lebensbedrohlichen Situationen.

Prednisolon®, Prednisolut®, Solu-Decortin®

Wirkstoff:	Prednisolon
Indikation:	allergische Reaktionen bis hin zum anaphylaktischen Schock, Asthma bronchiale, COPD, Entzündungsprozesse im Körper, rheumatische Erkrankungen
Dosierung:	250–1.000 mg Prednisolon i. v. als Bolusinjektion (im akuten Notfall)
Wirkungsweise:	Prednisolon ist ein künstlich hergestelltes Nebennierenrindenhormon (Glucocorticoid). In seiner Struktur ist es dem körpereigenen Steroidhormon, dem Cortisol, sehr ähnlich. Es bindet sich an spezielle Glucocorticoid-Rezeptoren und stabilisiert dadurch die Zellwand. Somit können sogenannte »Entzündungszellen« (Granulozyten, Lymphozyten, Mastzellen, Makrophagen) nicht mehr in den geschädigten Bereich eindringen.
Nebenwirkungen:	Blutzuckerentgleisungen, Glaukom, Katarakt nach der Therapie mit Prednisolon, Hypertonie, Immunsuppression, Muskelatrophie, Osteoporose, Petechien, Stammfettsucht, Steroidakne, Störungen im Wasser-Elektrolythaushalt, Ulcus ventricuki, Vaskulitis
Kontraindikationen:	strenge Indikationsstellung in Schwangerschaft und Stillzeit, Überempfindlichkeit gegen den Wirkstoff oder einen der Inhaltstoffe

 Keine Kontraindikationen für Prednisolon in akuten, lebensbedrohlichen Situationen.

Procoralan®, siehe Ivabradin®

Promethazin®, siehe Atosil®

Propofol®

Wirkstoff:	Propofol
Indikation:	Einleitung und Aufrechterhaltung einer Vollnarkose, Kurznarkosen, Sedierung im Rahmen einer Beatmungstherapie

Propofol ist ein reines Hypnotikum, es besitzt keinerlei analgetische Potenz.

Dosierung: *Sedierung für Kurzeingriffe:* 0,3–0,5 mg/kg KG Propofol i.v.
Narkoseeinleitung: 1–2 mg/kg KG Propofol i.v.
Infusionstherapie: 0,6–1,2 mg/kg KG Propofol i.v./h

Je nach erforderlicher Sedierungs-/Narkosetiefe können auch deutlich höhere Dosierungen erforderlich sein.

Propofol hat eine sehr geringe Therapeutische Breite. Das heißt, dass der Grat zwischen normaler Dosis und letal bedrohlicher Überdosis sehr schmal ist.

Wirkungsweise: Propofol gehört zu den kurzwirksamen Substanzen. Seine Wirkung tritt bereits nach wenigen Sekunden ein und hält ca. bis zu 10 Minuten. Der Wirkstoff aktiviert die GABA-Rezeptoren, woraus eine dämpfende Wirkung auf den Hirnstamm resultiert. Weiterhin innerviert Propofol auch das Dopaminsystem, sodass bei den Patienten häufig eine euphorisierende und entspannende Wirkung eintritt.

Nebenwirkungen: Blutdruckabfall, insbesondere bei Patienten mit KHK und bei zu schneller Injektion, Grünfärbung des Urins, Injektionsschmerz, Myoklonien, Propofol-Infusionssyndrom (PRIS), sexuelle Fantasien, Thrombophlebitis, Venenreizung

Die Grünfärbung des Urins bei länger anhaltender (über Tage) Propofol-Infusion liegt an der Verstoffwechslung von Propofol zu wasserlöslichen Metaboliten in der Leber. Der grüne Urin sieht auf den ersten Blick zunächst erschreckend aus, ist jedoch völlig ungefährlich und nebenwirkungsfrei.

Das Propofol-Infusionssyndrom (PRIS) ist eine sehr seltene, aber schwerwiegende Stoffwechselentgleisung, die bei ca. 1% aller Patienten, die länger als 24 h mit einer Dosis > 5 mg/kg KG/h Propofol sediert werden, auftritt. Es sind aber auch Einzelfälle bei einer kurzen Infusionsdauer und mit einer Dosierung > 4 mg/kg KG/h beschrieben. Die Letalität des PRIS liegt bei ca. 85% und wird daher als hoch eingestuft.

Symptome, die auf ein PRIS hindeuten:

- akutes Nierenversagen
- EKG-Veränderungen
  - AV-Blockierungen
  - Bradykardien
  - Brugada Syndrom

- erhöhte Kreatinkinase- und Myoglobin-Werte im Serum
- Herzinsuffizienz mit Herzrhythmusstörungen
- metabolische (Laktat-)Azidose
- Rhabdomyolyse

Obwohl es nur in wenigen Einzelfällen beschrieben ist, empfiehlt die Arzneimittelkommission der deutschen Ärzteschaft (AkdÄ), dass bei länger dauernden Narkosen regelmäßige Blutgasanalysen und Bestimmungen des Lactatwertes erfolgen sollen.
Für Patienten, die intensivmedizinisch versorgt und mit Propofol sediert sind, gilt die Empfehlung, dass mehrmals täglich eine Blutgasanalyse mit Lactatbestimmung und mindestens einmal täglich die Kreatinkinase bestimmt werden soll.

Kontraindikationen: Kinder und Jugendliche unter 16 Jahren im Rahmen einer Intensivbehandlung, Schwangerschaft und Stillzeit (Stillpause von mindestens 24 h nach Applikation von Propofol), Überempfindlichkeit gegen den Wirkstoff oder einen der Inhaltsstoffe

Prostavasin®

Wirkstoff: Alprostadil

Indikation: chronische arterielle Verschlusskrankheit im Stadium III und IV (wenn eine gefäßerweiternde Therapie nicht möglich oder erfolglos ist), Diagnostik und Therapie der erektilen Dysfunktion (ED)

Dosierung: 2 x täglich 40 µg (1 Amp.) Alprostadil + 50 ml NaCl 0,9 % in einer Spritzenpumpe über 2 h i.v. (Laufrate = 25 ml/h)

Patienten mit Niereninsuffizienz und/oder kardialer Vorerkrankung sollten zunächst mit 2 x täglich 20 µg (1/2 Amp.) Alprostadil über 2 h i.v. behandelt werden. Nach 2–3 Tagen kann dann auf die normale Tagesdosis erhöht werden.

Alprostadil wird in der Regel i.v. appliziert, kann jedoch auch direkt über die Arteria femoralis in die erkrankte Beinarterie, mittels Spritzenpumpe, injiziert werden (Hoc, 2000).

Wirkungsweise: Der Wirkstoff Alprostadil entspricht dem körpereigenen Prostaglandin E1, welches u.a. gefäßerweiternd wirkt und die Thrombozytenaggregation hemmt.

Nebenwirkung: Angina Pectoris, Arrhythmien, Blutdruckabfall, Diarrhoe, Fieber, Kopfschmerzen, Lungenödem, Ödeme, Parästhesien an der erkrankten Extremität, Penisfibrose, Penisschmerzen, Schüttelfrost, Tachykardie, Übelkeit und Erbrechen, Verwirrtheitszustände

Kontraindikationen: Angina Pectoris, COPD, entzündliche Erkrankungen im männlichen Genitaltrakt, Herzinfarkt oder Schlaganfall innerhalb der vergangenen sechs Monate, Herzinsuffizienz, KHK, Schwellkörperimplantate, unbehandelte Herzrhythmusstörungen, Überempfindlichkeit gegen den Wirkstoff oder einen der Inhaltstoffe

Prostigmin®, siehe Neostigmin®

Ramipril®, siehe Captopril®

Rapilysin®

Wirkstoff:	Reteplase
Indikation:	thrombolytische Therapie bei V.a. Herzinfarkt mit anhaltenden ST-Hebungen oder neu aufgetretenem Linksschenkelblock, wenn eine Koronarangiographie nicht rechtzeitig durchgeführt werden kann
Dosierung:	10 Units-Bolus innerhalb von zwei Minuten, dann nach weiteren 30 Minuten erneut 10 Units über zwei Minuten i.v.
Wirkungsweise:	Reteplase führt zur Bildung von Plasmin, welches Fibrin aus dem Blutgerinnsel löst uns somit die Thrombolyse initiiert
Nebenwirkungen:	Blutungen an der Injektionsstelle, gastrointestinale Blutungen, urogenitale Blutungen, Einblutungen ins Perikard, cerebrale Blutungen

Insbesondere bei bestehenden RR-Werten über 160 mmHg/systolisch wurden vermehrte cerebrale Blutungen dokumentiert.

Rapilysin sollte möglichst über einen separaten i.v.-Zugang laufen, welcher ausschließlich für die Injektion von Rapilysin genutzt wird. Dies bezieht alle Medikamente ein, inklusive Heparin und Aspisol, die vor und nach der Rapilysin-Applikation gegeben werden.

Kontraindikationen: aktive Blutungen, gastrointestinale Ulcera, intrazerebrale Blutungen, Verdacht auf oder bestätigte Subarachnoidalblutung, Überempfindlichkeit gegen den Wirkstoff oder einen der Inhaltstoffe

 In lebensbedrohlichen Situationen mit therapeutischer Alternativlosigkeit bestehen keine Kontraindikationen.

Resonium A®, siehe Anti Kalium Na®

Relistor®

Wirkstoff:	Methylnaltrexon
Indikation:	Obstipation im Rahmen einer Opioid-Therapie (wenn andere Laxanzien nicht wirken)
Dosierung:	8 mg Relistor bei 38–61 kg KG s. c. jeden 2. Tag, 12 mg Relistor bei 62–114 kg KG s. c. jeden 2. Tag
Wirkungsweise:	Der Wirkstoff Methylnaltrexon ist ein sogenannter »peripherer µ-Rezeptorantagonist«, d. h., er blockiert die im Darm lokalisierten µ-Rezeptoren, sodass die Wirkung der Opioide dort neutralisiert und die Darmmotilität wieder aktiviert wird. Da Methylnaltrexon nicht liquorgängig ist, nimmt es keinerlei Wirkung auf die zentralen µ-Rezeptoren, sodass die analgetische Wirkung der Opioide nicht beeinträchtigt wird.
Nebenwirkungen:	Durchfall, Flatulenz, Magenschmerzen, Übelkeit
Kontraindikationen:	Kinder und Jugendliche unter 18 Jahren, Leberinsuffizienz, mechanischer Ileus, Schwangerschaft und Stillzeit, terminale Niereninsuffizienz, Überempfindlichkeit gegen den Wirkstoff oder einen der Inhaltstoffe

Rivotril®

Wirkstoff:	Clonazepam
Indikation:	Absence-Epilepsien, fokale Anfälle, Grand Mal, Petit Mal, Status epilepticus
Dosierung:	*Erwachsene:* 1–2 mg Clonazepam i. v. *Kinder:* 0,5–1 mg Clonazepam i. v.

 Clonazepam wird in 1 ml Ampullen geliefert. Zusätzlich zu den mit Wirkstoff gefüllten Ampullen sind in der jeweiligen Verpackungen auch 1 ml Ampullen

mit Verdünnungsmittel. Vor der Injektion MUSS der Wirkstoff mit dem Verdünnungsmittel aus einer Ampulle verdünnt werden.

Wirkungsweise:	Der Wirkstoff Clonazepam gehört zur Gruppe der Benzodiazepine. Er hat eine zentral dämpfende, stark ausgeprägte antikonvulsive, sedierende sowie eine angstlösende und enthemmende Wirkung. Clonazepam wirkt unterstützend an den GABA-Rezeptoren und verstärkt dadurch die GABA-Wirkung (Gamma-AminoButterAcid = GABA). Clonazepam besetzt dabei als Agonist die Benzodiazepinbindungsstelle des GABA-Rezeptors. Dies steigert die Empfindlichkeit des Rezeptors für GABA, was dazu führt, dass negativ geladene Chlorid- und Hydrogencarbonat-Ionen in die postsynaptische Membran einströmen und eine Hyperpolarisierung der Nervenzellen entsteht. Dadurch sind die Nervenzellen schlechter erregbar, sodass es zur antikonvulsiven (muskelerschlaffenden) Wirkung kommt.

Clonazepam hat eine ca. 5–10-fach stärkere antikonvulsive Wirkung als Diazepam.

Nebenwirkung:	allergische Reaktion, Amnesie, Atemdepression, Nystagmus, Schläfrigkeit, Schwindel, Sedierung, paradoxe Wirkung (je älter der Patient, desto wahrscheinlicher die paradoxe Wirkung), Thrombophlebitis bei schneller Injektion in zu kleine Venen, Übelkeit und Erbrechen
Kontraindikationen:	Ateminsuffizienz, Leberinsuffizienz, Myasthenia Gravis, Koma, Schwangerschaft und Stillzeit, Überempfindlichkeit gegen den Wirkstoff oder einen der Inhaltsstoffe

Rocuronium®, siehe Esmeron®

Ropivacain®, siehe Naropin®

Sab Simplex®, siehe Dimeticon®

Simeticon®, siehe Lefax®

Salbutamol®, Sultanol®

Wirkstoff:	Salbutamol
Indikation:	Asthma bronchiale, Bronchospasmus, chronische Bronchitis, COPD

Dosierung:	Dosieraerosol: 1 Sprühstoß (= 0,1 mg Salbutamol) p. i., Repetition ggf. nach 5 Minuten Inhalat: 1–2 Amp. (1,25–2,5 mg ggf. gelöst in 2,5 ml NaCl 0,9 %) p. i.
Wirkungsweise:	Salbutamol gehört zur Gruppe der Beta-Mimetika. Es aktiviert die Beta-2-Rezeptoren in der Bronchialmuskulatur, sodass diese entspannt und somit das Atmen für den Patienten wesentlich leichter fällt. Die atemerleichternde Wirkung setzt bereits wenigen Sekunden nach der Applikation ein.
Nebenwirkungen:	Angina pectoris, Blutdrucksteigerung, Laktatazidose, Muskelzittern, paradoxer Bronchiospasmus, Schwindel, Tachykardie, Tremor, Übelkeit, Unruhegefühl
Kontraindikationen:	Glaukom, Hyperthyreose, Kardiomyopathie, Leberinsuffizienz, Niereninsuffizienz, Tachyarrhythmie, Tumore im Nebennierenmark, Überempfindlichkeit gegen den Wirkstoff oder einen der Inhaltstoffe

Simdax®

Wirkstoff:	Levosimendan
Indikation:	dekompensierte Herzinsuffizienz, die Anwendung beim septischen Schock wird derzeit konträr diskutiert
Dosierung:	initialer Bolus: 12–24 µg/kg KG i. v. über ca. 15 Minuten gefolgt von einer Dauerinfusion: 0,05–0,2 µg/kgKG i.v. über 24 h
Wirkungsweise:	Levosimendan gehört zu den sogenannten »Kalzium-Sensitizern«, das bedeutet, dass Levosimendan ein Regulatorprotein des kardialen Troponin C bindet und dieses dadurch Kalziumionen leichter aufnehmen kann. Durch diesen Mechanismus wird das Schlag- und auch das Herzzeitvolumen deutlich gesteigert. Zusätzlich aktiviert Levosimendan die ATP-abhängigen Kaliumkanäle in der Gefäßmuskulatur, was sich steigernd auf die Koronardurchblutung auswirkt.
Nebenwirkungen:	Anämie, Blutdruckabfall, gastrointestinale Störungen, Herzrhythmusstörungen, Hypokaliämie, Kopfschmerzen, Tachykardie, Thrombozytopenie

3 Die Medikamente im Überblick

Kontraindikationen: Herzvitien, Niereninsuffizienz, schwere Hypotonie, Tachykardie, Torsade-de-Pointes in der Anamnese, Überempfindlichkeit gegen den Wirkstoff oder einen der Inhaltsstoffe

Somsanit®

Wirkstoff: Gamma-Hydroxybuttersäure (GHB)

Indikation: Einleitung und Aufrechterhaltung einer Vollnarkose, Sedierung beatmungspflichtiger Patienten, Sedierung für (diagnostische) Kurzeingriffe

> GHB wird zu ca. 90 % über den Respirationstrakt ausgeschieden und zu ca. 10 % über die Nieren. Darum wird es insbesondere bei beatmungspflichtigen Patienten mit Leberfunktionsstörungen eingesetzt.

> Aufgrund der fehlenden analgetischen Wirkung ist Somsanit® nicht zur Monoanästhesie geeignet. Daher muss im Rahmen einer Vollnarkose ein geeignetes Analgetikum wie z. B. Fenatnyl® oder Sufenta® ergänzend appliziert werden.

Dosierung: *Sedierung für Kurzeingriffe:* 30–90 mg/kg KG GHB i. v.
Narkoseeinleitung: 50–100 mg/kg KG GHB i. v.
Infusionstherapie: 10–20 mg/kg KG GHB/h i. v.

> Der Wirkstoff Gamma-Hydroxybuttersäure (GHB) ist in der Drogenszene auch als »Liquid Ecstasy« als Rauschdroge gebräuchlich. Weiterhin ist der Wirkstoff in Form von Tropfen als sogenannte »K.O.-Tropfen« bekannt und insbesondere bei (jungen) Frauen gefürchtet.

Wirkungsweise: GHB ist der natürliche Metabolit (»Abfallprodukt«) der Gamma-Aminobuttersäure (GABA).

> GHB ist ein relativ langsam, aber lang wirkendes Hypnotikum. Seine Wirkung tritt erst ca. 5–15 Minuten nach Injektion ein, jedoch hält die Wirkung ca. 1–2 h an.
> GHB wirkt zusätzlich hirndrucksenkend, weshalb es auch in neurologischen bzw. neurochirurgischen Intensivstationen zum Einsatz kommt.

Nebenwirkung: Angioödem, Atemstillstand, Blutdruckschwankungen, Bradykardie, Elektrolyt-Störungen, Metabolische Alkalose, Multiple Extrasystolen, Myoklonien, Übelkeit und Erbrechen, Zerebrale Krampfanfälle

Kontraindikationen: Alkoholintoxikation, Eklampsie, Epilepsie, Kinder unter 12 Jahren, Leberzirrhose, Niereninsuffizienz, Schwangerschaft und Stillzeit, schwere Depression, Überempfindlichkeit gegenüber dem Wirkstoff oder einem seiner Bestandteile

Sotalex®, Sotalol®

Wirkstoff:	Sotalol
Indikation:	paroxysmale supraventrikuläre Tachykardie, Präexzitationssyndrom, ventrikuläre Tachykardien, ventrikuläre Extrasystolen, Vorhofflimmern/-flattern
Dosierung:	intravenös: initial 20 mg (1/2 Amp.) Sotalol über 5 Minuten i. v., Repetition ggf. nach 20 Minuten weitere 20 mg mit einer Injektionsgeschwindigkeit von 1 mg pro Minute

Die Einstellung des Patienten bei ventrikulären Herzrhythmusstörungen auf Sotalol i. v. muss unter engmaschiger Kontrolle der Herz-Kreislaufparameter, nach Möglichkeit unter Monitorkontrolle und bereitgestellter Notfallausrüstung erfolgen. Weiterhin muss das beteiligte Personal in den Maßnahmen des Advanced Life Support ausgebildet sein.

Oral:
Vorhofflimmern oder ventrikuläre Extrasystolen:

- 2 x täglich 80 mg Sotalol p. o., ggf. bis auf 2 x täglich 160 mg Sotalol p. o. steigern

Höhergradige, lebensbedrohliche Arrhythmien:

- 2 x täglich 240–320 mg Sotalol p. o.

Wirkungsweise:	Sotalol gehört zur Gruppe der Antiarrhythmika Klasse 3 (Kaliumkanalblocker) und gleichzeitig auch der Klasse 2 (Betablocker). Somit nimmt es quasi doppelten Einfluss auf die Herzfrequenz.
Nebenwirkungen:	anaphylaktische Reaktion, AV-Block, Blutdruckabfall, Bradykardie, Bronchospasmus, depressive Verstimmung, Halluzinationen, Müdigkeit, Übelkeit und Erbrechen
Kontraindikationen:	akuter Myokardinfarkt, Asthma bronchiale, AV-Block 2. und 3. Grades, Bradykardie, COPD, dekompensierte Herzinsuffizienz, Elektrolytentgleisungen, Hypotonie, Kardiogener Schock, Larynxödem, Long-QT-Syndrom, Niereninsuffizienz, Schwangerschaft und Stillzeit, Sick-Sinus-Syndrom, Über-

empfindlichkeit gegenüber dem Wirkstoff oder einem seiner Bestandteile

Sotalol®, siehe Sotalex®

Succcinylcholin®, siehe Lysthenon

Sufenta®

Wirkstoff:	Sufentanyl
Indikation:	Analgesie bei stärksten Schmerzen, Analgesie im Rahmen einer Vollnarkose
Dosierung:	*Erwachsene – Narkoseeinleitung:* 0,5–2 µg/kg KG Sufentanyl langsam i.v. *Analgesie:* 5 µg Sufentanyl i.v. *Kinder – Narkoseeinleitung:* 0,1–1 µg/kg KG Sufentanyl langsam i.v.
Wirkungsweise:	Sufentanyl gehört zur Gruppe der Opiate. Es hat eine starke Affinität zu den µ-Opioid-Rezeptoren und somit eine stark ausgeprägte analgetische Wirkung.

> Die analgetische Potenz von Sufentanyl liegt im Vergleich zu Morphin bei 1000!

> Sufentanyl ist das stärkste, für Menschen zugelassene Analgetikum.

Nebenwirkung:	Atemdepression bis hin zum Atemstillstand, Hypotonie, Miosis, Opioid-Husten, Obstipation, Sedierung, Schwindel, Tachykardie, Übelkeit und Erbrechen
Kontraindikationen:	Situationen, bei denen eine Atemdepression vermieden werden muss, Stillzeit, Überempfindlichkeit gegenüber dem Wirkstoff oder einem seiner Bestandteile

Suprarenin®, siehe Adrenalin®

Sultanol®, siehe Salbutamol®

Suxamethonium®, siehe Lysthenon

3 Die Medikamente im Überblick

Tambocor®

Wirkstoff:	Flecainid
Indikation:	supraventrikuläre Tachykardie, supraventrikuläre Tachyarrhythmie, WPW-Syndrom, paroxismales Vorhofflimmern, ventrikuläre Tachykardie, wenn andere Medikamente erfolglos bleiben
Dosierung:	*Initialdosis:* 1 mg/kg KG langsam i.v. (ca. 5 Minuten Applikationszeit), Repetition nach 15–20 Minuten mit 0,5 mg/kg KG möglich *orale Dosierung:* 2 x täglich 50–100 mg, ggf. bis zu 400 mg p.o.
Wirkungsweise:	Der Wirkstoff Flecainid gehört der Gruppe der Antiarrhythmika Klasse I an. Er blockiert die Natriumkanäle und verlängert dadurch die Refraktärzeit der Herzmuskelzellen, was wiederum zu einer Verlangsamung der Herzfrequenz führt.
Nebenwirkungen:	Atembeschwerden, Herzrhythmusstörungen, Schwindel, Synkopen, Depression, Angstzustände

> Patienten, die mit Flecanid i.v. neu eingestellt werden, sollten mittels EKG-Monitoring klinisch überwacht werden.

> Flecanid muss (bei oraler Applikation) mindestens eine Stunde vor einer Mahlzeit bzw. nüchtern verabreicht werden.

Kontraindikationen: AV-Block, Bradykardie, dekompensierte Herzinsuffizienz, Hypotonie, kardiogener Schock, Myokardinfarkt innerhalb der letzten drei Monate, Schwangerschaft und Stillzeit, Sick-Sinus-Syndrom, Überempfindlichkeit gegenüber dem Wirkstoff oder einem seiner Bestandteile

Tavegil®

Wirkstoff:	Clemastin
Indikation:	allergische Reaktionen, Heuschnupfen, Nesselausschlag, Prämedikation vor Untersuchungen mit Kontrastmittel
Dosierung:	*Erwachsene i.v.:* 1 Amp. (= 2 mg) Clemastin langsam i.v. (unter Pulskontrolle) *Kinder (ab einem Jahr) i.v.:* 0,03 mg/kg KG Clemastin langsam i.v. (unter Pulskontrolle)

Dosierungshilfe	
kg Körpergewicht	mg Clemastin i.v.
5	0,15 mg
10	0,3 mg
15	0,45 mg
20	0,6 mg
25	0,75 mg
30	0,9 mg

Verdünnen Sie die 2 ml Clemastin-Ampulle mit 18 ml NaCl 0,9 % (oder Glucose 5 %). Somit erhalten Sie eine Lösung, bei der 1 ml 0,1 mg Clemastin entspricht.
1 Amp = 2 ml = 2 mg → 1 ml = 1 mg + 18 ml NaCl 0,9 %
→ 20 ml = 2 mg → 10 ml = 1 mg = 1 ml = 0,1 mg

Erwachsene – Tabletten: 2 x täglich 1 Tbl. (= 1 mg) Clemastin p. o. vor der Mahlzeit. Die Tageshöchstdosis von 6 mg sollte auf 3 x 2 Tabletten Clemastin p. o. verteilt und nicht überschritten werden.

Kinder – Tabletten: 2 x täglich 1/2 Tbl. (= 0,5 mg) Clemastin p. o. vor der Mahlzeit. Die Tageshöchstdosis von 2 mg sollte auf 2 x 1 Tabletten Clemastin p. o. verteilt und nicht überschritten werden.

Wirkungsweise: Clemastin ist ein kompetitiver H1-Blocker. Das bedeutet, Clemastin konkurriert mit dem körpereigenen Histamin um die entsprechenden Rezeptoren. Sobald das körpereigene Histamin abgebaut ist, besetzt Clemastin den Rezeptor und blockiert diesen für neu ausgeschüttetes Histamin. Clemastin ist somit antiallergisch, bronchodilatatorisch, gefäßabdichtend, juckreizstillend und membranstabilisierend.

Nebenwirkung: Kopfschmerzen, Magenschmerzen, Müdigkeit, Mundtrockenheit, Obstipation, Schwindel, Sedierung, Tachykardie, Übelkeit

Kontraindikationen: Gastritis, Glaukom, Herzrhythmusstörungen, Kinder unter 1 Jahr, Miktionsstörungen, Schwangerschaft und Stillzeit, Überempfindlichkeit gegenüber dem Wirkstoff oder einem seiner Bestandteile

Tavor®

Wirkstoff:	Lorazepam
Indikation:	akute Panikattacken, Angststörungen, Prämedikation vor Eingriffen oder Operationen, Status epilepticus
Dosierung:	*akute Panikattacken, Angststörungen:* 0,05 mg/kg KG Lorazepam i.v. *Status epilepticus:* 4 mg Lorazepam i.v. oral: 0,5–2,5 mg Lorazepam p. o. Die Tageshöchstdosis von 7,5 mg Lorazepam p. o. sollte nicht überschritten werden.

> Lorazepam sollte 1:1 mit NaCl 0,9% oder Wasser für Injektionszwecke verdünnt werden.

Wirkungsweise:	Lorazepam ist ein Tranquilizer aus der Gruppe der Benzodiazepine. Es hat eine zentral dämpfende, beruhigende (sedierende) sowie eine angstlösende (anxiolytische) und enthemmende Wirkung.
Nebenwirkung:	allergische Reaktion, Amnesie, Atemdepression, hohes Suchtpotential, Hypotonie, Schläfrigkeit, Schwindel, paradoxe Wirkung (je älter der Patient, desto wahrscheinlicher die paradoxe Wirkung), Übelkeit und erbrechen
Kontraindikationen:	akute (oder anamnestische) Abhängigkeit gegenüber dem Wirkstoff, akute Intoxikation mit Alkohol der sonstigen, zentraldämpfenden Wirkstoffe, Kinder und Jugendliche unter 18 Jahren, Schwangerschaft, Stillzeit nur nach strenger Indikationsstellung, Überempfindlichkeit gegenüber dem Wirkstoff oder einem seiner Bestandteile

Terlipressin®, siehe Haemopressin

THAM-Köhler 3M®, TRIS®, Trispuffer®

Wirkstoff:	Trometamol
Indikation:	metabolische Azidose bei Hypernatriämie, Intoxikation mit schwachen Säuren (z. B. Aspirin, Barbiturate)
Dosierung:	Basendefizit (- BE) x kg KG x 0,3 = mmol Trometamol

maximale Infusionsgeschwindigkeit: ca. 1 mmol Trometamol/kg KG/h. Die maximale Tageshöchstdosis von ca. 5 mmol Trometamol/kg KG/Tag soll nicht überschritten werden.

Wirkstoff-Konzentrat! Trometamol darf nicht unverdünnt, sondern nur als Zusatz in Infusionslösungen appliziert werden.

Es ist empfehlenswert, zunächst lediglich die Hälfte der berechneten Dosis zu applizieren. Danach eine erneute BGA durchführen und anhand des neuen Basendefizit(-)BE die weitere Dosierung zu berechnen.

Wirkungsweise:	Der Wirkstoff Trometamol ist eine organische Base, die bei der Verstoffwechselung zu Hydrogencarbonat und Kohlensäure umgewandelt wird. Da der Wirkstoff auch die Zellwand durchdringt und intrazellulär als Puffer wirkt, kommt es zu einer Elektrolytverschiebung, die zunächst eine Hyperkaliämie und im weiteren Verlauf zu einer Hypokaliämie führen kann.
Nebenwirkung:	Atemdepression, Gewebsnekrosen bei paravenöser Applikation, Hyperkaliämie, Hypoglykämie, Hypotonie, Thrombophlebitis, Übelkeit und Erbrechen
Kontraindikationen:	Alkalose, Hyperkaliämie, Neugeborene, Niereninsuffizienz, respiratorische Azidose, Schwangerschaft und Stillzeit nach strenger Indikationsstellung, Überempfindlichkeit gegenüber dem Wirkstoff oder einem seiner Bestandteile

Theophyllin®, siehe Afpred®

Thiamazol®, siehe Favistan®

Thiopental®, Trapanal®

Wirkstoff:	Thiopental
Indikation:	Hirndrucksenkung in der Intensivmedizin, Narkoseeinleitung, Status epilepticus

Thiopental ist Mittel der Wahl bei der Narkoseeinleitung bei Patienten mit SHT.

Aufgrund seiner hypnotisierenden Wirkung wurde Thiopental in der Vergangenheit als »Wahrheitsserum« bei Verhören eingesetzt.

Dosierung:	5 mg Thiopental kg KG i. v. über 20 Sekunden, Maximaldosis 1.000 mg Thiopental i. v.

3 Die Medikamente im Überblick

Wirkungsweise: Der Wirkstoff Thiopental bindet sich an die GABA-Rezeptoren im zentralen Nervensystem und wirkt dadurch sedierend/hypnotisch.

Nebenwirkungen: allergische Reaktionen, Atemdepression durch Sensibilitätsverminderung der CO2-Rezeptoren, Blutdruckabfall, Bronchospasmus, Husten, Laryngospasmus, Reflextachykardie mit Erhöhung des myokardialen O2-Verbrauchs, VES bei Überdosierung

Eine versehentliche intraarterielle Injektion kann massive Gefäßspasmen auslösen, woraus Gewebsnekrosen entstehen können. Eine versehentliche paravenöse Injektion kann zu äußerst schmerzhaften Nervenentzündungen führen.

Der Einsatz von Thiopental kann bereits nach kurzer, regelmäßiger Anwendung eine physische und psychische Abhängigkeit bewirken.

Kontraindikationen: akute Intoxikation mit Alkohol, Analgetika, Sedativa oder Psychopharmaka, akuter Myokardinfarkt, Asthma, COPD, Herzinsuffizienz, Hypovolämie, Mitralklappenstenose, Myasthenia gravis, Schock, Status Asthmaticus, Überempfindlichkeit gegenüber dem Wirkstoff oder einem seiner Bestandteile

Thyrozol®, siehe Favistan®

Tolouidinblau®

Wirkstoff: Toloniumchlorid (Redoxfarbstoff)

Indikation: Antidot bei 4-DMAP Überdosierung, Antidot bei Nitrat- oder Nitrit-Intoxikation, intraoperative farbliche Darstellung von ableitenden Harnwegen, Fistelgängen, usw., Nachweis von Vaginalverletzungen nach Vergewaltigung

Dosierung: *Erwachsene:* 2–4 mg/kg KG Toloniumchlorid langsam i.v., Repetition mit 2 mg/kg KG Toloniumchlorid ggf. nach 30 Minuten
Säuglinge und Kleinkinder: 2 mg/kg KG Toloniumchlorid langsam i.v.

Da der Wirkstoff Toloniumchlorid streng intravenös appliziert werden muss, bietet sich in der Praxis an, zunächst etwas Blut aus dem i.v.-Zugang zu aspirieren, um dadurch sicherzustellen, dass der Zugang definitiv in der Vene und nicht versehentlich paravenös oder gar intraarteriell liegt.

Wirkungsweise: Der Wirkstoff Toloniumchlorid beschleunigt den Abbau von Methämoglobin, sodass wieder mehr Sauerstoff im Blut aufgenommen und zu den Organen transportiert und abgegeben werden kann.

Methämoglobin ist ein an den Eisenatomen »umgebildetes« Hämoglobin. Anstelle von zwei Eisenatomen besitzt es drei. Dadurch kann es keinen Sauerstoff aufnehmen. Weiterhin beeinflusst das Methämoglobin das unmittelbar angrenzende, »normale« Hämoglobin so derart, dass dieses zwar noch Sauerstoff aufnehmen, aber nicht mehr abgeben kann.

Nach der intravenösen Injektion kann die bestehende Zyanose kurzfristig zunehmen. Diese verbessert sich aber mit zunehmendem Abbau von Methämoglobin.

Nebenwirkungen: Asystolie, Blauverfärbung von Haut, Speichel und Urin, Bradykardie, Kammerflimmern, schwerwiegende Kreislaufreaktionen, polytope VES, Übelkeit und Erbrechen

Kontraindikationen: Hämolyse, Überempfindlichkeit gegenüber dem Wirkstoff oder einem seiner Bestandteile

Toxogonin®

Wirkstoff: Obidoxim

Indikation: Organophosphat(= Alkylphosphat)-intoxikationen (z. B. E 605)

Dosierung: *Erwachsene:* initial 250 mg (= 1 Amp.) Obidoxim langsam i. v., anschließende Dauerinfusion mit 750 mg (= 3 Amp.) i. v./24 h

Applikation über Infusionspumpe:
Mischen Sie 250 ml NaCl 0,9 % mit 1 Amp. Obidoxim (→ 250 ml = 250 mg → 1 ml = 1 mg). Stellen Sie die Flussrate auf 31,25 ml/h i. v. Sie benötigen insgesamt drei dieser Infusionsgemische.

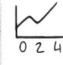

Applikation über Spritzenpumpe:
Mischen Sie 47 ml NaCl 0,9 % + 3 Amp. Obidoxim (→ 50 ml = 750 mg → 1 ml = 15 mg) Stellen Sie die Flussrate auf 2,08 ml/h i. v.

Kinder: initial 4–8 mg/kg KG Obidoxim langsam i. v., anschließende Dauerinfusion mit 10 mg/kg KG i. v./24 h

Wirkungsweise: Der Wirkstoff Obidoxim kann den blockierten Abbau des Acetylcholins reaktivieren und somit die Wirkung der Phosphate neutralisieren.

Die Applikation von Obidoxim muss schnellstmöglich erfolgen, dennoch gehen grundsätzlich Maßnahmen der allgemeinen Notfallmedizin voraus.
Die Applikation von Atropin von 2–5 mg (= 4–10 Amp.) muss schnellstmöglich und noch vor der Obidoxim-Applikation erfolgen.

Nebenwirkungen: cholestatischer Ikterus, Geschmacksstörung (Mentholgeschmack), Herzrhythmusstörungen, Hypertonie, Leberfunktionsstörungen, Mundtrockenheit, Muskelschwäche, Tachykardie, Taubheitsgefühl

Kontraindikationen: Intoxikationen mit Carbamate (z. B. Aldicarb = Temik®5G), Überempfindlichkeit gegenüber dem Wirkstoff oder einem seiner Bestandteile

Tramal®, Tramadol®

Wirkstoff: Tramadol

Indikation: mittelstarke bis starke Schmerzen

Dosierung: 1–1,5 mg/kg KG Tramadol langsam i.v.

Der Wirkstoff liegt als Injektionslösung, Tabletten, Kapseln, Tropfen und Zäpfchen vor und wird in der jeweils gleichen Dosierung entsprechend i.v., i.m., s.c., p.o. oder rektal verabreicht.

Wirkungsweise: Der Wirkstoff Tramadol gehört zur Gruppe der Opiate. Er bindet sich an µ-, δ- und κ-Opioidrezeptoren, sodass er nicht nur analgetisch, sondern auch antitussiv (hustenstillend) wirkt. Die analgetische Wirkung setzt nach ca. 5–10 Minuten nach der i.v.-Applikation ein.

Die analgetische Potenz von Tramadol liegt im Vergleich zu Morphin bei 0,1.

Aufgrund seiner geringen Affinität zu den Opioidrezeptoren lässt sich der Wirkstoff Tramadol nicht mit anderen Opiaten kombinieren, da diese den Wirkstoff vom Rezeptor verdrängen.

Tramadol wirkt insbesondere bei der i.v.-Applikation stark emetisch (brechreizfördernd), weshalb es unbedingt langsam und in Kombination mit z.B. MCP verabreicht werden sollte.

Nebenwirkungen: allergische Reaktionen, Erschöpfung, Kopfschmerzen, Mundtrockenheit, Müdigkeit, Obstipation, orthostatische Regulationsstörungen, Schlafstörungen, Schwitzen, Übelkeit und Erbrechen, Verwirrtheit

Kontraindikationen: Applikation von MAO-Hemmern innerhalb der letzten 14 Tage, Drogenabusus, Epilepsie, Intoxikation mit Alkohol, Analgetika, Opioiden, Psychopharmaka oder Sedativa, Überempfindlichkeit gegenüber dem Wirkstoff oder einem seiner Bestandteile

Tranexamsäure®

Wirkstoff: Tranexamsäure

Indikation: Prophylaxe und Therapie von Blutungen: Hypermenorrhoe, im Gastro-Intestinal-Trakt, im Rahmen der Lysetherapie, im Uro-Genitaltrakt, bei postpartalen Blutungen, bei Epistaxis, bei Traumapatienten

Dosierung: 1 g Tranexamsäure als Kurzinfusion über ca. 10 Minuten i.v.

Wirkungsweise: Tranexamsäure verlangsamt den Umwandlungsprozess von Plasminogen zu Plasmin. Dies ist ein wichtiger Faktor im Gerinnungssystem. Denn dadurch wird die Fibrinolyse unterdrückt, sodass das Blutungsrisiko reduziert bzw. aktive Blutungen in einem gewissen Maß gestoppt werden können.

Nebenwirkungen: allergische Reaktionen bis hin zum anaphylaktischen Schock, Hautausschlag, Hypotonie, Krampfanfälle, Sehstörungen, Thrombo-Embolische Ereignisse (Myokardinfarkt, Lungenembolie, Schlaganfall), Vorhofflimmern

Kontraindikationen: Schwangerschaft und Stillzeit nur unter strenger Indikationsstellung, schwere Niereninsuffizienz, Thrombosen bzw. gesteigertes Thromboserisiko, Überempfindlichkeit gegenüber dem Wirkstoff oder einem seiner Bestandteile

Trapanal®, siehe Thiopental®

TRIS®, siehe THAM-Köhler 3M®

Trispuffer, siehe THAM-Köhler 3M®

Ultracarbon®

Wirkstoff: medizinische Kohle

Indikation: akute orale Vergiftungen mit Arzneimittel, Nahrungsmittel, Schwermetalle, Durchfall

Medizinische Kohle soll nicht verwendet werden, wenn es sich bei der Vergiftung um eine Säuren- oder Laugenvergiftung handelt. Einerseits kann medizinische Kohle keine Säuren und Laugen binden, andererseits würde die Schwarzfärbung des Ösophagus und des Magens durch die medizinische Kohle die Diagnostik erschweren/behindern.

Dosierung: *Erwachsene und Jugendliche ab 12 Jahren:* 50–100 g (= 1–2 Flaschen) medizinische Kohle p. o.
Kinder zwischen 4 und 12 Jahren: 25–50 g (= ½–1 Flasche) medizinische Kohle p. o.
Kinder unter 4 Jahren: 12 g (= ¼ Flasche) medizinische Kohle p. o.

Wirkung: Medizinische Kohle »fängt« kleinste gelöste Teilchen und bindet diese an sich. Der Aufbau der medizinischen Kohle ist vergleichbar mit einem Luftfilter am Beatmungsgerät oder einem sehr engmaschigen Netz, in dem sich kleinste Teilchen verfangen und kleben bleiben.

Nebenwirkung: Obstipation bei Überdosierung

Kontraindikationen: bewusstlose oder bewusstseinsgetrübte Patienten, Intoxikationen mit ätzenden Stoffen, Überempfindlichkeit gegenüber dem Wirkstoff oder einem seiner Bestandteile

Medizinische Kohle darf nicht intraarteriell, intravenös oder intraossär appliziert werden.

Valium®, siehe Diazepam®

Variquel®, siehe Haemopressin

Ventolair®, siehe Beclometason

Verapamil®, siehe Isoptin®

Xarelto®

Wirkstoff:	Rivaroxaban
Indikation:	Lungenembolie, Prophylaxe venöser Thromboembolien nach Hüft- oder Kniegelenksersatzoperationen, Rezidivprophylaxe einer Lungenembolie oder einer tiefen Venenthrombose, Schlaganfallprophylaxe, Thromboseprophylaxe bei bestimmten Formen des Vorhofflimmerns, tiefe Beinvenenthrombose
Dosierung:	1 x täglich 10–20 mg p. o.

> Xarelto kann unabhängig von den Mahlzeiten genommen werden.

Wirkungsweise:	Der Wirkstoff Rivaroxaban hemmt sowohl den freien wie auch den an den Prothrombinase-Komplex-gebundenen Faktor Xa. Dies verhindert die Aktivierung von Prothrombin zu Thrombin.
Nebenwirkungen:	starke oder langanhaltende Blutungen, Blutungen im Gastrointestinaltrakt, Blutungen im Urogenitaltrakt, Schwächegefühl, Müdigkeit, Blässe, Schwindel, Kopfschmerzen, Dyspnoe, Brustschmerzen oder Angina pectoris, Nierenfunktionsstörungen

> Eine Therapiekontrolle, wie man sie beispielsweise von der Marcumar-Therapie kennt, ist, nach Angaben des Herstellers, nicht nötig.

> Bei Applikation auf nüchternen Magen hat Xarelto einen ca. 70% Wirkverlust.

Kontraindikationen:	akute Blutungen, Lebererkrankungen, die mit einer Koagulopathie oder Blutungsrisiko einhergehen, Schwangerschaft und Stillzeit, Überempfindlichkeit gegenüber dem Wirkstoff oder einem seiner Bestandteile

Xomolix®

Wirkstoff:	Droperidol
Indikation:	Prophylaxe und Therapie von Nausea (postoperative Übelkeit und Erbrechen), Prophylaxe und Therapie im Rahmen von Opioid-Analgesie
Dosierung:	0,625–1,25 mg (= ¼–½ Amp.) Droperidol i. v.

Wirkungsweise: Der Wirkstoff Droperidol wirkt im Brechzentrum stark hemmend auf die Dopamin (D2)-Rezeptoren, sodass Übelkeit und Brechreiz sehr effektiv unterdrückt werden.

Aufgrund der kardialen, möglichen Nebenwirkungen muss bei Patienten, die mit Droperidol therapiert werden, ein kontinuierliches »Basis-Monitoring« (EKG, HF, RR, SpO2) gewährleistet sein.

Nebenwirkungen: ACS-Symptomatik, allergische Reaktionen bis hin zum anaphylaktischen Schock, Atembeschwerden, Benommenheit, depressive Verstimmung, EKG-Veränderungen, Herzrhythmusstörungen, Kammerflimmern, Tachykardie, Torsade-de-pointes-Arrhythmien, QT-Zeit-Verlängerung, Hypotonie, Müdigkeit, Panikattacken

Kontraindikationen: Bradykardie, Depression, Hypokaliämie, Long-QT-Syndrom, Morbus Parkinson, Phäochromozytom, Überempfindlichkeit gegenüber dem Wirkstoff oder einem seiner Bestandteile

Xylocain®, siehe Lidocain

Zofran®, siehe Ondansetron®

4 Auf einen Blick: Notfallmedikamente

Wirkstoff	Handelsname	Notfall-Indikation	Dosierung
Adenosin	Adrekar	paroxysmale supraventrikuläre Tachykardie	• Erwachsene: 6 mg i.v. als sehr schneller Bolus! • ggf. Repetition mit 12 mg i.v. als sehr schneller Bolus • Kinder: 0,1–0,2 mg/kg KG i.v. als sehr schneller Bolus • ggf. Repetition mit 0,3 mg/kg KG i.v. als sehr schneller Bolus
Adrenalin	• Adrenalin • Suprarenin	anaphylaktischer Schock	• Erwachsene: 0,5 mg i.m. • Kinder: 0,3 mg. i.m. • Kleinkinder: 0,15 mg i.m.
		Reanimation (Asystolie und PEA)	• Erwachsene: 1 mg i.v. alle 3–5 Minuten • Kinder: 0,01 mg/kg KG alle 3–5 Minuten
		Reanimation (Kammerflimmern und VT)	• Erwachsene: 1 mg. i.v. nach dem 3. Schock, dann alle 4 Minuten • Kinder: 0,01 mg/kg KG nach dem 3. Schock, dann alle 4 Minuten
Amiodaron	• Amiodaron • Cordarex	ventrikuläre Tachykardie (VT)	• Erwachsene: 300 mg i.v. • Kinder: 5 mg/kg KG i.v.
		Kammerflimmern	• Erwachsene: 300 mg i.v. nach dem 3. Schock, Repetition ggf. nach dem 5. Schock mit 150 mg i.v. • Kinder: 5 mg/kg KG i.v.
Atropinsulfat	Atropin	Bradykardie	• Erwachsene: 0,5–3 mg i.v. (1–6 Amp.) • Kinder: 20 µg/kg KG i.v.
		Intoxikation mit Alkylphosphaten	• 10–100 mg i.v.

4 Auf einen Blick: Notfallmedikamente

Wirkstoff	Handelsname	Notfall-Indikation	Dosierung

Calciumgluconat	Calciumgluconat 10 %	• akute Hypokalzämie
		• Allergien
		• Flusssäureverätzungen (Fluorwasserstoffsäure)
		• Hypokaliämie
		• Intoxikation mit Fluoriden und Oxalat
		• PEA-Reanimation bei bestätigter:
		  – Hypokalzämie
		  – Hyperkaliämie
		• Intoxikation mit Calciumkanal-Blocker
			• 10 ml Calciumgluconat 10 % (1 Amp.) langsam i.v.

Clonazepam	Rivotril	Krampfanfall	• Erwachsene: 1–2 mg i.v. • Kinder: 0,5–1 mg i.v.
Diazepam	• Diazepam • Valium	Krampfanfall	• 5–10 mg i.v.
Furosemid	• Furosemid • Lasix	• akutes Lungenödem • kardiale Dekompensation	• 40–80 mg langsam i.v.
Glucose	• Glucose 40 % • Glucose 10 %	akute Hypoglykämie	• Erwachsene: 3 Amp. Glucose 40 % i.v. • Kinder: Glucose 10 % 3 ml/kg KG i.v.
Levetiracetam	Keppra	Status Epilepticus	• 60 mg/kg KG i.v., jedoch nicht mehr als 4500 mg • Kurzinfusion > 10 Minuten
Magnesiumsulfat	Mg 5-Sulfat	• Asthmaanfall/Bronchospasmus • Eklampsie • Hypomagnesiämie • Torsade de Pointes	• 2 g. langsam i.v. • 4 g. i.v. über 20 min, dann 1–2 g. über 24–48 h post partum • 2 g langsam i.v. • 2 g langsam i.v.
Midazolam	• Dormicum • Midazolam	Krampfanfall	• 2,5–5 mg i.v.
Tranexamsäure	Cyklokapron®	akute Blutungen	• 1 g i.v. als schnelle Kurzinfusion (-10 Minuten)
Valproat	Orfiril	Status Epilepticus	• 10–20 mg/kg KG i.v., dann bis maximal 6 mg/kg KG/h über Perfusor

5 Auf einen Blick: Perfusor-Dosierungen

5 Auf einen Blick: Perfusor-Dosierungen

Die Standardbefüllung einer Perfusorspritze beträgt 50 ml.

Wirkstoff	Medikament	Gesamtdosis	Trägerlösung	Dosis ml/h	Wirkstoff/ml
Katecholamine					
Adrenalin	• Adrenalin • Suprarenin	5 mg	45 ml NaCl 0,9 %	1–40 ml/h	100 µg
Dobutamin	Dobutrex	250 mg	50 ml Fertigampulle	2–7 ml/h	5 mg
Dopamin	Dopamin	250 mg	50 ml Fertigampulle	1–20 ml/h	5 mg
Noradrenalin	Arterenol	5 mg	45 ml NaCl 0,9 %/G 5 %	1–20 ml/h	100 µg
Isoprenalin	Isoprenalin®, Isoproterenol®, ISUPREL®	1 mg	45 ml NaCl 0,9 %	2–15 ml/h	20 µg
Antihypertonika					
Clonidin	Paracefan	750 µg	45 ml NaCl 0,9 %/G 5 %	1–8 ml/h	15 µg
Dihydralazin	Nepresol	50 mg	50 ml nur in NaCl 0,9 %	1–4 ml/h	1 mg
Glycerolnitrat	Nitroglycerin	50 mg	50 ml Fertigampulle	1–8 ml/h	1 mg
Nifedipin	Adalat	5 mg	50 ml Fertigampulle	6,25–12,5 ml/h Tokolyse	0,1 mg
Urapidil	Ebrantil	250 mg	5 Amp. à 10 ml	1–4 ml/h	5 mg
Antiarrhythmika					
Ajmalin	Gilurytmal	250 mg	5 Amp. à 10 ml	4–10 ml/h	5 mg
Amiodaron	Cordarex (Lichtschutz)	600 mg	38 ml nur in G 5 %	2–6 ml/h	12 mg
Lidocain	Xylocain	1.000 mg	unverdünnt	2–6 ml/h	20 mg
Opioide					
Fentanyl	Fentanyl	2,5 mg	unverdünnt	2–20 ml/h	50 µg
Morphin	Morphin	50 mg	45 ml NaCl 0,9 %/G 5 %	1–2 ml/h	1 mg

5 Auf einen Blick: Perfusor-Dosierungen

Die Standardbefüllung einer Perfusorspritze beträgt 50 ml. – Fortsetzung

Wirkstoff	Medikament	Gesamtdosis	Trägerlösung	Dosis ml/h	Wirkstoff/ml
Pethidin	Dolantin	250 mg	45 ml NaCl 0,9 %/G 5 %	2–8 ml/h	5 mg
Piritramid	Dipidolor	75 mg	40 ml NaCl 0,9 %/G 5 %	2–8 ml/h	1,5 mg
Sufentanil	Sufenta	500 µg	40 ml NaCl 0,9 %/G 5 %	2–6 ml/h	10 µg
Analgetika					
Metamizol	Novaminsulfon	2.500 mg	45 ml NaCl 0,9 %/G 5 %	2–4 ml/h	50 mg
Lokalanästhetika					
Ropivacain	Naropin 0,2 %	100 mg	40 ml NaCl 0,9 %/G 5 %	2–8 ml/h	2 mg
	Naropin 0,375 %	225 mg	40 ml NaCl 0,9 %/G 5 %	2–8 ml/h	3,75 mg
Muskelrelaxanzien					
Atracurium	Atracurium	250 mg	25 ml NaCl 0,9 %/G 5 %	4–8 ml/h	5 mg
Cisatracurium	Nimbex	100 mg	unverdünnt	1–3 ml/h	2 mg
Rocuronium	Esmeron	500 mg	unverdünnt	1,5–6 ml/h	10 mg
Sedativa/Narkotika					
Clonidin	Paracefan	750 µg	45 ml NaCl 0,9 %/G 5 %	1–8 ml/h	15 µg
Esketamin	Ketanest S	1.250 mg	unverdünnt	1–15 ml/h	25 mg
Haloperidol	Haldol	25 mg	45 ml NaCl 0,9 %/G 5 %	2–5 ml/h	0,5 mg
Midazolam	Dormicum, Midazolam	50 mg	50 ml Fertigampulle	2–14 ml/h	1 mg
Propofol 2 %	Propofol	1000 mg	50 ml Fertigampulle	1–14 ml/h	20 mg
Gamma-Hydroxy-buttersäure (GHB)	Somsanit	10 g = 10.000 mg	unverdünnt	2–10 ml/h	200 mg

5 Auf einen Blick: Perfusor-Dosierungen

Die Standardbefüllung einer Perfusorspritze beträgt 50 ml. – Fortsetzung

Wirkstoff	Medikament	Gesamtdosis	Trägerlösung	Dosis ml/h	Wirkstoff/ml
Sonstige					
Alteplase	Actilyse	20–30 mg	20–30 ml NaCl 0,9 %	je nach Schema	0,5 mg
Argipressin	Empressin	40 i. E.	38 ml NaCl 0,9 % oder G 5 %	0,75–1,5–2,25 ml/h	1 i. E.
Furosemid	• Furosemid • Lasix	250 mg	25 ml nur in NaCl 0,9 %	1–50 ml/h	5 mg
Heparin	Heparin	25.000 i. E.	45 ml NaCl 0,9 %/G 5 %	2–4 ml/h	500 i. E.
		20.000 i. E.	46 ml NaCl 0,9 %/G 5 %	2–4 ml/h	400 i. E.
		10.000 i. E.	48 ml NaCl 0,9 %/G 5 %	2–4 ml/h	200 i. E.
		7.500 i. E.	48,5 ml NaCl 0,9 %/G 5 %	2–4 ml/h	150 i. E.
		5.000 i. E.	49 ml NaCl 0,9 %/G 5 %	2–4 ml/h	100 i. E.
Hydrocortison	Hydrocortison	50–100 mg	48–49 ml G 5 %	2–4 ml/h max. 12 h	1–2 mg
Magnesium	Magnesium	5 g	je nach Ampullengröße: unverdünnt oder mit NaCl 0,9 %	2–5 ml/h 0,1 g = 100 µg	
Kaliumchlorid	Kaliumchlorid	40–60 mmol (n. AAO)	im Bypass über ZVK	5–20 ml/h	1 mmol/ml
Neostigmin	Neostigmin	0,5–1,5 mg	49–48,5 ml NaCl 0,9 %	25–50 ml/h	10–30 µg
Normalinsulin H	Insuman Rapid	50 i. E.	49 ml NaCl 0,9 %/G 5 %	1–10 ml/h	1 i. E.
Obidoxim	Toxogonin	750 mg	47 ml NaCl 0,9 %	2,1 ml/h	15 mg

6 Auf einen Blick: Antidote

Intoxikationen mit:	Wirkstoff	Handelsname	Dosierung
akute orale Vergiftungen (Nahrungsmittel, Medikamente, Schwermetalle)	medizinische Kohle	Ultracarbon	• 30–50 g p. o. • Kinder: 0,5–1 g/kg KG p. o.
Alkaloide (z. B. Tollkirsche, Stechapfel, Rittersporn)	Physostigmin	Anticholium	• Erwachsene: 0,03 mg/kg KG langsam i.v. (→ bei 70 kg Pat. = 1 Amp. = 2 mg) – Repetition mit gleicher Dosierung nach 20–30 Minuten möglich • Kinder: 0,5 mg i.v.
Alkylphosphat	Atropinsulfat	Atropin 1 Antidot-Ampulle = 10 ml = 100 mg	• 10–100 mg i.v.
Alkylphosphat	Obidoxim	Toxogonin	• 250 mg i.v., ca. 5 Minuten nach Atropingabe
Antihistaminika	Physostigmin	Anticholium	• Erwachsene: 0,03 mg/kg KG langsam i.v. (→ bei 70 kg Pat. = 1 Amp. = 2 mg) – Repetition mit gleicher Dosierung nach 20–30 Minuten möglich • Kinder: 0,5 mg i.v.
Benzodiazepine	Flumazenil	Anexate	• 0,25 mg i.v. • Repetition nach ca. 1 Minute
Butylscopolamin (Buscopan®, BS-Ratiopharm®)	Physostigmin	Anticholium	• Erwachsene: 0,03 mg/kg KG langsam i.v. (→ bei 70 kg Pat. = 1 Amp. = 2 mg) – Repetition mit gleicher Dosierung nach 20–30 Minuten möglich • Kinder: 0,5 mg i.v.
Calciumkanal-Blocker	Calciumgluconat	Calciumgluconat 10 %	• 1 Amp./10 ml langsam i.v.

6 Auf einen Blick: Antidote

Intoxikationen mit:	Wirkstoff	Handelsname	Dosierung
Ethanol (Trinkalkohol)	Physostigmin	Anticholium	• Erwachsene: 0,03 mg/kg KG langsam i.v. (→ bei 70 kg Pat. = 1 Amp. = 2 mg) – Repetition mit gleicher Dosierung nach 20–30 Minuten möglich • Kinder: 0,5 mg i.v.
Flusssäureverätzungen (Fluorwasserstoffsäure)	Calciumgluconat	Calciumgluconat 10 %	• 1 Amp./10 ml langsam i.v.
Fluoriden	Calciumgluconat	Calciumgluconat 10 %	• 1 Amp./10 ml langsam i.v.
Inhalativa (z.B. Chlorgas, Rauchgas)	Beclometason	Beclometason, Junik®, Ventolair®	• initial 4 Sprühstöße • Repetition nach 30 und 120 Minuten
Insektizide	Atropinsulfat	Atropin 1 Antidot-Ampulle = 10 ml = 100 mg	• 10–100 mg i.v.
Kampfstoffe Sarin, Soman, Tabun	Atropinsulfat	Atropin 1 Antidot-Ampulle = 10 ml = 100 mg	• 10–100 mg i.v.
Ketamin (Angel Dust, Engelsstaub, Keta, Special K)	Physostigmin	Anticholium	• Erwachsene: 0,03 mg/kg KG langsam i.v. (→ bei 70 kg Pat. = 1 Amp. = 2 mg) – Repetition mit gleicher Dosierung nach 20–30 Minuten möglich • Kinder: 0,5 mg i.v.
MCP	Biperiden	Akineton	• 2,5–5 mg (0,5–1 ml) i.v.
Methämoglobinbildner (Nitrate, Nitrite)	Toloniumchlorid	Toluidinblau	• 2–4 mg/kg KG i.v. • Repetition nach 30 Minuten
Muskelrelaxanzien	Pyridostigmin	Mestinon	• 5 mg i.v. • kombiniert mit 0,5 mg Atropin
Muskelrelaxanzien	Neostigmin	Prostigmin	• 0,5–2 mg langsam i.v. • kombiniert mit mind. 0,5 mg Atropin i.v.
Neuroleptika (z.B. Haldol)	Biperiden	Akineton	• 2,5–5 mg (0,5–1 ml) i.v.
Nikotin	Biperiden	Akineton	• 5 mg (1 ml) i.v.

Intoxikationen mit:	Wirkstoff	Handelsname	Dosierung
Opioide	Naloxon	Narcanti	• 0,4 mg i.v. • langsam titrierend
Organo-Phosphate	Biperiden	Akineton	• 5 mg (1 ml) i.v. • Repetition bis zur Situationsverbesserung
Oxalat	Calciumgluconat	Calciumgluconat 10 %	• 10 ml Calciumgluconat 10 % (1 Amp.) langsam i.v.
Pilze (Risspilze, Trichterlinge)	Atropinsulfat	Atropin 1 Antidot-Ampulle = 10 ml = 100 mg	• 10–100 mg i.v.
Schaumbildner (Seifen, Waschmittel, usw.)	Simeticon	Sab Simplex Lefax	• 5–20 ml p.o.
Schlangenbisse	Neostigmin	Prostigmin	• 0,5–2 mg langsam i.v. • kombiniert mit Atropin
Schwefelwasserstoff	4-Dimethylaminophenol	4-DMAP	• 3–4 mg/kg KG i.v.
Tetrazyklische Antidepressiva (z.B. Mirtazepin®)	Physostigmin	Anticholium	• Erwachsene: 0,03 mg/kg KG langsam i.v. (→ bei 70 kg Pat. = 1 Amp. = 2 mg) – Repetition mit gleicher Dosierung nach 20–30 Minuten möglich • Kinder: 0,5 mg i.v.
Trizyklische Antidepressiva (z.B. Amitryptilin®)	Natriumhydrogencarbonat	Natriumhydrogencarbonat 8,4 %	• 0,5–1 ml/kg KG als zügige Kurzinfusion (< 10 Minuten) • Ziel-pH = 7,45–7,50
Trizyklische Antidepressiva (z.B. Amitriptylin®)	Physostigmin	Anticholium	• Erwachsene: 0,03 mg/kg KG langsam i.v. (→ bei 70 kg Pat. = 1 Amp. = 2 mg) – Repetition mit gleicher Dosierung nach 20–30 Minuten möglich • Kinder: 0,5 mg i.v.
Zyanid	Hydroxocobalamin	Cyanokit	• 5 g über 15 Minuten i.v. • Repetition nach 15 Minuten über 15–120 Minuten
Zyanid	4-Dimethylaminophenol	4-DMAP	• 3–4 mg/kg KG i.v.

7 Auf einen Blick: Giftnotrufzentralen

Liste der Giftnotrufzentralen und Giftinformationszentren in Deutschland, Österreich und Schweiz.[1]

Berlin: Giftnotruf Berlin
Giftnotruf der Charité Universitätsmedizin Berlin
Campus Benjamin Franklin, Haus VIII (Wirtschaftsgebäude), UG
Notruf: 030 192 40
Telefax: 030 450 569 901 (Keine Notfall-Anfragen!)
E-Mail: giftnotruf@charite.de
Internetadresse: https://giftnotruf.charite.de/
Hindenburgdamm 30
12203 Berlin

Bonn: Informationszentrale gegen Vergiftungen
Informationszentrale gegen Vergiftungen
Zentrum für Kinderheilkunde, Universitätsklinikum Bonn
Notruf: 0228 192 40
Telefax: 0228 287 332 78 oder 0228 287 333 14
E-Mail: gizbn@ukbonn.de
Internetadresse: https://gizbonn.de/
Venusberg-Campus 1 Geb. 30 »ELKI«
53127 Bonn

Erfurt: Giftinformationszentrum
Giftnotruf Erfurt
Gemeinsames Giftinformationszentrum der Länder Mecklenburg-Vorpommern, Sachsen, Sachsen-Anhalt und Thüringen
c/o HELIOS Klinikum Erfurt
Notruf: 0361 730 730
Telefax: 0361 730 7317
E-Mail: ggiz@ggiz-erfurt.de

---

1 Bundesamt für Verbraucherschutz und Lebensmittelsicherheit (Hrsg.) (2023). Liste der Giftnotrufzentralen und Giftinformationszentren in Deutschland, Österreich und Schweiz. Zugriff am 30.10.2024 unter: https://www.bvl.bund.de/DE/Arbeitsbereiche/01_Lebensmittel/03_Verbraucher/09_InfektionenIntoxikationen/02_Giftnotrufzentralen/lm_LMVergiftung_giftnotrufzentralen_node.html

Internetadresse: https://www.ggiz-erfurt.de/home.html
Nordhäuser Straße 74
99089 Erfurt

Freiburg: Vergiftungs-Informations-Zentrale
Vergiftungs-Informations-Zentrale
Zentrum für Kinder- und Jugendmedizin
Universitätsklinikum Freiburg
Notruf: 0761 192 40
Telefax: 0761 270 445 70
E-Mail: Giftinfo@uniklinik-freiburg.de
Internetadresse: https://www.uniklinik-freiburg.de/giftberatung.html
Breisacher Straße 86b
79110 Freiburg

Göttingen: Giftinformationszentrum-Nord
Giftinformationszentrum-Nord der Länder Bremen,
Hamburg, Niedersachsen und Schleswig-Holstein (GIZ-Nord)
Universitätsmedizin Göttingen – Georg-August-Universität
Notruf: 0551 192 40 (Jedermann) und 383 180 (Fachleute)
Telefax: 0551 383 1881
E-Mail: Giznord@giz-nord.de
Internetadresse: https://www.giz-nord.de/cms/
Robert-Koch-Straße 40
37075 Göttingen

Mainz: Giftinformationszentrum Rheinland-Pfalz/Hessen
Giftinformationszentrum der Länder Rheinland-Pfalz und Hessen
- Klinische Toxikologie -
Universitätsmedizin der Johannes Gutenberg-Universität Mainz
Notruf: 06131 192 40
Infoline: 06131 232 466
Telefax: 06131 232 468 (nicht für Notfälle!)
E-Mail: mail@giftinfo.uni-mainz.de (nicht für Notfälle!)
Internetadresse: http://www.giftinfo.uni-mainz.de/giz/uebersicht.html
Gebäude 601
Langenbeckstraße 1
55131 Mainz

München: Giftnotruf
Giftnotruf München
Abteilung für Klinische Toxikologische und Giftnotruf München,
Klinikum rechts der Isar der Technischen Universität München
Notruf: 089 192 40
Telefax: 089 414 047 89
E-Mail: tox@mri.tum.de

Internetauftritt: https://toxikologie.mri.tum.de/de/giftnotruf-muenchen
Ismaninger Straße 22
81675 München

Österreich, Wien: Vergiftungsinformationszentrale
Gesundheit Österreich GmbH
AKH Leitstelle 6 Q
Notruf: +43 140 643 43
Sekretariat: +43 140 668 98 (Allgemeine Beratung)
Telefax: +43 140 668 9821
E-Mail: Viz@goeg.at
Internetauftritt: https://goeg.at/Vergiftungsinformation
Stubenring 6
A-1010 Wien

Schweiz, Zürich: Schweizerisches Toxikologisches Informationszentrum (STIZ)
Tox Info Suisse
Notruf: +41 442 515 151
Sekretariat: +41 442 516 666 (allgemeine Anfragen)
Telefax: +41 442 528 833
E-Mail: Info@toxi.ch
Internetauftritt: https://www.toxinfo.ch/
Freiestrasse 16
CH-8032 Zürich

8 Auf einen Blick: Größenverhältnisse zum Verständnis diverser Medikamentendosierungen

1 g (Gramm) = 1000 mg (Milligramm)
1 mg = 1000 µg (Mikrogramm)
0,5 mg = 500 µg
0,1 mg = 100 µg
0,01 mg = 10 µg
0,001 mg = 1 µg

Literaturverzeichnis

1 A Pharma GmbH (2013). *Pipamperon*. Zugriff am 01.12.2024 unter https://www.1a-files.de/pdf/fi/fi_pipamperon_tbl_1a_51005831.pdf

Abels, B. et al. (o.J.). *Verapamil*. Zugriff am 23.11.2024 unter https://flexikon.doccheck.com/de/Verapamil

Adalat (2017). Zugriff am 06.11.2024 unter https://www.medikamente-per-klick.de/images/ecommerce/08/70/08704195_2011-10_de_o.pdf

Alnouri, N. (2020). *Kaliumchlorid*. Zugriff am 27.11.2024 unter https://www.gelbe-liste.de/wirkstoffe/Kaliumchlorid_468

Alnouri, N. (2020). *Piritramid*. Zugriff am 27.11.2024 unter https://www.gelbe-liste.de/wirkstoffe/Piritramid_1684

ALTANA Pharma Deutschland GmbH (2002). *Euphylong*. Zugriff am 27.11.2024 unter http://www.narkosearzt-hamburg.de/NEF-Medikamente/Theophyllin-Euphylong.pdf

Amboss (2024). *Glucocorticoide*. Zugriff am 29.10.2024 unter https://www.amboss.com/de/wissen/glucocorticoide/

Amboss (2024). *Injektionsanästhetika*. Zugriff am 22.11.2024 unter https://www.amboss.com/de/wissen/injektionsanasthetika/

Amboss (2024). *Protonenpumpenhemmer*. Zugriff am 03.11.2024 unter https://www.amboss.com/de/wissen/protonenpumpenhemmer/

ANR Switzerland (o.J.). *Opioidrezeptoren und Endorphine*. Zugriff am 29.10.2024 unter https://www.anr-switzerland.ch/wp-content/uploads/2017/03/opioidrezeptoren_und_endorphine.pdf

Antwerpes, F. (2017). *Obidoxim*. Zugriff am 20.11.2024 unter https://flexikon.doccheck.com/de/Obidoxim

Antwerpes, F. (2017). *Prescott-Schema*. Zugriff am 20.11.2024 unter https://flexikon.doccheck.com/de/Prescott-Schema

Antwerpes, F. et al. (o.J.). *Glucoselösung*. Zugriff am 23.11.2024 unter https://flexikon.doccheck.com/de/Glucosel%C3%B6sung

AOP Orphan Pharmaceuticals GmbH (2021). *EMPRESSIN 40 I.E./2 ml*. Zugriff am 20.11.2024 unter https://www.apotheken-umschau.de/medikamente/beipackzettel/empressin-40-ie2-ml-injektionsloesung-11130912.html?file=7fa2a5138bdde0d22f7624941558eefd

Arbeitsgemeinschaft der deutschen Ärztekammern (2015). *Fall des Monats »Dezember 2015«: CAVE bei Off-Label-Use von bestimmten Arzneimitteln*. Zugriff am 04.12.2024 unter https://www.kh-cirs.de/faelle/dezember15.html

Arzneimittelkommission der Deutschen Apotheker (Hrsg.) (2020). *Statine (HMG-CoA-Reduktase-Hemmer*. Zugriff am 29.10.2024 unter https://www.abda.de/fileadmin/user_upload/assets/Arzneimittelkommission/Aequivalenzdosistabellen/Statine_AEquivalenzdosistabelle.pdf

Arzneimittelkommission der Deutschen Apotheker (Hrsg.) (2020). *Vergleichstabelle: ACE-Hemmer*. Zugriff am 23.10.2024 unter https://www.abda.de/fileadmin/user_upload/assets/Arzneimittelkommission/Aequivalenzdosistabellen/ACEi_AEquivalenzdosistabelle.pdf

Arzneimittelkommission der Deutschen Apotheker (Hrsg.) (2020). *Vergleichstabelle: Protonenpumpeninhibitoren*. Zugriff am 23.10.2024 unter https://www.abda.de/fileadmin/user_upload/assets/Arzneimittelkommission/Aequivalenzdosistabellen/PPI_AEquivalenzdosistabelle.pdf

Literaturverzeichnis

Arzneimittelkommission der deutschen Ärzteschaft (2013). *Xarelto® (Rivaroxaban) – neu zugelassene Indikation*. Zugriff am 22.11.2024 unter https://www.akdae.de/fileadmin/user_upload/akdae/Arzneimitteltherapie/NA/Archiv/201310-Xarelto.pdf

Arzneimittelkommission der deutschen Ärzteschaft, Fachausschuss der Bundesärztekammer (2008). Schwerwiegende Kreislaufreaktionen nach intravenöser Gabe von Toluidinblau® zur Darstellung der ableitenden Harnwege (Aus der UAW-Datenbank). Zugriff am 29.10.2024 unter https://www.akdae.de/arzneimittelsicherheit/bekanntgaben/newsdetail/schwerwiegende-kreislaufreaktionen-nach-intravenoser-gabe-von-toluidinblaur-zur-darstellung-der-ableitenden-harnwege-aus-der-uaw-datenbank

AstraZeneca GmbH (2013). *Gebrauchsinformation: Information für Anwender Scandicain® 1%*. Zugriff am 17.11.2024 unter https://www.apomio.de/uploads/package-inserts/product/67260.pdf

Avoxa – Mediengruppe Deutscher Apotheker GmbH (o.J.). Droperidol|Xomolix®|14|2008 Zugriff am 02.12.2024 unter https://www.pharmazeutische-zeitung.de/arzneistoffe/daten/2008/droperidolxomolix174142008/

B. Braun Melsungen AG (2014). *L-ARGININ-HYDROCHLORID 21%*. Zugriff am 18.11.2024 unter https://www.apotheken-umschau.de/medikamente/beipackzettel/l-arginin-hydrochlorid-21-elek-konzinf-l-9704010.html?file=70b20d6f7e010594111e6e350e9a4e34

Bauer, D. et al. (o.J.). *Thiamazol*. Zugriff am 27.11.2024 unter https://flexikon.doccheck.com/de/Thiamazol

Bayer Vital GmbH (2023). *Aspirin*. Zugriff am 29.10.2024 https://www.apotheken-umschau.de/medikamente/beipackzettel/aspirin-iv-500-mg-plvulm-zheinj-inf-lsg-4324188.html?file=be22ea920339d2874053b750627d5397

Bein, T., Bäumel, M. et al. (2009). *Intensivbuch Pharmakotherapie*. 1. Aufl., Berlin: Medizinisch Wissenschaftliche Verlagsgesellschaft.

Berk, B-A. et al. (o.J.). *Organophosphate*. Zugriff am 10.10.2024 unter https://flexikon.doccheck.com/de/Organophosphate

BERLIN-CHEMIE AG (2021). *Carmen*. Zugriff am 29.10.2024 unter https://www.apotheken-umschau.de/medikamente/beipackzettel/carmen-10-mg-filmtabletten-1339806.html#:~:text=Der%20Wirkstoff%20f%C3%BChrt%20zu%20einer,pumpen%2C%20was%20die%20Herzarbeit%20entlastet.

Bickelhaupt, S. et al. (o.J.). *Clonidin*. Zugriff am 24.11.2024 unter https://flexikon.doccheck.com/de/Clonidin

Bickelhaupt, S. et al. (o.J.). *Thiopentall*. Zugriff am 27.11.2024 unter https://flexikon.doccheck.com/de/Thiopental

BRADEX S.A (2016). *Vecuronium*. Zugriff am 09.11.2024 unter https://www.apotheken-umschau.de/medikamente/beipackzettel/vecuronium-bradex-10-mg-pulver-zhersteinj-lsg-12443889.html?file=f339c1df2d86899bc8abb3805f6c3192

Bruhn, C. (2008). *Methylnaltrexon blockiert Darmrezeptoren*. DAZ, 30, S. 28. Zugriff am 09.10.2024 unter https://www.deutsche-apotheker-zeitung.de/daz-az/2008/daz-30-2008/methylnaltrexon-blockiert-darmrezeptoren

Bundesinstitut für Arzneimittel und Medizinprodukte (2012). *Mivacurium Art.45*. Zugriff am 24.11.2024 unter https://www.bfarm.de/DE/Arzneimittel/Zulassung/Arzneimittel-fuer-Kinder/Empfehlungen/Fach-und-Gebrauchsinformationen/Mivacurium.html#:~:text=Mivacuriumchlorid%20ist%20indiziert%20als%20ein,%C3%A4lter%20als%20zwei%20Monate%20sind.

Bundesinstitut für Arzneimittel und Medizinprodukte (2020). *Dexamethason: Behandlung von Erwachsenen mit der Coronavirus-Erkrankung 2019 (COVID-19), die eine Atemunterstützung benötigen*. Zugriff am 07.11.2024 unter https://www.bfarm.de/SharedDocs/Risikoinformationen/Pharmakovigilanz/DE/RV_STP/a-f/dexamethason.html

Bundesinstitut für Arzneimittel und Medizinprodukte (2022). *Gebrauchsinformation und Fachinformation Mivacron*. Zugriff am 19.11.2024 unter https://www.bfarm.de/SharedDocs/Downloads/DE/Arzneimittel/Zulassung/amInformationen/Lieferengpaesse/Anlage1_mivacron_gestattung_medbvsv_4abs1.pdf?__blob=publicationFile

Bundeszentrale für gesundheitliche Aufklärung (o.J.). *Drogenlexikon – Opiate*. Zugriff am 15.10.2024 unter https://www.drugcom.de/drogenlexikon/buchstabe-o/opiate/

Bundeszentrale für gesundheitliche Aufklärung (o. J.). *Drogenlexikon – Propofol*. Zugriff am 15. 10. 2024 unter https://www.drugcom.de/drogenlexikon/buchstabe-p/propofol/

Buscher, K. (o. J.). *Nitrate*. Zugriff am 28. 11. 2024 unter https://www.medicoconsult.de/nitrate/#Wirkungsmechanismus

Buscher, K. (o. J.). *Paracetamol*. Zugriff am 28. 11. 2024 unter https://www.medicoconsult.de/paracetamol/

CARINOPHARM GmbH (2021). *Sotalol-Carinopharm 40 mg/4 ml Injektionslösung*. Zugriff am 22. 11. 2024 unter https://fachinformation.srz.de/pdf/carinopharm/sotalol-carinopharm40mg4mlinjektionsl%C3%B6sung.pdf

CHEPLAPHARM Arzneimittel GmbH (2018) *Konakion® MM 10 mg*. Zugriff am 20. 11. 2024 unter https://www.apotheken-umschau.de/medikamente/beipackzettel/konakion-mm-10-mg-loesung-4273031.html?file=392fff5f3c3fd68f1e3c1e1fb9fd1e6c

Clanner-Engelshofen, B. (2021). *Simeticon*. Zugriff am 13. 11. 2024 unter https://www.netdoktor.de/medikamente/simeticon/

Clanner-Engelshofen, B. (2021). *Valproinsäuren*. Zugriff am 13. 11. 2024 unter https://www.netdoktor.de/medikamente/valproinsaeure/

Clanner-Engelshofen, B. et al. (2021) *Haloperidol*. Zugriff am 03. 12. 2024 unter https://www.netdoktor.de/medikamente/haloperidol/

CSL Behring (2022). *Gebrauchsinformation und Fachinformation Kybernin® P*. Zugriff am 29. 10. 2024 unter https://www.apomio.de/uploads/package-inserts/product/115687.pdf

CSL Behring Gebarauchsinformation und Fachinformation (2024). *Human-Albumin 20%*. Zugriff am 02. 12. 2024 unter https://www.human-albumin-behring.de/documents/64158/69487/Fachinformation_Humanalbumin_20_Behring.pdf/6e6d4100-08c7-404b-a792-e6b19baa6759

CSL Behring GmbH (2024). *Fachinformation Beriplex®*. Zugriff am 23. 11. 2024 unter https://www.beriplex.de/documents/64158/69468/FI_Beriplex.pdf/38ce1137-12cf-4bf7-985b-b151333bef2d

CSL Behring GmbH (2024). *Fachinformation Kybernin® P*. Zugriff am 23. 11. 2024 unter https://www.kybernin.de/documents/64158/69489/Fachinformation_Kybernin_P.pdf/d17b5cbb-ac01-446c-8d4b-5c34ad232cb3

Curatis AG (2020). *Toxogonin*. Zugriff am 10. 10. 2024 unter https://compendium.ch/product/1133978-toxogonin-inj-los-250-mg-ml/mpro

dassuchtportal.de (o. J.). *Benzodiazepine*. Zugriff am 24. 11. 2024 unter https://dassuchtportal.de/suchtstoffe/benzodiazepine/#:~:text=Besonders%20bekannte%20Benzodiazepine%20sind%20die,%2C%20Lorazepam%2C%20Flunitrazepam%20und%20Clonazepam.

De Gruyter (o. J.). *Acetylcholin (ACh)*. Zugriff am 06. 11. 2024 unter https://www.pschyrembel.de/Acetylcholin/K01JS/doc/

De Gruyter (o. J.). *Gammahydroxybutyrat*. Zugriff am 06. 11. 2024 unter. https://www.pschyrembel.de/Gammahydroxybutyrat%20[Arzneimittel]/K08DV

De Gruyter (o. J.). *Levomepromazin*. Zugriff am 06. 11. 2024 unter https://www.pschyrembel.de/Levomepromazin/K0CTW

De Gruyter (o. J.). Magnesiumsulfat. Zugriff am 06. 11. 2024 unter https://www.pschyrembel.de/Magnesiumsulfat/H0902

De Gruyter (o. J.). *Mannitol*. Zugriff am 06. 11. 2024 unter https://www.pschyrembel.de/Mannitol/K0DNV

De Gruyter (o. J.). *Muskarin-Rezeptoren*. Zugriff am 06. 11. 2024 unter https://www.pschyrembel.de/Muskarin-Rezeptoren/H09QT#:~:text=FeedbackG%2DProtein%2Dgekoppelte%20Acetylcholin%2D,Dr%C3%BCsen%2C%20glatte%20Muskulatur%20und%20Schmerz.

De Gruyter (o. J.). *Neostigmin*. Zugriff am 06. 11. 2024 unter https://www.pschyrembel.de/Neostigmin/K0F1X#:~:text=Neostigmin%20ist%20ein%20reversibler%20Cholinesterasehemmer,peripheren%20muskarinergen%20und%20nikotinergen%20Rezeptoren.

De Gruyter (o. J.). *Opioid-Rezeptoren*. Zugriff am 06. 11. 2024 unter https://www.pschyrembel.de/Opioid-Rezeptoren/K0FRE

De Gruyter (o. J.). *Sotalol*. Zugriff am 30. 11. 2024 unter https://www.pschyrembel.de/Sotalol/K0R8N

De Gruyter (o. J.). *Toloniumchlorid*. Zugriff am 06.12.2024 unter https://www.pschyrembel.de/Toloniumchlorid/K0MMX

De Gruyter (o. J.). *Trometamol*. Zugriff am 06.12.2024 unter https://www.pschyrembel.de/Trometamol/H0EL3

Denzinger, J. et al. (o. J.). *Levosimendan*. Zugriff am 27.11.2024 unter https://flexikon.doccheck.com/de/Levosimendan

Deutsche Apotheker Zeitung (2006). *Hypertonie: Fixkombination Amlodipin/Valsartan gut wirksam*. DAZ, 58, S. 44. Zugriff am 08.10.2420 unter https://www.deutsche-apotheker-zeitung.de/daz-az/2006/daz-28-2006/uid-16174#:~:text=Durch%20die%20Kombination%20Amlodipin%2FValsartan,28%2C6%20mmHg%20reduziert.

Deutsche Hauptstelle für Suchtfragen. Opiat- und Opioid-Schmerzmittel (o. J.). *Opiat- und Opioid-Schmerzmittel*. Zugriff am 15.10.2024 unter https://www.dhs.de/fileadmin/user_upload/pdf/Broschueren/Sucht-und-ihre-Stoffe_SCHMERZMITTEL.pdf

Deutsches Ärzteblatt (2001). *Esomeprazol versus Omeprazol*. Deutsches Ärzteblatt 98(7), A-401. Zugriff am 29.10.2024 unter https://www.aerzteblatt.de/archiv/26056/Esomeprazol-versus-Omeprazol

Diabetes News Media AG (o. J.). *Insulin richtig spritzen: Wie geht das?*. Zugriff am 12.10.2024 unter https://www.diabetes-news.de/produkte/insulin-spritzen-wie-geht-das

Diabetes News Media AG (o. J.). *Insulinarten und Insulinwirkung*. Zugriff am 12.10.2024 unter https://www.diabetes-news.de/produkte/insuline/wirkprofile-der-insuline-2/wirkprofile-der-insuline

DR. FRANZ KÖHLER CHEMIE GMBH (2016) *THAM-Köhler 3M*. Zugriff am 02.12.2024 unter https://www.koehler-chemie.de/wp-content/uploads/2021/02/GI_ThKoehler3M_V06.pdf

Dr. No. (o. J.). *Kaliumchlorid*. Zugriff am 25.11.2024 unter https://flexikon.doccheck.com/de/Kaliumchlorid

Dr. No. et al. (o. J.). *Lidocain*. Zugriff am 25.11.2024 unter https://flexikon.doccheck.com/de/Lidocain

Dr. No. et al. (o. J.). *Methämoglobin*. Zugriff am 25.11.2024 unter https://flexikon.doccheck.com/de/Meth%C3%A4moglobin

Dr. No. et al. (o. J.). *Muskarinrezeptor*. Zugriff am 25.10.2024 unter https://flexikon.doccheck.com/de/Muskarinrezeptor

Dr. No. et al. (o. J.). *Ondansetron*. Zugriff am 19.11.2024 unter https://flexikon.doccheck.com/de/Ondansetron

Dr. No. et al. (o. J.).*Physostigmin*. Zugriff am 20.11.2024 unter https://flexikon.doccheck.com/de/Physostigmin

Dr. No. et al. (o. J.).*TRIS-Puffer*. Zugriff am 28.11.2024 unter https://flexikon.doccheck.com/de/TRIS-Puffer

Eschenhagen, T. (o. J.). *Sartane: Wirkung, Nebenwirkungen und Wechselwirkungen*. Zugriff am 02.12.2024 unter https://herzstiftung.de/infos-zu-herzerkrankungen/gerinnungshemmung-und-medikamente/sartane

Fasching, P. (2012). *Überblick: Insuline und ihre Wirkungen*. Zugriff am 05.12.2024 unter https://www.medmedia.at/univ-innere-medizin/insuline-und-ihre-wirkungen/

Fink, B. (2019.). *Methylnaltrexon*. Zugriff am 25.11.2024 unter https://flexikon.doccheck.com/de/Methylnaltrexon

Flake, F., Hoffmann, B. A. (2021). *Notfallmedikamente*, 2. Aufl., München: Urban & Fischer/Elsevier.

Flegler, F. et al. (o. J.). *Esketamin*. Zugriff am 11.11.2024 unter https://flexikon.doccheck.com/de/Esketamin

Flügel, D. C. (2022). *Nimodopin*. Zugriff am 30.11.2024 unter https://www.gelbe-liste.de/wirkstoffe/Nimodipin_569

Flügel, D. C. (2023). *Eptifibatid*. Zugriff am 09.11.2024 unter https://www.gelbe-liste.de/wirkstoffe/Eptifibatid_40961

Flügel, D. C. (2023). *Hydrocortison*. Zugriff am 19.11.2024 unter https://www.gelbe-liste.de/wirkstoffe/Hydrocortison_153

Flügel, D. C. (2023). *Tirofiban.* Zugriff am 01.12.2024 unter https://www.gelbe-liste.de/wirkstoffe/Tirofiban_44769

Flügel, D. C. (2024). *Acetylcystein.* Zugriff am 07.10.2024 unter https://www.gelbe-liste.de/wirkstoffe/Acetylcystein_293

Flügel, D. C. (2024). *Desmopressin.* Zugriff am 07.10.2024 unter https://www.gelbe-liste.de/wirkstoffe/Desmopressin_1224

Flügel, D. C. (2024). *Desmopressin.* Zugriff am 09.11.2024 unter https://www.gelbe-liste.de/wirkstoffe/Dihydralazin_842

Flügel, D. C. (2024). *Prednison.* Zugriff am 01.12.2024 unter https://www.gelbe-liste.de/wirkstoffe/Prednison_712

Freyer, T. et al. (o.J.). *Prothrombinkomplex-Konzentrat.* Zugriff am 20.11.2024 unter https://flexikon.doccheck.com/de/Prothrombinkomplex-Konzentrat

Gebro Pharma GmbH (2020). *TAVEGIL Injektionslösung 2 mg/2 ml.* Zugriff am 11.11.2024 unter https://www.apotheken-umschau.de/medikamente/beipackzettel/tavegil-injektionsloesung-2-mg2-ml-ampullen-10130643.html?file=d1b0fd25d416837212ed5aff208f63ce

Georg Thieme Verlag KG (2023). *Long Covid: Bessere Leistungsfähigkeit und weniger Fatigue mit L-Arginin?.* Zugriff am 13.11.2024 unter_https://natuerlich.thieme.de/aktuelles/aus-der-forschung/detail/l-arginin-plus-vitamin-c-fuer-mehr-leistungsfaehigkeit-und-weniger-fatigue-997

Gerrer, F. (o.J.). *Atracurium (Tracrium).* Zugriff am 28.11.2024 unter https://www.medizin-kompakt.de/atracurium-tracrium-

Gerrer, F. (o.J.). *Atropin.* Zugriff am 04.12.2024 unter https://www.medizin-kompakt.de/atropin

Gerrer, F. (o.J.). *Cisatracurium (Nimbex).* Zugriff am 04.12.2024 unter https://www.medizin-kompakt.de/cisatracurium-nimbex-

Gerrer, F. (o.J.). *Dobutamin (Dobutrex).* Zugriff am 04.12.2024 unter https://www.medizin-kompakt.de/dobutamin-dobutrex-

Gerrer, F. (o.J.). *Fenoterol (Berotec).* Zugriff am 04.12.2024 unter https://www.medizin-kompakt.de/fenoterol-berotec-

Gerrer, F. (o.J.). *Fentanyl (Durogesic).* Zugriff am 04.12.2024 unter https://www.medizin-kompakt.de/fentanyl-durogesic-

Gerrer, F. (o.J.). *Furosemid (Lasix).* Zugriff am 04.12.2024 unter https://www.medizin-kompakt.de/furosemid-lasix-

Gerrer, F. (o.J.). *Metoprolol (Beloc).* Zugriff am 04.12.2024 unter https://www.medizin-kompakt.de/metoprolol-beloc-

Gerrer, F. (o.J.). *Midazolam (Dormicum).* Zugriff am 04.12.2024 unter https://www.medizin-kompakt.de/midazolam-dormicum-

Gerrer, F. (o.J.). *Mivacurium (Mivacron).* Zugriff am 04.12.2024 unter https://www.medizin-kompakt.de/mivacurium-mivacron-

Gerrer, F. (o.J.). *Pethidin (Dolantin).* Zugriff am 04.12.2024 unter https://www.medizin-kompakt.de/pethidin-dolantin-

Gerrer, F. (o.J.). *PPSB – Prothrombinkomplex-Konzentrat.* Zugriff am 04.12.2024 unter https://www.medizin-kompakt.de/ppsb

Gerrer, F. (o.J.). *Rocuronium (Esmeron).* Zugriff am 04.12.2024 unter https://www.medizin-kompakt.de/rocuronium-esmeron-

Gerrer, F. (o.J.). *Vecuronium (Norcuron).* Zugriff am 04.12.2024 unter https://www.medizin-kompakt.de/vecuronium-norcuron-

Gesellschaft für Magnesium-Forschung e.V. (o.J.). *Stellenwert von Magnesium in der Behandlung von Asthma bronchiale.* Zugriff am 28.11.2024 unter https://www.magnesium-ges.de/index.php/de/vortragsabstracts/20-36-symposium-der-gesellschaft-fuer-magnesium-forschung-e-v/134-stellenwert-von-magnesium-in-der-behandlung-von-asthma-bronchiale

Gmeiner, P., Einsiedel, J. (2021). *Auf die Lage der Rezeptoren kommt es an.* Zugriff am 25.11.2024 unter https://www.fau.de/2021/06/news/wissenschaft/auf-die-lage-der-rezeptoren-kommt-es-an/#:~:text=Im%20Herzen%20gibt%20es%20zwei,des%20Herzens%2C%20die%20wir%20kennen.

Grüner, S. (o. J.). *Lokalanästhetika*. Zugriff am 16. 10. 2024 unter https://orthinform.de/lexikon/lokalanaesthetika

Hagemeyer, M. (2021). *Ibuprofen*. Zugriff am 29. 10. 2024 unter https://www.apotheken.de/medikamente/wirkstoffe/13197-ibuprofen#:~:text=Die%20blutverd%C3%BCnnende%20Wirkung%20von%20Gerinnungshemmern,Medikamente%2C%20bevor%20Sie%20Ibuprofen%20einnehmen

Hanswerner, B., Eberhard, K., Scholz, J., et al. (Hrsg) (2011). *Duale Reihe Anästhesie. Intensivmedizin, Notfallmedizin, Schmerztherapie*. vollst. über. u. erw. 4. Aufl., Stuttgart/New York: Thieme.

Hartmut, R. (1999). *GP-IIb/IIIa-Rezeptor-Antagonisten: Behandlung akuter Koronarsyndrome*, Deutsches Arzteblatt 1999; 96(47): A-3058/B-2587/C-2296. Zugriff am 20. 11. 2024 unter https://www.aerzteblatt.de/archiv/20126/GP-IIb-IIIa-Rezeptor-Antagonisten-Behandlung-akuter-Koronarsyndrome

Havertz, B. (2009). *Neue Erkenntnisse zum Wirkmechanismus von Simeticon*. Zugriff am 03. 11. 2024 unter https://www.pharmazeutische-zeitung.de/ausgabe-412009/neue-erkenntnisse-zum-wirkmechanismus-von-simeticon/

Hein, L. (2021) *Levetiracetam*. Zugriff am 13. 11. 2024 unter https://www.netdoktor.de/medikamente/levetiracetam/

Helmich, U. (2014). *GABA-Rezeptor*. Zugriff am 09. 10. 2024 unter https://www.u-helmich.de/bio/lexikon/G/GABA-Rezeptor.html

Herbel, J.-N. (2021). *Ticagrelor*. Zugriff am 22. 11. 2024 unter https://www.gelbe-liste.de/wirkstoffe/Ticagrelor_51041

Herbel, J.-N. (2022). *Biperiden*. Zugriff am 19. 10. 2024 unter https://www.gelbe-liste.de/wirkstoffe/Biperiden_21369

Herbel, J.-N. (2023). *Levetiracetam*. Zugriff am 19. 11. 2024 unter https://www.gelbe-liste.de/wirkstoffe/Levetiracetam_41886

Herdegen, T. (2023). *Opioide: Überblick*. Zugriff am 03. 10. 2024 unter https://viamedici.thieme.de/lernmodul/5617705/4959027/opioide+%C3%BCberblick

Herholz, L. (2022). *Clemastin*. Zugriff am 06. 12. 2024 unter https://rd-factsheets.de/fs/clemastin/

Herholz, L. (2022). *Dexamethason*. Zugriff am 06. 12. 2024 unter https://rd-factsheets.de/fs/dexamethason/

Herholz, L. (2022). *Glucose*. Zugriff am 06. 12. 2024 unter https://rd-factsheets.de/fs/glukose/

Herholz, L. (2022). *Lorazepam*. Zugriff am 06. 12. 2024 unter https://rd-factsheets.de/fs/lorazepam/

Herholz, L. (2022). *Suxamethonium/Succinylcholin*. Zugriff am 06. 12. 2024 unter https://rd-factsheets.de/fs/succinylcholin/

Herholz, L. (2022). *Tranexamsäure*. Zugriff am 06. 12. 2024 unter https://rd-factsheets.de/fs/tranexamsaeure/

Herholz, L. (2023). *Theodrenalin-Cafedrin*. Zugriff am 06. 12. 2024 unter https://rd-factsheets.de/fs/theodrenalin-cafedrin/

Herholz, L. (2024). *Sufentanil*. Zugriff am 06. 12. 2024 unter https://rd-factsheets.de/fs/sufentanil-2/

Hexal AG (2018). *Tranexamsäure Gebrauchsinformation*. Zugriff am 01. 12. 2024 unter https://www.gelbe-liste.de/wirkstoffe/Tranexamsaeure_579

Hexal AG (2023). *Midazolam HEXAL® Injektionslösung*. Zugriff am 30. 11. 2024 unter https://hexal-de.cms.sandoz.com/sites/default/files/pim_assets/doc_de-de_24110526420.pdf

Hircin, E. et al. (o. J.).*Etomidat*. Zugriff am 30. 10. 2024 unter https://flexikon.doccheck.com/de/Etomidat

Hircin, E. et al. (2007). *Isoprenalin*. Zugriff am 01. 12. 2024 unter https://flexikon.doccheck.com/de/Isoprenalin?utm_source=www.doccheck.com&utm_medium=DC%2520Search&utm_campaign=DC%2520Search%2520content_type%253Aall&utm_content=DC%2520Search%2520Isoprenalin l

Hircin, E. et al. (o. J.). *Agonist*. Zugriff am 04. 10. 2024 unter https://flexikon.doccheck.com/de/Agonist

Hircin, E. et al. (o. J.). *Calciumantagonist.* Zugriff am 06.10.2024 unter https://flexikon.doccheck.com/de/Calciumantagonist

Hircin, E. et al. (o. J.). *Histamin-Rezeptor.* Zugriff am 01.11.2024 unter https://flexikon.doccheck.com/de/Histamin-Rezeptor.

Hircin, E. et al. (o. J.). *Isoprenalin.* Zugriff am 03.12.2024 unter https://flexikon.doccheck.com/de/Isoprenalin

Hircin, E. et al. (o. J.). *Lokalanästhetikum.* Zugriff am 25.11.2024 unter https://flexikon.doccheck.com/de/Lokalan%C3%A4sthetikum

Hircin, E. et al. (o. J.). *Metamizol.* Zugriff am 25.11.2024 unter https://flexikon.doccheck.com/de/Metamizol

Hircin, E. et al. (o. J.). *Metformin.* Zugriff am 25.11.2024 unter https://flexikon.doccheck.com/de/Metformin

Hircin, E. et al. (o. J.). *Nifedipin.* Zugriff am 20.11.2024 unter https://flexikon.doccheck.com/de/Nifedipin

Hircin, E. et al. (o. J.). *Pethidin.* Zugriff am 20.11.2024 unter https://flexikon.doccheck.com/de/Pethidin

Hircin, E. et al. (o. J.).*Histamin-Rezeptor.* Zugriff am 30.10.2024 unter https://flexikon.doccheck.com/de/Histamin-Rezeptor

Hoc, S. (2000). *Periphere arterielle Verschlusskrankheit: Mit Prostaglandin E1 Symptome lindern.* Deutsches Ärzteblatt 97(30): A-2052 / B-1736 / C-1632 Hoc, Siegfried Zugriff am 22.11.2024 unter https://www.aerzteblatt.de/archiv/23809/Periphere-arterielle-Verschlusskrankheit-Mit-Prostaglandin-E1-Symptome-lindern

Horsthemke, S. (2019). *Lercanidipin.* Zugriff am 06.11.2024 unter https://www.gelbe-liste.de/wirkstoffe/Lercanidipin_41583#:~:text=Tabletten%20mit%20Lercanidipin%20d%C3%BCrfen%20nicht,unbehandelter%20Herzinsuffizienz

Horsthemke, S. (2019). *Morphin.* Zugriff am 30.11.2024 unter https://www.gelbe-liste.de/wirkstoffe/Morphin_21525

Horsthemke, S. (2019). *Pipamperon.* Zugriff am 30.11.2024 unter https://www.gelbe-liste.de/wirkstoffe/Pipamperon_22022

Horsthemke, S. et al. (2024). *Prednisolon.* Zugriff am 01.12.2024 unter https://www.gelbe-liste.de/wirkstoffe/Prednisolon_76

Hüser, C., et al. (2018). *Intoxikationen mit trizyklischen Antidepressiva.* Zugriff am 07.12.2024 unter (http://toxdocs.de/2018/intoxikationen-mit-trizyklischen-antidepressiva/)

Kahle, C. (2017). *Phytomenadion.* Zugriff am 10.10.2024 unter https://www.gelbe-liste.de/wirkstoffe/Phytomenadion_2605

Kahle, C. (2017). *Pyridostigmin-Kation.* Zugriff am 10.11.2024 unter https://www.gelbe-liste.de/wirkstoffe/Pyridostigmin-Kation_47523

Kahle, C. et al. (2017). *Verapamil.* Zugriff am 03.12.2024 unter https://www.gelbe-liste.de/wirkstoffe/Verapamil_307

Kamlet, L. (2019). *Statine: Was Ihre Patienten wirklich wissen sollten.* Zugriff am 27.10.2024 unter https://www.escardio.org/Education/Practice-Tools/Talking-to-patients/die-fatalen-gefahren-von-statin-fehlinformationen

Kassenärztliche Bundesvereinigung (2010). Beschluss des Gemeinsamen Bundesausschusses über eine Änderung der Arzneimittel-Richtlinie (AM-RL) in Anlage IV: Therapiehinweis zu Prasugrel. Deutsches Ärzteblatt, 107(42), A-2070–A-2072. Zugriff am 29.10.2024 unter https://www.aerzteblatt.de/archiv/78881/Beschluss-des-Gemeinsamen-Bundesausschusses-ueber-eine-Aenderung-der-Arzneimittel-Richtlinie-(AM-RL)-in-Anlage-IV-Therapiehinweis-zu-Prasugrel

Klados, K. (2022). *Pantoprazol.* Zugriff am 18.11.2024 unter https://www.apotheken-umschau.de/medikamente/wirkstoffe/pantoprazol-wirkung-nebenwirkungen-wichtige-hinweise-846119.html

Klados, K., Familla-Weber, D. (2023). *Metamizol.* Zugriff am 03.11.2024 unter https://www.apotheken-umschau.de/medikamente/wirkstoffe/schmerzmittel-metamizol-was-sie-beachten-sollten-841983.html

Klein, S. (2013). *Omeprazol.* Zugriff am 30.11.2024 unter https://www.gelbe-liste.de/wirkstoffe/Omeprazol_453

Klein, S. (2019). *Lorazepam.* Zugriff am 30.11.2024 unter https://www.gelbe-liste.de/wirkstoffe/Lorazepam_387

Klein, S. (2019). *Promethazinl.* Zugriff am 01.12.2024 unter https://www.gelbe-liste.de/wirkstoffe/Promethazin_22041

Klein, S. et al. (2024). *Fentanyl.* Zugriff am 12.11.2024 unter https://www.gelbe-liste.de/wirkstoffe/Fentanyl_1686#:~:text=Opioide%20Analgetika%20wirken%20%C3%BCber%20sogenannte,auch%20einen%20peripheren%20Effekt%20auf.

Klinge Pharma GmbH (2023). *Ultracarbon.* Zugriff am 11.11.2024 unter https://www.apotheken-umschau.de/medikamente/beipackzettel/ultracarbon-granulat-8863054.html?file=58c4a08b03914ec8268601c8361cf296

Klingler, M. (2023). *Candesartan.* Zugriff am 01.11.2024 unter https://www.gelbe-liste.de/wirkstoffe/Candesartan_26997

Klingler, M. (2023). *Candesartan.* Zugriff am 03.12.2024 unter https://www.gelbe-liste.de/wirkstoffe/Candesartan_26997#:~:text=Candesartan%20wird%20zur%20Therapie%20bei,Blutdruck%20und%20entlastet%20das%20Herz.

Kofler, M. et al. (o.J.). *Glykoprotein-IIb/IIIa-Rezeptorantagonist.* Zugriff am 30.10.2024 unter https://flexikon.doccheck.com/de/Glykoprotein-IIb/IIIa-Rezeptorantagonist

Köhler, J. (2017): *Kardiopulmonale Reanimation:* Stuttgart. Kohlhammer:

Köhler, J. (2018). *Chest Pain Unit.* Stuttgart: Kohlhammer.

Krause und Pachernegg GmbH (o.J.). *Calciumglukonat/Calciumchlorid.* Zugriff am 01.12.2024 unter https://www.kup.at/db/antidota/calciumpraeparate.html

Krause und Pachernegg GmbH (o.J.). *Toludinblau.* Zugriff am 01.12.2024 unter https://www.kup.at/db/antidota/toluidinblau.html

Kretschmer, C. et al (2024). *Budesonid.* Zugriff am 17.10.2024 unter https://www.gelbe-liste.de/wirkstoffe/Budesonid_473

Krumpl, G. et al. (2012). *Esmolol in Kardiologie, Notfall- und Intensivmedizin.* Zugriff am 29.11.2024 unter https://www.kup.at/kup/pdf/11023.pdf

Laboratorium Dr. G. Bichsel AG (2023). *NATRIUM BICARB Bichsel 1.4% 500 ml o Best (aH 04/23).* Zugriff am 03.11.2024 unter https://compendium.ch/product/119143-natrium-bicarb-bichsel-1-4-500ml-o-best

Laboratorium Dr. G. Bichsel AG (2024). *Kaliumchlorid. Swissmedic-genehmigte Fachinformation.* Zugriff am 07.11.2024 unter https://compendium.ch/product/1090253-kaliumchlorid-bichsel-15-steril/mpro

Landesverband Brandenburg für Prävention und Rehabilitation von Herz-Kreislauferkrankungen e. V. (LVBPR) (o.J.). *Behandlung mit Kalziumantagonisten.* Zugriff am 10.11.2024 unter https://www.lvbpr.de/behandlungen/42-behandlung-mit-kalziumantagonisten

Larsen, R. (2016) *Muskelrelaxanzien.* Zugriff am 13.10.2024 unter https://www.ncbi.nlm.nih.gov/pmc/articles/PMC7531538/

Latasch, L. (2004). *Anästhesie, Intensivmedizin, Intensivpflege.* 2. Aufl. München: Urban & Fischer/Elsevier.

Le, J. (2022). *Aufnahme des Arzneimittels.* Zugriff am 05.10.2024 unter https://www.msdmanuals.com/de-de/heim/medikamente/verabreichung-und-kinetik-von-arzneimitteln/aufnahme-des-arzneimittels

Le, J. (2022). *Einleitung zum Thema Verabreichung und Kinetik von Arzneimitteln.* Zugriff am 05.10.2024 unter https://www.msdmanuals.com/de-de/heim/medikamente/verabreichung-und-kinetik-von-arzneimitteln/einleitung-zum-thema-verabreichung-und-kinetik-von-arzneimitteln

Le, J. (2022). *Verteilung des Arzneimittels.* Zugriff am 05.10.2024 unter https://www.msdmanuals.com/de-de/heim/medikamente/verabreichung-und-kinetik-von-arzneimitteln/verteilung-des-arzneimittels

Leopoldt, D. (2018). *Acetylsalicylsäure.* Zugriff am 07.10.2024 unter https://www.gelbe-liste.de/wirkstoffe/Acetylsalicylsaeure_41

Leopoldt, D. (2018). *Pethidin.* Zugriff am 07.11.2024 unter https://www.gelbe-liste.de/wirkstoffe/Pethidin_109

Leopoldt, D. (2019). *Glukokortikoide (Kortikosteroide).* Zugriff am 07.10.2024 unter https://www.gelbe-liste.de/wirkstoffgruppen/glukokortikoide

Literaturverzeichnis

Leopoldt, D. et al (2024). *Dexamethason*. Zugriff am 07.11.2024 unter https://www.gelbe-liste. de/wirkstoffe/Dexamethason_7#:~:text=Dexamethason%20ist%20ein%20langsamwirken des%20k%C3%BCnstliches,entz%C3%BCndlichen%20Prozessen%20sowie%20Atemweg serkrankungen%20angewendet.

Leopoldt, D. et al. (2024). *Humaninsuline*. Zugriff am 17.11.2024 https://www.gelbe-liste.de/ wirkstoffgruppen/humaninsuline

Leuner, K. (2013). *Antipsychotika bei Älteren Berechtigte Indikationen*. Zugriff am 03.11.2024 unter https://www.pharmazeutische-zeitung.de/ausgabe-292013/berechtigte-indikationen/ #:~:text=Pipamperon%20hat%20eine%20deutlich%20l%C3%A4ngere,Sedierung%20bei% 20psychomotorischer%20Erregung%20empfohlen.

Maier, F. et al. (o.J.). *Anatgonist*. Zugriff am 21.11.2024 unter https://flexikon.doccheck.com/ de/Antagonist

Manten, L. et al. (o.J.). *Nimodopin*. Zugriff am 20.11.2024 unter https://flexikon.doccheck. com/de/Nimodipin

Matthiessen, F. et al. (o.J.). *Kaliumkanalblocker*. Zugriff am 27.11.2024 unter https://flexikon. doccheck.com/de/Kaliumkanalblocker

Maucher, I. (2020). *Butylscopolaminiumbromid*. Zugriff am 05.10.2024 unter https://www.gel be-liste.de/wirkstoffe/Butylscopolaminiumbromid_659

Maucher, I. (2020). *Epinephrin*. Zugriff am 07.11.2024 unter https://www.gelbe-liste.de/wirk stoffe/Epinephrin_160

Maucher, I. (2020). *Epinephrin*. Zugriff am 18.11.2024 unter https://www.gelbe-liste.de/wirk stoffe/Flecainid_304

Maucher, I. (2020). *Heparin*. Zugriff am 27.11.2024 unter https://www.gelbe-liste.de/wirkstof fe/Heparin_225

Maucher, I. (2020). *Theophyllin*. Zugriff am 03.12.2024 unter https://www.gelbe-liste.de/wirk stoffe/Theophyllin_305

Maucher, I. (2021). *Betablocker*. Zugriff am 10.10.2024 unter https://www.gelbe-liste.de/wirk stoffgruppen/betablocker

Maucher, I. (2022). *Argatroban*. Zugriff am 07.10.2024 unter https://www.gelbe-liste.de/wirk stoffe/Argatroban_48983

Maucher, I. (2022). *Calciumkanalblocker (L-Typ)*. Zugriff am 05.10.2024 unter https://www.gel be-liste.de/wirkstoffgruppen/calciumkanalblocker

Maucher, I. (2022). *Clopidogrel*. Zugriff am 05.11.2024 unter https://www.gelbe-liste.de/wirk stoffe/Clopidogrel_27391

Maucher, I. (2022). *Dabigatran*. Zugriff am 05.11.2024 unter https://www.gelbe-liste.de/wirk stoffe/Dabigatran_50335

Maucher, I. (2022). *Diltiazem*. Zugriff am 05.11.2024 unter https://www.gelbe-liste.de/wirkstof fe/Diltiazem_1369

Maucher, I. (2022). *Dronedaron*. Zugriff am 09.11.2024 unter https://www.gelbe-liste.de/wirk stoffe/Dronedaron_50805

Maucher, I. (2022). *Esmolol*. Zugriff am 09.11.2024 unter https://www.gelbe-liste.de/wirkstof fe/Esmolol_44832

Maucher, I. (2022). *Nifedipin*. Zugriff am 30.11.2024 unter https://www.gelbe-liste.de/wirkstof fe/Nifedipin_369

Maucher, I. (2022). *Orciprenalin*. Zugriff am 30.11.2024 unter https://www.gelbe-liste.de/wirk stoffe/Orciprenalin_22006

Maucher, I. (2022). *Terbutalin*. Zugriff am 03.12.2024 unter https://www.gelbe-liste.de/wirk stoffe/Terbutalin_375

Maucher, I. (2022). *Thiopental*. Zugriff am 03.12.2024 unter https://www.gelbe-liste.de/wirk stoffe/Thiopental_28503#Dosierung

Maucher, I. (2023). *Alteplase*. Zugriff am 07.10.2024 unter https://www.gelbe-liste.de/wirkstof fe/Alteplase_26304

Maucher, I. (2023). *Beclometason*. Zugriff am 17.10.2024 unter https://www.gelbe-liste.de/wirk stoffe/Beclometason_21893#Anwendung

Maucher, I. (2023). *Ibuprofen*. Zugriff am 26.11.2024 unter https://www.gelbe-liste.de/wirkstof fe/Ibuprofen_289

Maucher, I. (2023). *Iloprost*. Zugriff am 27.11.2024 unter https://www.gelbe-liste.de/wirkstoffe/Iloprost_19404

Maucher, I. (2023). *Pantoprazol*. Zugriff am 30.11.2024 unter https://www.gelbe-liste.de/wirkstoffe/Pantoprazol_22015

Maucher, I. (2023). *Paracetamol*. Zugriff am 30.11.2024 unter https://www.gelbe-liste.de/wirkstoffe/Paracetamol_298

Maucher, I. (2023). *Rocuronium*. Zugriff am 01.12.2024 unter https://www.gelbe-liste.de/wirkstoffe/Rocuronium_55616

Maucher, I. (2024). *Adenosin*. Zugriff am 07.10.2024 unter https://www.gelbe-liste.de/wirkstoffe/Adenosin_10221

Maucher, I. (2024). *Clonidin*. Zugriff am 12.11.2024 unter https://www.gelbe-liste.de/wirkstoffe/Clonidin_21718

Maucher, I. (2024). *Dimeticon*. Zugriff am 07.11.2024 unter https://www.gelbe-liste.de/wirkstoffe/Dimeticon_15474

Maucher, I. (2024). *Haloperidol*. Zugriff am 27.11.2024 unter https://www.gelbe-liste.de/wirkstoffe/Haloperidol_902

Maucher, I. (2024). *Metamizol*. Zugriff am 27.11.2024 unter https://www.gelbe-liste.de/wirkstoffe/Metamizol_297

Maucher, I. (2024). *Reproterol*. Zugriff am 03.12.2024 unter https://www.gelbe-liste.de/wirkstoffe/Reproterol_22050

Maucher, I. (2024). *Sufentanil*. Zugriff am 03.12.2024 unter https://www.gelbe-liste.de/wirkstoffe/Sufentanil_27385

Maucher, I. (2024). *Suxamethonium*. Zugriff am 03.12.2024 unter https://www.gelbe-liste.de/wirkstoffe/Suxamethonium_55617

Maucher, I. (2024). *Tramadol*. Zugriff am 03.12.2024 unter https://www.gelbe-liste.de/wirkstoffe/Tramadol_1406

Maucher, I. et al (2024). *Amlodipin*. Zugriff am 07.10.2024 unter https://www.gelbe-liste.de/wirkstoffe/Amlodipin_20531

Maucher, I. et al. (2024). *Metformin*. Zugriff am 27.11.2024 unter https://www.gelbe-liste.de/wirkstoffe/Metformin_21943#Anwendung

Maurin, N. (2009). *Heparinresistenz und Antithrombinmangel*. Zugriff am 02.12.2024 unter https://link.springer.com/article/10.1007/s00063-009-1093-8

Medikamio GmbH & Co KG (2022). *EMPRESSIN 40 I.E./2 ml*. Zugriff am 20.11.2024 unter https://medikamio.com/de-de/medikamente/empressin-40-ie2-ml-konzentrat-zur-herstellung-einer-infusionslosung/pil

Medikamio GmbH & Co KG (2022). *Etomidat*. Zugriff am 20.10.2024 unter https://medikamio.com/de-de/medikamente/etomidat-lipuro-2-mgml-emulsion-zur-injektion/pil

Medikamio GmbH & Co KG (2022). *Kybernin P 500*. Zugriff am 04.12.2024 unter https://medikamio.com/de-de/medikamente/kybernin-p-500/pil#google_vignette

Medikamio GmbH & Co KG (2022). *Somsanit*. Zugriff am 28.11.2024 unter https://medikamio.com/de-de/medikamente/somsanit/pil

Medikamio GmbH & Co KG (2022). *Toxogonin*. Zugriff am 30.11.2024 unter https://medikamio.com/de-de/medikamente/toxogonin/pil

Medikamio GmbH & Co KG (2023). *Minirin*. Zugriff am 04.12.2024 unter https://medikamio.com/de-at/medikamente/minirin-ampullen/pil

Medikamio GmbH & Co KG (o.J.). *Polystyrolsulfat*. Zugriff am 18.11.2024 unter https://medikamio.com/de-de/wirkstoffe/polystyrolsulfonat

Medikamio GmbH & Co KG. (o.J.). *Prostavasin 40 µg*. Zugriff am 28.11.2024 unter https://medikamio.com/de-de/medikamente/prostavasin-40-ug/pil

Mednyánszky, A. et al. (o.J.). *Neostigmin*. Zugriff am 20.11.2024 unter https://flexikon.doccheck.com/de/Neostigmin

Mempel, C. (2024). *Diazepam*. Zugriff am 07.11.2024 unter https://www.gelbe-liste.de/wirkstoffe/Diazepam_183

Merz, S. et al. (o.J.). *Budesonid*. Zugriff am 22.11.2024 unter https://flexikon.doccheck.com/de/Budesonid#:~:text=Unter%20dem%20Handelsnamen%20Jorveza%C2%AE,der%20Erkrankung%20zur%20Verf%C3%BCgung%20steht.

Merz, S. et al. (o.J.). *Levomepromazin*. Zugriff am 27.11.2024 unter https://flexikon.doccheck.com/de/Levomepromazin

Merz, S. et al. (o.J.). *Midazolam*. Zugriff am 27.11.2024 unter https://flexikon.doccheck.com/de/Midazolam

Merz, S. et al. (o.J.). *Salbutamol*. Zugriff am 27.11.2024 unter https://flexikon.doccheck.com/de/Salbutamol

Miehlke, S. et al (2004). Einfluss von Esomeprazol 2×40 mg versus Pantoprazol 2×40 mg auf den intragastralen pH bei gesunden Probanden – eine randomisierte, untersucherblinde Cross-over-Studie. Zugriff am 02.12.2024 unter https://www.thieme-connect.com/products/ejournals/abstract/10.1055/s-2004-831508#:~:text=Esomeprazol%20zeigte%20eine%20signifikant%20bessere,%3A%2081%2C3%25%20vs.

Mitchell, L. B. (2023). *Antiarrhythmika*. Zugriff am 10.10.2024 unter https://www.msdmanuals.com/de-de/profi/herz-kreislauf-krankheiten/%C3%BCberblick-%C3%BCber-herzrhythmusst%C3%B6rungen-und-erregungsleitungsst%C3%B6rungen/antiarrhythmika#:~:text=Medikamente%20der%20Klasse%20I%20sind,His%2DPurkinje%2DSystem).

MMI Pharmindex Pro (2023). *Akrinor®, 200 mg/2 ml + 10 mg/2 ml Injektionslösung*. Zugriff am 07.10.2024 unter https://www.gelbe-liste.de/produkte/Akrinor-200-mg-2-ml-10-mg-2-ml-Injektionsloesung_826445

Möllerarnd, J. et al. (o.J.). *Dabigatran*. Zugriff am 24.11.2024 unter https://flexikon.doccheck.com/de/Dabigatran

Mörkl, S. (2011). *Dopamin-Rezeptor*. Zugriff am 24.10.2024 unter https://flexikon.doccheck.com/de/Dopaminrezeptor

Mörkl, S. et al. (o.J.). *Dopaminrezeptor*. Zugriff am 23.10.2024 unter https://flexikon.doccheck.com/de/Dopaminrezeptor

Müller, S. et al. (2019). *Rocuronium*. Zugriff am 02.12.2024 unter https://www.thieme-connect.de/products/ebooks/lookinside/10.1055/b-0038-164329

Mutschler, E., Geisslinger, G., Kroemer H. K., Schäfer-Kortig, M. (2001). *Arzneimittelwirkungen*. 8. Aufl., Stuttgart: Medizinisch Wissenschaftliche Verlagsgesellschaft.

Nabieva, N. et al. (o.J.). *Acetylcystein*. Zugriff am 21.11.2024 unter https://flexikon.doccheck.com/de/Acetylcystein

Nabieva, n. et al. (o.J.). *Ajmalin*. Zugriff am 21.11.2024 unter https://flexikon.doccheck.com/de/Ajmalin

Nabieva, n. et al. (o.J.). *Alprostadil*. Zugriff am 21.11.2024 unter https://flexikon.doccheck.com/de/Alprostadil

Nabieva, n. et al. (o.J.). *Amlodipin*. Zugriff am 21.11.2024 unter https://flexikon.doccheck.com/de/Amlodipin

Nabieva, N. et al. (o.J.). *Atorvastatin*. Zugriff am 21.11.2024 unter https://flexikon.doccheck.com/de/Atorvastatin

Nabieva, N. et al. (o.J.). *Atracuriumbesilat*. Zugriff am 21.11.2024 unter https://flexikon.doccheck.com/de/Atracuriumbesilat?utm_source=www.doccheck.com&utm_medium=DC%2520Search&utm_campaign=DC%2520Search%2520content_type%253Aall&utm_content=DC%2520Search%2520tracrium

Nabieva, N. et al. (o.J.). *Beclometason*. Zugriff am 21.11.2024 unter https://flexikon.doccheck.com/de/Beclometason

Nabieva, N. et al. (o.J.). *Biperiden*. Zugriff am 21.11.2024 unter https://flexikon.doccheck.com/de/Biperiden

Nabieva, N. et al. (o.J.). *Clemastin*. Zugriff am 21.11.2024 unter https://flexikon.doccheck.com/de/Clemastin

Nabieva, N. et al. (o.J.). *Desmopresin*. Zugriff am 20.11.2024 unter https://flexikon.doccheck.com/de/Desmopressin

Nabieva, N. et al. (o.J.). *Digitoxin*. Zugriff am 23.11.2024 unter https://flexikon.doccheck.com/de/Digitoxin

Nabieva, N. et al. (o.J.). *Dihydralazin*. Zugriff am 23.11.2024 unter https://flexikon.doccheck.com/de/Dihydralazin

Nabieva, N. et al. (o.J.). *Diltiazem*. Zugriff am 23.11.2024 unter https://flexikon.doccheck.com/de/Diltiazem

Nabieva, N. et al. (o. J.). *Dimetinden*. Zugriff am 23.11.2024 unter https://flexikon.doccheck.com/de/Dimetinden

Nabieva, N. et al. (o. J.). *Esmolol*. Zugriff am 25.11.2024 unter https://flexikon.doccheck.com/de/Esmolol?utm_source=www.doccheck.com&utm_medium=DC%2520Search&utm_campaign=DC%2520Search%2520content_type%253Aall&utm_content=DC%2520Search%2520esmolol

Nabieva, N. et al. (o. J.). *Flecainid*. Zugriff am 25.11.2024 unter https://flexikon.doccheck.com/de/Flecainid

Nabieva, N. et al. (o. J.). *Fondaparinux*. Zugriff am 25.11.2024 unter https://flexikon.doccheck.com/de/Fondaparinux

Nabieva, N. et al. (o. J.). *Iloprost*. Zugriff am 27.11.2024 unter https://flexikon.doccheck.com/de/Iloprost

Nabieva, N. et al. (o. J.). *Ivabradin*. Zugriff am 27.11.2024 unter https://flexikon.doccheck.com/de/Ivabradin

Nabieva, N. et al. (o. J.). *Mepivacain*. Zugriff am 27.11.2024 unter https://flexikon.doccheck.com/de/Mepivacain

Nabieva, N. et al. (o. J.). *Promethazin*. Zugriff am 27.11.2024 unter https://flexikon.doccheck.com/de/Promethazin

Nabieva, N. et al. (o. J.). *Pyridostigmin*. Zugriff am 28.11.2024 unter https://flexikon.doccheck.com/de/Pyridostigmin

Nabieva, N. et al. (o. J.). *Rocuroniumbromid*. Zugriff am 28.11.2024 unter https://flexikon.doccheck.com/de/Rocuroniumbromid

Nabieva, N. et al. (o. J.). *Ropivacain*. Zugriff am 28.11.2024 unter https://flexikon.doccheck.com/de/Ropivacain

Nabieva, N. et al. (o. J.). *Valproat*. Zugriff am 28.11.2024 unter https://flexikon.doccheck.com/de/Valproat

Nicolay, N. et al. (o. J.). *Acetylcholin*. Zugriff am 05.10.2024 unter https://flexikon.doccheck.com/de/Acetylcholin?utm_source=www.doccheck.com&utm_medium=DC%2520Search&utm_campaign=DC%2520Search%2520content_type%253Aall&utm_content=DC%2520Search%2520wo%2520ist%2520acetylcholin

Nicolay, N. et al. (o. J.). *Antidiuretisches Hormon*. Zugriff am 21.11.2024 unter https://flexikon.doccheck.com/de/Antidiuretisches_Hormon

Nicolay, N. et al. (o. J.). *Blausäureintoxikation*. Zugriff am 21.11.2024 unter https://flexikon.doccheck.com/de/Blaus%C3%A4ureintoxikation

Nicolay, N. et al. (o. J.). *Fentanyl*. Zugriff am 27.11.2024 unter https://flexikon.doccheck.com/de/Fentanyl

Nicolay, N. et al. (o. J.). *Glukokortikoid*. Zugriff am 27.11.2024 unter https://flexikon.doccheck.com/de/Glukokortikoid

Nicolay, N. et al. (o. J.). *Mannitol*. Zugriff am 27.11.2024 unter https://flexikon.doccheck.com/de/Mannitol

Nicolay, N. et al. (o. J.). *Morphin*. Zugriff am 23.11.2024 unter https://flexikon.doccheck.com/de/Morphin

Nicolay, N. et al. (o. J.). *Opioidrezeptor*. Zugriff am 20.10.2024 unter https://flexikon.doccheck.com/de/Opioidrezeptor

Nicolay, N. et al. (o. J.). *Paracetamol*. Zugriff am 20.11.2024 unter https://flexikon.doccheck.com/de/Paracetamol

Nottbrock, C. et al. (o. J.). *Propofol-Infusionssyndrom*. Zugriff am 20.11.2024 unter https://flexikon.doccheck.com/de/Prednisolon

o. A. (1996). *Anticholium*. Rettungs-Magazin, 5, 47. Zugriff am 28.11.2024 unter https://www.rettungsdienst.de/app/uploads/2008/04/anticholium1.pdf

o. A. (1997). *Dopamin*. Rettungs-Magazin, 21, 81. Zugriff am 28.11.2024 unter https://www.rettungsdienst.de/app/uploads/2008/07/dopamin3.pdf

OCTAPHARMA GmbH (2018). *Gebrauchsinformation und Fachinformation Humanalbumin*. Zugriff am 17.11.2024 unter https://www.apomio.de/uploads/package-inserts/product/85334.pdf

Ostendorf, G.-M. (2022). *Theophyllin in der COPD-Therapie obsolet*. Zugriff am 05.12.2024 unter https://www.medsach.de/berichte-informationen/theophyllin-der-copd-therapie-obsolet#:~: text=Insbesondere%20bei%20der%20COPD%20wird,Aggravierung%20kardialer%20Ko morbidit%C3%A4ten%20kritisch%20gesehen.

PFIZER PHARMA GmbH (2024). *Cyklokapron®-Injektionslösung*. Zugriff am 22.11.2024 unter https://figi.pfizer.de/sites/default/files/FI-8797.pdf

Pfizer Pharma GmbH (o.J.). *Ketanest® S*. Zugriff am 13.11.2024 unter https://figi.pfizer.de/me dikamente-patientenhilfe/medikamente/KetanestR-S

Pharmanus (2024). *Neostigmin versus Pyridostigmin*. Zugriff am 10.11.2024 unter https://www. sps.nhs.uk/articles/switching-between-neostigmine-and-pyridostigmine/

pharmaphant Apotheke am Hechinger Eck (Hrsg.) (o.J.). *Isoprenalin*. Zugriff am 01.12.2024 unter https://www.pharmaphant.de/rezeptpflichtig/kardiostimulanzien-exclusive-herzgly koside/adrenerge-und-dopaminerge-mittel/isoprenalin.html

Pharmazeutische Zeitung (2009). *ACE-Hemmer plus Sartan: Unheilvolles Duo*. Zugriff am 06.11. 2024 unter https://www.pharmazeutische-zeitung.de/2009-01/ace-hemmer-plus-sartan-un heilvolles-duo/#:~:text=Die%20kanadische%20Heart%20and%20Stroke,von%20Nierener krankungen%20und%20die%20Dialysewahrscheinlichkeit.

Pharmazeutische Zeitung (2015). *Droperidol/Xomolix®/14/2008*. Zugriff am 06.11.2024 unter https://www.pharmazeutische-zeitung.de/arzneistoffe/daten/2008/droperidolxomo lix174142008/#:~:text=Xomolix%20ist%20zur%20Vorbeugung%20und,der%20postoperati ven%20Schmerzbehandlung%20hervorgerufen%20werden.

Pharmazeutische Zeitung (2015). *Prasugrel/Efient™/79/2009*. Zugriff am 06.12.2024 unter https://www.pharmazeutische-zeitung.de/arzneistoffe/daten/2009/prasugrelefient8482792 009/

Pharmazeutische Zeitung (2016). *Bivalirudin/Angiox®/20/2004*. Zugriff am 06.12.2024 unter https://www.pharmazeutische-zeitung.de/arzneistoffe/daten/2015/vasopressinempressinr5 02015/

Pharmazeutische Zeitung (2017). *Propofol-Infusionssyndrom: Vorsichtsmaßnahmen beachten*. Zugriff am 06.12.2024 unter https://www.pharmazeutische-zeitung.de/2017-05/propofol-infu sionssyndrom-vorsichtsmassnahmen-beachten/

Pharmazeutische Zeitung (2021). *Levosimendan/Simdax®/53/2014*. Zugriff am 06.12.2024 unter https://www.pharmazeutische-zeitung.de/arzneistoffe/daten/2014/levosimendansimd ax174532014/

Pharmazeutische Zeitung (2021). *Natrium-Zirconium-Cyclosilicat/Lokelma®/81/2021*. Zugriff am 06.12.2024 unter https://www.pharmazeutische-zeitung.de/arzneistoffe/daten/2021/natri um-zirconium-cyclosilicatlokelmar812021/

Pharmazeutische Zeitung (2021). *Vasopressin/Empressin®/50/2015*. Zugriff am 06.11.2024 unter https://www.pharmazeutische-zeitung.de/arzneistoffe/daten/2004/bivalirudinangiox174202 004/

Pharmazeutische Zeitung (2021). *Vasopressin/Empressin®/50/2015*. Zugriff am 06.12.2024 unter https://www.pharmazeutische-zeitung.de/arzneistoffe/daten/2015/vasopressinempressinr5 02015/

Pharmazeutische Zeitung (o.J.). *Ramipril*. Zugriff am 06.12.2024 unter https://www.pharma zeutische-zeitung.de/themen/ramipril/#:~:text=Wann%20ist%20Ramipril%20kontraindi ziert%3F,ist%20der%20ACE%2DHemmer%20kontraindiziert.

Pick, T. (2024). *Levomepromazin*. Zugriff am 30.11.2024 unter https://www.gelbe-liste.de/wirk stoffe/Levomepromazin_2147

Prinz, D. et al. (o.J.). *Dimenhydrinat*. Zugriff am 23.11.2024 unter https://flexikon.doccheck. com/de/Dimenhydrinat

Prinz, D. et al. (o.J.). *Fibrinolytikum*. Zugriff am 04.10.2024 unter https://flexikon.doccheck. com/de/Fibrinolytikum

Prinz, D. et al. (o.J.). *Natriumkanalblocker*. Zugriff am 12.10.2024 unter https://flexikon.doc check.com/de/Natriumkanalblocker

Ratiopharm GmbH (2018). *Naloxon-ratiopharm 0,4 mg/ml Injektionslösung*. Zugriff am 22.11. 2024 unter Fachinformation: Naloxon-ratiopharm® 0,4 mg/ml Injektionslö sung ratiopharm GmbH (2022). *Naloxon.* Zugriff am 22.11.2024 unter https://beipackzetteln.de/naloxon#collection-3

ratiopharm GmbH (2023). *Sufentanil-ratiopharm GEBRAUCHSINFORMATION.* Zugriff am 01.12.2024 unter file:///C:/Users/User/Downloads/beipackzettel_Sufentanil-ratiopharm-1-mg-20-ml-Injektionsloesung.pdf

Rausch, R. (2021). *Omeprazol oder Pantoprazol als OTC – ist die Wahl egal?.* Zugriff am 12.10.2024 unter https://www.deutsche-apotheker-zeitung.de/news/artikel/2021/01/07/omeprazol-oder-pantoprazol-als-otc-ist-die-wahl-egal/chapter:1

Rebmann, R. (2007). *Akineton.* Zugriff am 03.12.2024 unter http://www.gifte.de/Antidote/akineton.htm

Rebmann, R. (2007). *Cyanokit.* Zugriff am 03.12.2024 unter http://www.gifte.de/Antidote/cyanokit.htm

Rebmann, R. (2007). *Konakion.* Zugriff am 03.12.2024 unter http://www.gifte.de/Antidote/konakion.htm

Rebmann, R. (2007). *Mestinon.* Zugriff am 03.12.2024 unter http://www.gifte.de/Antidote/mestinon_5.htm

Rebmann, R. (2007). *Toluidinblau.* Zugriff am 03.12.2024 unter http://www.gifte.de/Antidote/toluidinblau.htm

Rhindt, A. (2022). *Argipressin zur wirksamen Therapie bei septischem Schock.* Zugriff am 05.12.2024 unter https://medmix.at/argipressin-septischen-schock/#google_vignette.

Ritter, S., Traute, M. (2016). *Lokalanästhetika.* Anästhesisten im Netz. Zugriff am 29.10.2024 unter https://www.anaesthesisten-im-netz.de/schmerzmedizin/medikamentoese-schmerztherapie/lokalanaesthetika/

Ritter, S., Traute, M. (2016). *Nicht-opioide.* Anästhesisten im Netz. Zugriff am 03.11.2024 unter https://www.anaesthesisten-im-netz.de/schmerzmedizin/medikamentoese-schmerztherapie/nicht-opioide/

Römer, G. et al. (o.J.). *Droperidol.* Zugriff am 23.11.2024 unter https://flexikon.doccheck.com/de/Droperidol

Römer, G. et al. (o.J.). *Toluidinblau.* Zugriff am 27.11.2024 unter https://flexikon.doccheck.com/de/Toluidinblau

Rößler, A. (2021). *Steckbrief Lercanidipin.* Zugriff am 03.12.2024 unter https://www.pharmazeutische-zeitung.de/steckbrief-lercanidipin-123203/

Rößler, A. (2021). *Steckbrief Tramadol.* Zugriff am 06.12.2024 unter https://www.pharmazeutische-zeitung.de/steckbrief-tramadol-126332/

Rößler, A. (2023). *Steckbrief Glyceroltrinitrat* Zugriff am 03.12.2024 unter https://www.pharmazeutische-zeitung.de/steckbrief-glyceroltrinitrat-139732/

Rote Liste® Service GmbH (2024). *Lysthenon.* Zugriff am 06.12.2024 unter https://www.patienteninfo-service.de/a-z-liste/l/lysthenonR-2--injektionsloesung

Rote Liste® Service GmbH (2024). *Nimotop.* Zugriff am 06.12.2024 unter https://www.patienteninfo-service.de/a-z-liste/n/nimotopR-s-10-mg50-ml-infusionsloesung

Rote Liste® Service GmbH (o.J.) *Ajmalin.* Zugriff am 22.11.2024 unter https://www.rote-liste.de/suche/sign/A%2020/Ajmalin

Rote Liste® Service GmbH (o.J.) *Carvedilol.* Zugriff am 03.11.2024 unter https://www.rote-liste.de/suche/stoff/200252/Carvedilol

Rote Liste® Service GmbH (o.J.). *Flumazenil.* Zugriff am 19.11.2024 unter https://www.rote-liste.de/suche/stoff/050863-25/Flumazenil.

Rote Liste® Service GmbH (o.J.). *HYDROCORTISON.* Zugriff am 01.12.2024 unter https://www.rote-liste.de/suche/praep/27194/HYDROCORTISON%20Pfizer%20100%20mg%20%2F-250%20mg%20sine%20Pulver%20und%20L%C3%B6sungsmittel%20zur%20Herstellung%20einer%20Injektions-%20oder%20Infusionsl%C3%B6sung

Rote Liste® Service GmbH (o.J.). *Mestinon* Zugriff am 02.12.2024 unter https://www.rote-liste.de/suche/praep/5234-0/Mestinon%C2%AE%2010%20%20Tabletten%20

Rote Liste® Service GmbH (o.J.). *Neostigmin.* Zugriff am 02.12.2024 unter https://www.rote-liste.de/suche/praep/9680-0/Neostigmin%20PANPHARMA%200,5%20mg%2Fml%20Injektionsl%C3%B6sung

Literaturverzeichnis

Rote Liste® Service GmbH (o. J.). *Prednisolon*. Zugriff am 02. 12. 2024 unter https://www.rote-liste.de/suche/praep/23624-0/Prednisolon%20acis%C2%AE%205%C2%A0mg%2F-10%C2%A0mg%2F-20%C2%A0mg%2F-50%C2%A0mg%20Tabletten

Rote Liste® Service GmbH (o. J.). *Sufentanil*. Zugriff am 12. 11. 2024 unter https://www.rote-liste.de/suche/stoff/110253/Sufentanil

Rote Liste® Service GmbH (o. J.). *Cyanokit® 5 g*. Zugriff am 01. 12. 2024 unter https://www.rote-liste.de/suche/praep/27087/Cyanokit%C2%AE%205%20g%20Pulver%20zur%20Herstellung%20einer%20Infusionsl%C3%B6sung

Ruß, A. (2020). *Arzneimittelpocket*. 26. Aufl., Grünwald: Björn Bruckmeier Verlag.

Sauermost, R., Freudig, D. (1999). *Organophosphate*. Zugriff am 02. 12. 2024 unter https://www.spektrum.de/lexikon/biologie/organophosphate/48154

Scheibe, R. et al. (o. J.). *Amiodaron*. Zugriff am 21. 11. 2024 unter https://flexikon.doccheck.com/de/Amiodaron

Schmidt-Herzel, J. (2020). *9 Fragen und Antworten über Spritzstellen & Nadellängen*. Zugriff am 13. 10. 2024 unter https://www.mysugr.com/de/blog/9-fragen-und-antworten-ueber-spritzstellen-nadellaengen

Schmitz-Eggen, L. (2009) Therapieoption bei Cyanidvergiftung. Zugriff am 04. 12. 2024 unter https://www.rettungsdienst.de/ausruestung/therapieoption-bei-cyanidvergiftung-6693

Schoenenberger, R. A. et al. (2009). *Internistische Notfälle*, 8. Aufl., Stuttgart/New York: Thieme.

Schumann, J. et al. (o. J.). *Glykoprotein IIb/IIIa*. Zugriff am 30. 10. 2024 unter https://flexikon.doccheck.com/de/Glykoprotein_IIb/IIIa

Seiffert, J. (2020). *Enoxaparin*. Zugriff am 01. 11. 2024 unter https://www.gelbe-liste.de/wirkstoffe/Enoxaparin_2127

Seiffert, J. (2020). *Mannitol*. Zugriff am 06. 11. 2024 unter https://www.gelbe-liste.de/wirkstoffe/Mannitol_3144

Seiffert, J. (2021). *Natriumzirconiumhydrogencyclohexasilicat-Hydrat (3:2:1:1:x)*. Zugriff am 06. 11. 2024 unter https://www.gelbe-liste.de/wirkstoffe/Natriumzirconiumhydrogencyclohexasilicat-Hydrat-3-2-1-1-x_56362

Seiffert, J. (2021). *Propofol*. Zugriff am 30. 11. 2024 unter https://www.gelbe-liste.de/wirkstoffe/Propofol_1641

Seiffert, J. (2021). *Urapidil*. Zugriff am 03. 12. 2024 unter https://www.gelbe-liste.de/wirkstoffe/Urapidil_753

Seiffert, J. (2022). *Clonazepam*. Zugriff am 01. 11. 2024 unter https://www.gelbe-liste.de/wirkstoffe/Clonazepam_2620

Seiffert, J. (2024). *Thiamazol*. Zugriff am 06. 11. 2024 unter https://www.gelbe-liste.de/wirkstoffe/Thiamazol_425#Anwendung

SERB SA (2022). *Toxogonin*. Zugriff am 11. 11. 2024 unter https://www.apotheken-umschau.de/medikamente/beipackzettel/toxogonin-injektionsloesung-1035911.html?file=62ea80218466ea97728d90e566448963

SimpleSoft (o. J.) *Adrenalin*. Zugriff am 06. 12. 2024 unter https://www.wirkstoffprofile.de/online/Adrenalin

SimpleSoft (o. J.) *Noradrenalin*. Zugriff am 06. 12. 2024 unter https://www.wirkstoffprofile.de/online/Noradrenalin

Siwek, D. et al. (o. J.). *4-Dimethylaminophenol*. Zugriff am 23. 11. 2024 unter https://flexikon.doccheck.com/de/4-Dimethylaminophenol

Speckmann, E.-J., Wittkowski, W. (1994). *Bau und Funktion des Menschlichen Körpers*. München/Wien/Baltimore: Urban und Schwarzenberg.

STADA Consumer Health Deutschland GmbH (2024). *Tavegil Tabletten*. Zugriff am 11. 11. 2024 unter https://www.apotheken-umschau.de/medikamente/beipackzettel/tavegil-tabletten-1006571.html

STADAPHARM GmbH (2022) *Melperon STADA®*. Zugriff am 22. 11. 2024 unter https://fachinformation.srz.de/pdf/stadapharm/melperonstada.pdf

Stichting Orthokennis (o. J.). *L-Arginin*. Zugriff am 13. 11. 2024 unter https://orthoknowledge.eu/naehrstoffe/l-arginin/

Stiftung für Qualität und Wirtschaftlichkeit im Gesundheitswesen (o. J.). *NSAR*. Zugriff am 16. 10. 2024 unter https://www.gesundheitsinformation.de/glossar/nsar.html

Studyflix GmbH (o.J.). *Enzyme*. Zugriff am 06.10.2024 unter https://studyflix.de/biologie/enzyme-2662
Studyflix GmbH (o.J.). *Isomere*. Zugriff am 06.10.2024 unter https://studyflix.de/chemie/isomere-1922
Tamme, P. (o.J.). *Ketamin*. Zugriff am 02.12.2024 unter https://ketaminpro.de/ketamin/
TEVA GmbH (2021). *CPS Pulver GEBRAUCHSINFORMATION*. Zugriff am 25.11.2024 unter https://www.teva.de/produkte/details/cps-pulver-pzn-3572694.html
Thomas, A. (2023). *ASS 100 mg und Ibuprofen – eine häufige Interaktion*. Zugriff am 04.12.2024 unter https://www.ptaheute.de/serien/haeufige-interaktionen/ass-100-mg-und-ibuprofen-eine-haeufige-interaktion#:~:text=ASS%20und%20Ibuprofen%20hemmen%20beide,kann%20die%20Wechselwirkung%20umgangen%20werden.
Thomas, S., Runggaldier, K. (1997). *Calcium*. Rettungs-Magazin, 14, 48. Zugriff am 28.11.2024 unter https://www.rettungsdienst.de/app/uploads/2008/04/calcium1.pdf
Thomas, S., Runggaldier, K. (2000). *Tavegil*. Rettungs-Magazin, 55, 60. Zugriff am 28.11.2024 unter https://www.rettungsdienst.de/app/uploads/2008/07/tavegil.pdf
Thomas, S., Runggaldier, K. (2000). *Trapanal*. Rettungs-Magazin, 59, 86. Zugriff am 28.11.2024 unter https://www.rettungsdienst.de/app/uploads/2008/07/trapanal.pdf
UCB Pharma GmbH (2023). *Keppra*. Zugriff am 07.11.2024 unter https://www.fachinfo.de/fi/pdf/012888/keppra-r-100-mg-ml-konzentrat-zur-herst-einer-infusionsloesung
Vetter, R. (2000). Nikotinrezeptoren: Bedeutung bei kognitiven Prozessen unterschätzt. Dtsch Arztebl 2000; 97(24): A-1653 / B-1419 / C-1315; 97(24): Zugriff am 02.10.2024 unter https://www.aerzteblatt.de/archiv/23372/Nikotinrezeptoren-Bedeutung-bei-kognitiven-Prozessen-unterschaetzt
Vidal MMI Germany GmbH (2025). *KETANEST® S 25 mg/ml*. Zugriff am 06.11.2024 unter https://www.gelbe-liste.de/produkte/Ketanest-S-25-mg-ml-10-ml-Injektionsloesung-Ampullen_362053.
Vögtli, A. (2023). *Antiarrhythmika*. Zugriff am 06.12.2024 unter https://www.pharmawiki.ch/wiki/index.php?wiki=Antiarrhythmika
Vögtli, A. (2023). *Terlipressin*. Zugriff am 06.12.2024 unter https://www.pharmawiki.ch/wiki/index.php/index.php?wiki=Terlipressin
Von Westphalen, G. et al. (o.J.). *GABA-Rezeptor*. Zugriff am 25.11.2024 unter https://flexikon.doccheck.com/de/GABA-Rezeptor
Walensi, M. et al. (o.J.). *Orciprenalin*. Zugriff am 23.11.2024 unter https://flexikon.doccheck.com/de/Orciprenalin
Walliczek-Dworschak, U. (2022). *Metoclopramid*. Zugriff am 30.11.2024 unter https://www.gelbe-liste.de/wirkstoffe/Metoclopramid_912
Wanka, V., Weiß, S. (2019). *Medikamente im Rettungsdienst*. 2. Aufl., Stuttgart: Thieme.
Weber, F. et al. (2017). *Sigma-Rezeptor Das unbekannte Target*. Zugriff am 06.11.2024 unter https://www.pharmazeutische-zeitung.de/ausgabe-052017/das-unbekannte-target/
Wehrmedizin und Wehrpharmazie (2009). *Cyanokit® 2,5 g – sichere Therapieoption bei Cyanidvergiftung auch in Verdachtsfällen*. Zugriff am 06.12.2024 unter https://wehrmed.de/pharmazie/cyanokit-2-5-g-sichere-therapieoption-bei-cyanidvergiftung-auch-in-verdachtsfaellen.html
Wientke, N. et al. (o.J.). *Propofol-Infusionssyndrom*. Zugriff am 20.11.2024 unter https://flexikon.doccheck.com/de/Propofol-Infusionssyndrom
Wirth, C. et al. (o.J.). *Dimeticon*. Zugriff am 23.11.2024 unter https://flexikon.doccheck.com/de/Dimeticon
Wohlert, J. et al. (o.J.). *Tranexamsäure*. Zugriff am 27.11.2024 unter https://flexikon.doccheck.com/de/Tranexams%C3%A4ure
Wyeth Europa Ltd (2023). *Relistor*. Zugriff am 10.11.2024 unter https://www.apotheken-umschau.de/medikamente/beipackzettel/relistor-12-mg06-ml-injektionsloesung-dsfl-6488439.html
Zentiva Pharma GmbH (2024). *Atorvastatin Fachinformation*. Zugriff am 01.11.2024 unter https://www.zentiva.de/-/media/files/zentivade/produkte/atorvastatin-zentiva/fi_atorvastatin_10mg-80mg_ft.pdf

Stichwortverzeichnis

4

4-DMAP® 95

A

ACC® 51
ACE-Hemmer 13
Acetylcholin
– ACH 12
Actilyse® 52
Adalat® 53
Adenosin 54
Adrekar® 54
Adrenalin® 55
Adumbran® 29
Affinität 13, 15
Afpred® 56
Aggrastat® 57
Agonist 13
Ajmalin 108
Akineton® 59
Akrinor® 60
Aktionspotential 20
Alkaloide
– Rittersporn 181
– Stechapfel 181
– Tollkirsche 181
Alkylphosphat 181
allergische Reaktionen 154
Alprazolam 28
Alprostadil 156
Alt-/Normalinsulin 33
Alteplase 52
Altinsulin Actrapid® 60
Alupent® 30, 61
Amiodaron® 62
Amitryptilin® *siehe* Trizyklische Antidepressiva
Amlodipin® 63
Analgetika 15
analgetisch 114
Analoginsuline
– Kurzwirksam 33

– Langwirksame 33
– Mittelwirksam 33
anaphylaktischen Schock 154
anaphylaktischer Schock 56
Anexate® 29, 64
Angel Dust 65
Angiotensin Converting Enzyme 14
Angiox® 64
Antagonist 13
Anti Kalium Na® 66
Antiarrhythmika 24
Anticholium® 65
Antidot 52, 65
Antihistaminika 181
antiinflammatorisch 114
Antikoagulantien 20
antipyretisch 114
Antithrombin III
– AT III 112, 123
Antra® 67
Applikation 12
Argatra® 67
Argatroban 67
Argininhydrochlorid 124
Argipressin 100
Arixtra® 68
Arterenol® 69
Artorvastatin® 69
Aspirin® 70
Aspisol® 70
ASS® 70
Asystolie 56
Atorvastatin 46
Atosil® 72
Atracurium® 43, 72
Atropin® 73
Atropinsulfat 73
Atrovent® 74
Azetylsalizylsäure 70

B

β1-Rezeptoren 25
β2-Rezeptoren 25

Stichwortverzeichnis

BecloHexal® 75
Beclomet® 75
Beclometason® 75
Beloc® 76
Benzodiazepine 28
Beriplex P/N® 77
Berotec® 29, 78
Betablocker 25
Betamimetika 29
Betasympathomimetika 29
Biperiden 59
Biperiden® 59
Bivalirudin 64
Breviblock® 78
Bricanyl® 29, 79
Brillique® 80
Bromazepam 28
Bronchospasmin® 80
Brotizolam 29
BS-Ratiopharm® 82
Budenofalk® 81
Budes® 81
Budesonid® 81
Budiair® 81
Buscopan® 82
Butylscopolamin 82

C

Cafedrin 60
Calciumantagonisten 30
Calciumgluconat® 83
Calciumkanalblocker 26, 30
Candesartan® 45, 84
Captopril® 85
Carmen® 86
Catapresan® 86
Chlorgas 182
Cisatracurium 145
Clemastin 164
Clexane® 87
Clonazepam 29, 158
Clonidin® 86
Clopidogrel® 88
Cordarex® 62
COX-2-Hemmer 19
CPS Pulver® 66
Crestor® 69
Cyanokit® 88
Cyclooxygenase 71

D

Dabigatran 152
Decortin® 153

Desmopressin 135
Dexametason® 90
Diazepam 29, 91
Digimerck® 91
Digitoxin 91
Digoxin 123
Dihydralazin 143
Dilatrend® 92
Diltiazem® 92
Dilzem® 92
Dimenhydrinat® 93
Dimethylaminophenol 95
Dimeticon® 93
Dimetinden 106
Dipidolor® 94
Dobutamin® 96
Dobutrex® 96
Dolantin® 96
Dopamin® 97
DOR (Delta-Opioid-Rezeptor) *siehe* Opiat-Rezeptoren
Dormicum® 29, 98
Dronedaron 138
Droperidol 173

E

Ebrantil® 99
Efient® 101
Empressin® 100
Enalapril® 85
Engelsstaub 65
Enoxaparin 87
Enzyme 30
Epinephrin 55
Eptifibatid 116
Esketamin® 101
Esmeron® 43, 103
Esmocard® 78
Esmolol® 78
Esomeprazol® 44, 67, 103
Ethanol
– Trinkalkohol 182
Etomidat® 104
Euphyllin® 56

F

Favistan® 105
Fenistil® 106
Fenoterol® 30, 78
Fentanyl® 106
Flecainid 164
Fluimuzil® 51
Flumazenil® 29, 64

Flunitrazepam 29
Fluorwasserstoffsäure *siehe*
    Flusssäureverätzungen
Flusssäureverätzungen 182
Fluvastatin 46
Fondaparinux 68
Fortecortin® 90
Furosemid® 107

G

γ-Aminobuttersäure 28
GABA-Rezeptoren 28
Gamma-Hydroxybuttersäure
– GHB 161
Gilurytmal® 108
Glucocorticoide 31
Glukose 109

H

H Normal® 60
Haemopressin® 110
Haldol® 111
Haloperidol® 111
Heparin 112
Heparin® 112
Heroin 15
Herzglykoside 32
Histakut® 106
Humanalbumin® 112
Humaner Prothrombinkomplex
– PPSB 77
Humaninsulin 60
Hydrocortison® 113
Hydroxocobalamin 88
Hypnomidate® 104

I

Ibu-Ratiopharm® 114
Ibuflam® 114
Ibuprofen® 114
Ilomedin® 115
Iloprost® 115
Insektizide 182
Insulin 32
– Analoginsulin 32
– Humaninsulin 32
– Mischinsuline 32
Insuman Rapid® 60
Integrilin® 116
Ipratropium® 74
Iscover® 88

Isomer 103
Isoprenalin® 117
Isoproterenol® 117
Isoptin® 119
ISUPREL® 117
Ivabradin® 120

K

Kalinor® 120
Kaliumchlorid® 120
Kaliumkanalblocker 25, 26
Kammerflimmern 56
Kampfstoffe
– Sarin 182
– Soman 182
– Tabun 182
Kardiaka 34
Katecholamine 35
KCL 120
Keppra® 29, 121
Keta 65
Ketanest 65
Ketanest S® 101
Kohle (med.) 172
Konakion® 122
KOR (Kappa-Opioid-Rezeptor) *siehe*
    Opiat-Rezeptoren
Kreislaufstillstand 56
Kybernin® P 500 123

L

L-Arginin® 124
Lanicor® 123
Lansoprazol 44
Lasix® 107
Lefax® 125
Lendormin® 29
Levetiracetam® 29, 121
Levomepromazin 144
Levosimendan 160
Lexotanil® 28
Lidocain® 125
Lokalanästhetika 35
Lokelma® 126
Lorazepam 29, 166
Lormetazepam 29
Losartan® 45, 84
Lungenembolie 52
Lysthenon® 43, 127

M

Magnesium Verla® 128
Magnesiumsulfat® 128
Mannit® 129
Mannitol 129
MCP® 129
Mecain® 130
Melperon® 131
MepiHexal® 130
Mepivacain® 130
Mestinon® 132
Metamizol® 133
Metformin® 134
Methämoglobinbildner 182
Methizol® 105
Methylnaltrexon 158
Metoclopramid® 129
Mevalotin® 69
Mg 5-Sulfat® 128
Midazolam® 29, 98
Minirin® 135
Mirtazepin® *siehe* Tetrazyklische Antridepressiva
Mischinsuline 33
Mivacron® 136
Mivacurium 136
MOR (Mü-Opioid-Rezeptor) *siehe* Opiat-Rezeptoren
Morphin® 137
Morphinhydrochlorid 137
Multaq® 138
Multi channel blocker 26
Muskarinrezeptoren 27
Muskelrelaxantien 42
- Nichtdepolarisierende 42
Myokardinfarkt
- akut 52

N

N-Acetylstein 51
NAC® 51
Naloxon® 138
Narcanti® 138
Naropin® 140
Natrium-Zirconium-Cyclosilicat 126
Natriumhydrogencarbonat
- NaHCO3 141
Natriumhydrogencarbonat® 141
Natriumkanalblocker 25
Natriumkanäle 25
Neostigmin® 43, 142
Nepresol® 143
Neurocil® 144

Nexium® 103
Nichtsteroidale Antirheumatika *siehe* Nichtsteroidale Antirheumatika
Nifedipin® 53
Nikotin 182
Nikotinrezeptoren 27
Nimbex® 43, 145
Nimodipin® 145
Nimotop® 145
Nitrate *siehe* Methämoglobinbildner
Nitrite *siehe* Methämoglobinbildner
Nitro Pohl® 146
Nitroglycerin® 146
Nitrolingual® 146
Noctamid® 29
Noradrenalin 69
Norcuron® 43, 147
Norvasc® 63
Novamin® 133
NSAR 19
Nurofen® 114

O

Obidoxim 169
Olmesartan® 45, 84
Omep® 67
Omeprazol® 44, 67, 103
Ondansetron® 148
Opiat-Rezeptoren 16
- δ- Rezeptoren 16
- κ-Rezeptoren 16
- µ-Rezeptoren 16
Opiate 15
Opioide 15
Orciprenalinsulfat 61
Orfiril® 148
Organo-Phosphate 183
Osmofundin® 129
Osmosteril® 129
Oxalat 183
Oxazepam 29

P

Pantolax® 43, 127
Pantoprazol® 149
Pantozol® 44, 149
Paracefan® 86
Paracetamol® 19, 150
Parasympathikus 15
Parasympatholytika 27
Parasympathomimetika 27
Partusiten® 78
Paspertin® 129

PEA 56
Perfalgan® 150
Pethidin® 96
Pharmakokinetik 11
Pharmakologie 11
Physostigmin® 65
Phytomenadion 122
Pilze
– Risspilze 183
– Trichterlinge 183
Pipamperon® 151
Piritramid 94
Plavix® 88
Polysulfonsäure 66
PPI *siehe* Proteinprotoneninhibitor
PPSB 77
Pradaxa® 152
Prasugrel 101
Pravastatin® 46, 69
Prednisolon® 154
Prednisolut® 154
Prednison® 153
Procoralan® 120
Promethazin® 72
Propofol® 154
Prostaglandine 71
Prostavasin® 156
Prostigmin® 43
Proteinprotoneninhibitor (PPI) 19
Protonenpumpeninhibitoren 44
Pulmicort® 81
Pyridostigmin 132

R

Rabeprazol 44
Ramipril® 85
Rapid Sequenze Induction & Intubation
– RSII 103
Rapilysin® 157
Rauchgas 182
Reanimation 55
Redoxfarbstoff *siehe* Toloniumchlorid
Relistor® 158
Reproterol 80
Resonium A® 66
Reteplase 157
Rezeptoren 36
Rivaroxaban 173
Rivotril® 29, 158
Rocuronium® 103
Rohypnol® 29
Ropivacain® 140
Rosuvastatin® 69
Ruhepotential 20

S

Sab Simplex® 93
Salbutamol® 30, 159
Sartane 14
Scandicain® 130
Schlangenbiss 183
Schwefelwasserstoff 183
Simdax® 160
Simeticon® 125
Simvastatin® 46, 69
Siofor® 134
Solu-Decortin® 154
Somsanit® 161
Sortis® 69
Sotalex® 162
Sotalol® 162
Spasmolytika 83
Special K 65
Statine 69
Status epilepticus 121
Stresshormone 15
Succinylcholin® 43, 127
Sufenta® 163
Sufentanyl 163
Sultanol® 159
Suprarenin® 55
Suxamethonium® 127
Suxamethoniumchlorid 127
Sympathikomimetika 35

T

Tafil® 28
Tambocor® 164
Tavegil® 164
Tavor® 29, 166
Terbutalin 79
Terlipressin® 110
Tetrazyklische Antidepressiva 183
THAM-Köhler 3M® 166
Theodrenalin 60
Theophyllin® 56
Thiamazol® 105
Thiopental® 167
Thrombozytenaggregationshemmer 101
Thyrozol® 105
Ticagrelor 80
Tirofiban 57
Toloniumchlorid 168
Tolouidinblau® 168
Toxogonin® 169
Tracrium® 72
Tramadol® 170
Tramal® 170

Tranexamsäure® 171
Trapanal® 167
TRIS® 166
Trispuffer® 166
Trizyklische Antidepressiva 183
Trometamol 166

U

Ultracarbon® 172
Ultracorten® 153
Urapidil® 99

V

Valium® 29, 91
Valproat
– Valproinsäure 148
Valsartan® 45, 84
Variquel® 110
Vecuronium 147

Verapamil® 119
Vergiftungen
– akut oral 181
Vitamin K1 *siehe* Phytomenadion
Vomex® 93
VT
– pulslos 56

X

Xanax® 28
Xarelto® 173
Xomolix® 173
Xylocain® 125

Z

Zellmembran 25
Zocor® 69
Zofran® 148
Zyanid 183